内科疾病
鉴别诊断与治疗

主编　郭凤云　李　松　赵　单　胥文娟

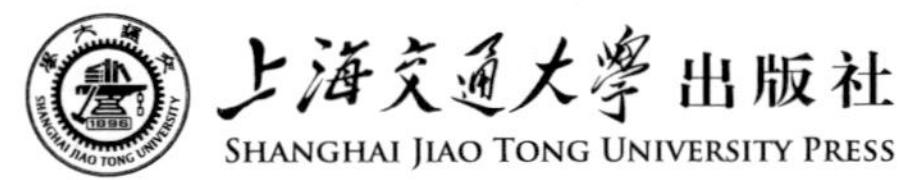
上海交通大學出版社
SHANGHAI JIAO TONG UNIVERSITY PRESS

内容提要

本书分别介绍了呼吸系统、循环系统、消化系统、血液系统、内分泌系统及神经系统疾病的诊疗内容，对各系统常见疾病的病因及发病机制、临床表现、辅助检查、诊断、鉴别诊断、治疗及预后进行了比较详细的描述。本书内容翔实，可以为广大医务工作者及从事相关行业工作者提供重要参考。

图书在版编目（CIP）数据

内科疾病鉴别诊断与治疗 / 郭凤云等主编. --上海 ：上海交通大学出版社，2024.5

ISBN 978-7-313-30788-0

Ⅰ. ①内… Ⅱ. ①郭… Ⅲ. ①内科－疾病－诊疗 Ⅳ. ①R5

中国国家版本馆CIP数据核字（2024）第106828号

内科疾病鉴别诊断与治疗

NEIKE JIBING JIANBIE ZHENDUAN YU ZHILIAO

主　　编：郭凤云　李　松　赵　单　胥文娟

出版发行：上海交通大学出版社　　地　　址：上海市番禺路951号

邮政编码：200030　　电　　话：021-64071208

印　　制：广东虎彩云印刷有限公司　　经　　销：全国新华书店

开　　本：710mm × 1000mm　1/16　　印　　张：12.5

字　　数：217千字　　插　　页：2

版　　次：2024年5月第1版　　印　　次：2024年5月第1次印刷

书　　号：ISBN 978-7-313-30788-0

定　　价：198.00元

编委会

◎ 主　编

郭凤云　李　松　赵　单　胥文娟

◎ 副主编

陈　艳　朱华芳　杨悦伟　郝相奎

◎ 编　委（按姓氏笔画排序）

王　辉　山东省济南医院

朱华芳　上海市黄浦区老年护理医院

李　松　山东省单县东大医院

杨悦伟　山东省邹城市石墙镇古路口卫生院

陈　艳　山东省乳山市中医医院

赵　单　山东省菏泽市曹县磐石医院

郝相奎　山东省济南起步区太平街道办事处社区卫生服务中心

胥文娟　山东第一医科大学第一附属医院（山东省千佛山医院）

郭凤云　山东省梁山县中医院

陶英波　中国人民解放军联勤保障部队第九六〇医院第二派驻门诊部

韩　军　山东省济南市历下区人民医院

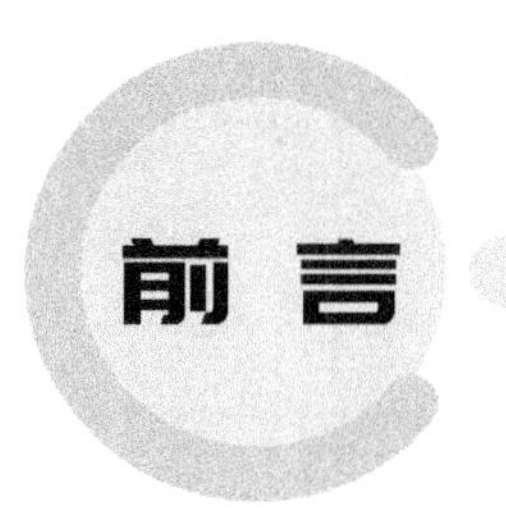

前言

内科学作为一门基础学科，在临床医学中占有极其重要的地位，涵盖了人体各大系统的常见疾病，非常全面地描述了各疾病的病因、发病机制、治疗、预后及预防，为其他临床学科的学习奠定了非常重要的基础。随着社会经济的快速发展，人们生活质量得到了较大的改善，但同时人们的生活方式也发生了较大变化，在不良饮食和生活习惯等多种因素作用下，各种内科疾病发病率不断提高，尤其是糖尿病和高血压等慢性病，严重威胁人类的生命安全。目前，怎样提高内科疾病的诊断率与治愈率，有效控制及预防慢性病成为内科医师的重要工作任务。因此，为了满足广大临床医师及医学生对于内科疾病治疗的学习和对最新临床内科研究成果的需要，使其能够选择更加合适的疾病治疗方法，我们邀请多位具有丰富内科疾病诊疗经验的专家，编写了《内科疾病鉴别诊断与治疗》一书。

本书分别介绍了呼吸系统、循环系统、消化系统、血液系统、内分泌系统及神经系统疾病的诊疗，对各系统中常见疾病的病因及发病机制、临床表现、辅助检查、诊断、鉴别诊断、治疗及预后进行了比较详细的描述。本书内容翔实，层次清晰，表述严谨，且加入了许多内科诊疗方面的新技术与新方法，对内科医师能够正确地对疾病作出诊断及制订合理的治疗计划大有帮助。本书同时又具有指导性、启发性、新颖性的特点，可以为广大医务工作者及从事相关行业工作者提供重要参考。

由于内科学尚处在不断发展的阶段，医学知识更新日新月异，加之编者编写时间仓促，书中存在的错误和不足之处，希望读者能够提出批评和建议，便于我们日后修正。

《内科疾病鉴别诊断与治疗》编委会

2023 年 8 月

目录

第一章 呼吸系统疾病

第一节 急性气管-支气管炎

急性气管-支气管炎是由生物、物理、化学刺激或变态反应等因素引起的急性气管-支气管黏膜炎症。常发生于寒冷季节或气候突变时，也可由急性上呼吸道感染迁延不愈所致。

一、病因

(一)微生物

病原体与上呼吸道感染类似。

(二)物理、化学因素

冷空气、粉尘、刺激性气体或烟雾。

(三)变态反应

常见的吸入致敏源包括花粉、有机粉尘、真菌孢子、动物毛皮排泄物；或对细菌蛋白质的过敏，钩虫、蛔虫的幼虫在肺内的移行均可引起气管-支气管急性炎症反应。

二、诊断

(一)症状

咳嗽、咳痰，先为干咳或少量黏液性痰，随后转为黏液脓性痰，痰量增多，咳嗽加剧，偶有痰中带血。伴有支气管痉挛时，可有气促、胸骨后发紧感。可有发热(38 ℃左右)与全身不适等症状,但有自限性,3～5 天后消退。

(二)体征

粗糙的干啰音,局限性或散在湿啰音,常于咳痰后发生变化。

(三)实验室检查

(1)血常规检查:一般白细胞计数正常,细菌性感染较重时白细胞总数升高或中性粒细胞计数增多。

(2)痰涂片或培养可发现致病菌。

(3)胸部 X 线检查大多正常或肺纹理增粗。

(四)鉴别诊断

1.流行性感冒

流行性感冒可引起咳嗽,但全身症状重,发热、头痛和全身酸痛明显,血白细胞数量减少。根据流行病史、补体结合试验和病毒分离可鉴别。

2.急性上呼吸道感染

鼻咽部症状明显,咳嗽轻微,一般无痰。肺部无异常体征。胸部 X 线正常。

3.其他

如支气管肺炎、肺结核、肺癌、肺脓肿等可表现为类似咳嗽、咳痰的多种疾病表现,应详细检查,以资鉴别。

三、治疗

(一)对症治疗

干咳无痰者可选用喷托维林,25 mg,每天 3 次,或右美沙芬,15～30 mg,每天 3 次,或可卡因,15～30 mg,每天 3 次,或用含中枢性镇咳药的合剂,如联邦止咳露、止咳糖浆,10 mL,每天 3 次。其他中成药如咳特灵、克咳胶囊等均可选用,痰多不易咳出者可选用祛痰药,如溴己新,16 mg,每天 3 次,或用盐酸氨溴索,30 mg,每天 3 次,或桃金娘油提取物化痰,也可雾化帮助祛痰。有支气管痉挛或气道反应性高的患者可选用茶碱类药物,如氨茶碱,100 mg,每天 3 次,或长效茶碱舒氟美,200 mg,每天 2 次,或多索茶碱 0.2 g,每天 2 次或雾化吸入异丙托品,或口服特布他林,1.25～2.50 mg,每天 3 次。头痛、发热时可加用解热镇痛药,如阿司匹林,0.3～0.6 g,每 6～8 小时 1 次。

(二)有细菌感染时选用合适的抗生素

痰培养呈阳性,按致病菌及药敏试验选用抗菌药。在未得到病原菌阳性结

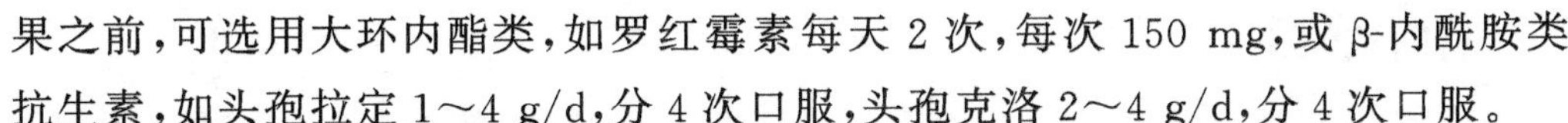

果之前，可选用大环内酯类，如罗红霉素每天 2 次，每次 150 mg，或β-内酰胺类抗生素，如头孢拉定 1～4 g/d，分 4 次口服，头孢克洛 2～4 g/d，分 4 次口服。

四、疗效标准与预后

症状体征消失，化验结果正常为痊愈。

第二节　慢性支气管炎

慢性支气管炎是由感染或非感染因素引起的气管、支气管黏膜及其周围组织慢性非特异性炎症。临床上以慢性咳嗽、咳痰或气喘为主要症状。疾病不断进展，可并发阻塞性肺气肿、肺源性心脏病（简称肺心病），严重影响劳动和健康。

一、病因和发病机制

病因尚未完全清楚，一般认为是多种因素长期相互作用的结果，这些因素可分为外因和内因两个方面。

（一）吸烟

大量研究证明，吸烟与慢性支气管炎的发生有密切关系。吸烟时间越长，量越多，患病率就越高。戒烟可使症状减轻或消失，病情缓解，甚至痊愈。

（二）理化因素

理化因素包括刺激性烟雾、粉尘、大气污染（如二氧化硫、二氧化氮、氯气、臭氧等）的慢性刺激。这些有害气体接触者慢性支气管炎的患病率远较不接触者为高。

（三）感染因素

感染是慢性支气管炎发生、发展的重要因素，病毒感染以鼻病毒、黏液病毒、腺病毒和呼吸道合胞病毒多见。细菌感染常继发于病毒感染之后，如肺炎链球菌感染、流感嗜血杆菌感染等。这些感染因素造成气管、支气管黏膜的损伤和慢性炎症。感染虽与慢性支气管炎的发病有密切关系，但目前尚无足够证据说明感染为首发病因，只认为是慢性支气管炎继发感染和加剧病变发展的重要因素。

(四)气候

慢性支气管炎发病及急性加重常见于寒冷季节，尤其是在气候突然变化时。寒冷空气可以刺激腺体，增加黏液分泌，使纤毛运动减弱、黏膜血管收缩，而易继发感染。

(五)过敏因素

主要与喘息型慢性支气管炎的发生有关。在患者痰液中嗜酸性粒细胞数量与组胺含量都有增高倾向，说明部分患者的发病与过敏因素有关。尘埃、尘螨、细菌、真菌、寄生虫、花粉及化学气体等，都可以成为过敏因素而致病。

(六)呼吸道局部免疫功能减低及自主神经功能失调

其为慢性支气管炎的发病提供内在条件。老年人常因呼吸道免疫功能减退、免疫球蛋白减少、呼吸道防御功能退化等导致患病率较高。副交感神经反应增高时，微弱刺激即可引起支气管收缩痉挛，分泌物增多，而产生咳嗽、咳痰、气喘等症状。

综上所述，当机体抵抗力减弱时，呼吸道在不同程度易感性的基础上，有一种或多种外因的存在，长期反复作用，可发展成为慢性支气管炎。如长期吸烟损害呼吸道黏膜，加上微生物的反复感染，可发生慢性支气管炎。

二、病理

由于炎症反复发作，引起上皮细胞变性、坏死和鳞状上皮化生，纤毛变短，参差不齐或稀疏脱落。黏液腺泡明显增多，腺管扩张，杯状细胞也明显增生。支气管壁有各种炎性细胞浸润、充血、水肿和纤维增生。支气管黏膜发生溃疡，肉芽组织增生，严重者的支气管平滑肌和弹性纤维也遭破坏以致机化，引起管腔狭窄。

三、临床表现

(一)症状

起病缓慢，病程长，常反复急性发作而逐渐加重。主要表现为慢性咳嗽、咳痰、喘息。开始症状轻微，气候变冷或感冒时，则引起急性发作，这时患者咳嗽、咳痰、喘息等症状加重。

1.咳嗽

主要由支气管黏膜充血、水肿或分泌物积聚于支气管腔内而引起咳嗽。咳嗽严重程度视病情而定，一般于晨间和晚间睡前咳嗽较重，有阵咳或排痰，白天

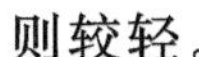

则较轻。

2.咳痰

痰液一般为白色黏液性或浆液泡沫性，偶可带血。起床后或体位变动可刺激排痰，因此，常以清晨排痰较多。急性发作伴有细菌感染时，则变为黏液脓性痰，咳嗽和痰量也随之增加。

3.喘息或气急

喘息型慢性支气管炎可有喘息，常伴有哮鸣音。早期无气急。反复发作数年，并发阻塞性肺气肿时，可伴有轻重程度不等的气急，严重时生活难以自理。

（二）体征

早期可无任何异常体征。急性发作期可有散在的干、湿性啰音，多在背部及肺底部，咳嗽后可减少或消失。喘息型可听到哮鸣音及呼气延长，而且不易完全消失。并发肺气肿时有肺气肿体征。

四、实验室和其他检查

（一）X线检查

早期可无异常。病变反复发作时，可见两肺纹理增粗、紊乱，呈网状或条索状、斑点状阴影，以下肺野为明显。

（二）呼吸功能检查

早期常无异常。如有小呼吸道阻塞时，最大呼气流量-容积曲线在75%和50%肺容量时，流量明显降低，它比第1秒用力呼气容积更为敏感。发展到呼吸道狭窄或有阻塞时，常有阻塞性通气功能障碍的肺功能表现，如第1秒用力呼气容积占用力肺活量的比值减少（＜70%），最大通气量减少（低于预计值的80%）；最大呼气流量-容积曲线降低更为明显。

（三）血常规检查

慢性支气管炎急性发作期或并发肺部感染时，可见白细胞及中性粒细胞计数增多。喘息型者嗜酸性粒细胞计数可增多。缓解期多无变化。

（四）痰液检查

涂片或培养可见致病菌。涂片中可见大量中性粒细胞和已破坏的杯状细胞，喘息型者常见较多的嗜酸性粒细胞。

五、诊断和鉴别诊断

(一)诊断标准

根据咳嗽、咳痰或伴喘息，每年发病持续3个月，连续2年或2年以上，并排除其他引起慢性咳嗽的心、肺疾病，可作出诊断。若每年发病持续不足3个月，而有明确的客观检查依据(如X线片、呼吸功能等)也可诊断。

(二)分型、分期

1.分型

可分为单纯型和喘息型2型。单纯型者主要表现为咳嗽、咳痰；喘息型者除有咳嗽、咳痰外尚有喘息，伴有哮鸣音，喘鸣在阵咳时加剧，睡眠时明显。

2.分期

按病情进展可分为3期：①急性发作期是指“咳”“痰”“喘”等症状任何一项明显加剧，痰量明显增加并出现脓性或黏液脓性痰，或伴有发热等炎症表现1周之内。②慢性迁延期是指有不同程度的“咳”“痰”“喘”症状并迁延1个月以上。③临床缓解期是指经治疗或临床缓解，症状基本消失或偶有轻微咳嗽少量痰液，并保持2个月以上。

(三)鉴别诊断

慢性支气管炎需与下列疾病相鉴别。

1.支气管哮喘

常于幼年或青年突然起病，一般无慢性咳嗽、咳痰史，以发作性、呼气性呼吸困难为特征。发作时两肺布满哮鸣音，缓解后可无症状。常有个人或家族过敏性疾病史。喘息型慢性支气管炎多见于中老年患者，一般以咳嗽、咳痰伴喘息及肺部哮鸣音为主要症状，感染控制后症状多可缓解，但肺部仍可听到哮鸣音。典型病例不难区别，但哮喘并发慢性支气管炎和/或肺气肿则难以区别。

2.咳嗽变异性哮喘

以刺激性咳嗽为特征，常由受到灰尘、油烟、冷空气等刺激而诱发，多有家族史或过敏史。抗生素治疗无效，支气管激发试验阳性。

3.支气管扩张

具有咳嗽、咳痰反复发作的特点，合并感染时有大量脓痰，或反复咯血。肺部以湿啰音为主，可有杵状指(趾)。X线检查常见下肺纹理粗乱或呈卷发状。支气管造影或CT检查可以鉴别。

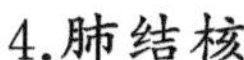

4.肺结核

多有发热、乏力、盗汗、消瘦等结核中毒症状，咳嗽、咯血及局部症状。经X线检查和痰结核分枝杆菌检查可以明确诊断。

5.肺癌

患者年龄常在40岁以上，特别是有多年吸烟史，发生刺激性咳嗽，常有反复发生或持续的血痰，或者慢性咳嗽性质发生改变。X线检查可发现有块状阴影或结节状影或阻塞性肺炎。用抗生素治疗，未能完全消散，应考虑肺癌的可能，痰脱落细胞检查或经纤维支气管镜活检一般可明确诊断。

6.肺尘埃沉着病

有粉尘等职业接触史。X线检查肺部可见硅结节，肺门阴影扩大及网状纹理增多，可作出诊断。

六、治疗

在急性发作期和慢性迁延期应以控制感染和祛痰、镇咳为主。伴发喘息时，应予解痉平喘治疗。对临床缓解期宜加强锻炼，增强体质，提高机体抵抗力，以预防复发为主。

（一）急性发作期的治疗

1.控制感染

根据致病菌和感染严重程度或药敏试验选择抗生素。轻者可口服抗生素，较重患者用肌内注射或静脉滴注抗生素。常用的有喹诺酮类、头孢菌素类、大环内酯类、β-内酰胺类或磺胺类，如左氧氟沙星0.4 g，1次/天；罗红霉素0.3 g，2次/天；阿莫西林2～4 g/d，分2～4次口服；头孢呋辛1.0 g/d，分2次口服；复方磺胺甲噁唑2片，2次/天。能单独应用窄谱抗生素应尽量避免使用广谱抗生素，以免二重感染或产生耐药菌株。

2.祛痰、镇咳

可改善患者症状，迁延期仍应坚持用药。可选用氯化铵合剂10 mL，每天3次；也可加用溴己新8～16 mg，每天3次；盐酸氨溴索30 mg，每天3次。干咳则可选用镇咳药，如右美沙芬、那可丁等。中成药镇咳也有一定效果。对年老体弱无力咳痰者或痰量较多者，更应以祛痰为主，协助排痰，畅通呼吸道。应避免应用强的镇咳药，如可待因等，以免抑制中枢，加重呼吸道阻塞和炎症，导致病情恶化。

3.解痉、平喘

主要用于喘息明显的患者，常选用氨茶碱0.1 g，每天3次，或用茶碱控释药;也可用特布他林、沙丁胺醇等 β_2 受体激动药加糖皮质激素吸入。

4.气雾疗法

对于痰液黏稠不易咳出的患者,雾化吸入可稀释气管内的分泌物,有利于排痰。目前主要用超声雾化吸入,吸入液中可加入抗生素及痰液稀释药。

(二)缓解期治疗

(1)加强锻炼,增强体质,提高免疫功能,加强个人卫生,注意预防呼吸道感染,如感冒流行季节避免到拥挤的公共场所,出门戴口罩等。

(2)避免各种诱发因素的接触和吸入,如戒烟、脱离接触有害气体的工作岗位等。

(3)反复呼吸道感染者可试用免疫调节药或中医中药治疗,如卡介苗、多糖核酸、胸腺素等。

第三节 支气管扩张

支气管扩张是支气管慢性异常扩张的疾病,直径>2 mm 中等大小近端支气管和周围组织慢性炎症及支气管阻塞,引起支气管组织结构较严重的病理性破坏。儿童及青少年多见,常继发于麻疹、百日咳后的支气管炎,迁延不愈的支气管肺炎等。主要症状为慢性咳嗽、咳大量脓痰和/或反复咯血。

一、病因和发病机制

(一)支气管-肺组织感染

婴幼儿时期支气管-肺组织感染是支气管扩张最常见的病因。由于婴幼儿支气管较细,且支气管壁发育尚未完善,管壁薄弱,易于阻塞和遭受破坏。反复感染破坏支气管壁各层组织,尤其是肌层组织及弹性组织的破坏,减弱了对管壁的支撑作用。支气管炎使支气管黏膜充血、水肿、分泌物堵塞引流不畅,从而加重感染。左下叶支气管细长且位置低,受心脏影响,感染后引流不畅,故发病率高。左舌叶支气管开口与左下叶背段支气管开口相邻,易被左下叶背段感染累及,因此两叶支气管同时扩张常见。

支气管内膜结核引起管腔狭窄、阻塞、引流不畅,导致支气管扩张。肺结核

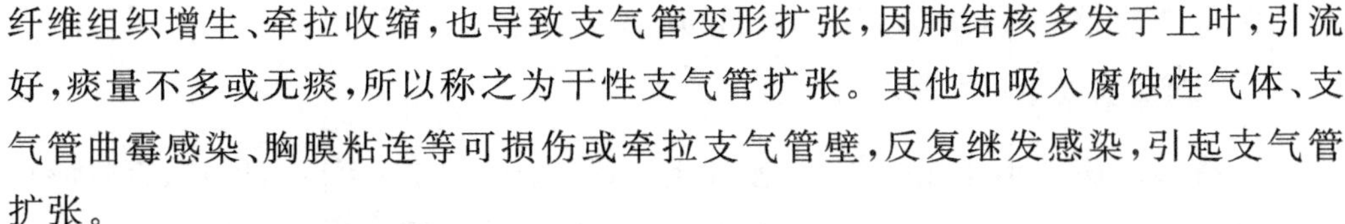

纤维组织增生、牵拉收缩，也导致支气管变形扩张，因肺结核多发于上叶，引流好，痰量不多或无痰，所以称之为干性支气管扩张。其他如吸入腐蚀性气体、支气管曲霉感染、胸膜粘连等可损伤或牵拉支气管壁，反复继发感染，引起支气管扩张。

（二）支气管阻塞

肿瘤、支气管异物和感染均引起支气管腔内阻塞，支气管周围肿大的淋巴结或肿瘤的外压可致支气管阻塞。支气管阻塞导致肺不张，失去肺泡弹性组织缓冲，胸膜腔负压直接牵拉支气管壁引起支气管扩张。右肺中叶支气管细长，有3组淋巴结围绕，因非特异性或结核性淋巴结炎而肿大，从而压迫支气管，引起右肺中叶肺不张和反复感染，又称中叶综合征。

（三）支气管先天性发育障碍和遗传因素

支气管先天性发育障碍，如巨大气管-支气管症，可能是由先天性结缔组织异常、管壁薄弱所致的扩张。因软骨发育不全或弹性纤维不足，导致局部管壁薄弱或弹性较差所致的支气管扩张，常伴有鼻旁窦炎及内脏转位（右位心），称为Kartagener综合征。与遗传因素有关的肺囊性纤维化，由于支气管黏液腺分泌大量黏液，分泌物潴留在支气管内引起阻塞、肺不张和反复继发感染，可发生支气管扩张。遗传性α_1-抗胰蛋白酶缺乏症也伴有支气管扩张。

（四）全身性疾病

近年来，发现类风湿关节炎、克罗恩病、溃疡性结肠炎、系统性红斑狼疮、支气管哮喘和泛细支气管炎等疾病可同时伴有支气管扩张。一些不明原因的支气管扩张，其体液和细胞免疫功能有不同程度的异常，提示支气管扩张可能与机体免疫功能失调有关。

二、病理

发生支气管扩张的主要原因是炎症。支气管壁弹力组织、肌层及软骨均遭到破坏，由纤维组织取代，使管腔逐渐扩张。支气管扩张的形状可为柱状或囊状，也常混合存在呈囊柱状。典型的病理改变为支气管壁全层均有破坏，黏膜表面常有溃疡及急、慢性炎症，纤毛柱状上皮细胞鳞状化生、萎缩，杯状细胞和黏液腺增生，管腔变形、扭曲、扩张，腔内含有大量分泌物。常伴毛细血管扩张，或支气管动脉和肺动脉的终末支扩张与吻合，进而形成血管瘤，破裂可出现反复大量咯血。支气管扩张发生反复感染，病变范围扩大蔓延，逐渐发展影响肺通气功能及肺弥散功能，导致肺动脉高压，引起肺心病、右心衰竭。

三、临床表现

本病多起病于小儿或青年，呈慢性经过，多数患者在童年期有麻疹、百日咳或支气管肺炎迁延不愈的病史。早期常无症状，随病情发展可出现典型临床症状。

（一）症状

1.慢性咳嗽、大量脓痰

与体位改变有关，每天痰量可达 100～400 mL，支气管扩张使分泌物积聚，体位变动时分泌物刺激支气管黏膜，引起咳嗽和排痰。痰液静置后分为 3 层：上层为泡沫，中层为黏液或脓性黏液，底层为坏死组织沉淀物。合并厌氧菌混合感染时，则痰有臭味，常见病原体为铜绿假单胞菌、金黄色葡萄球菌、流感嗜血杆菌、肺炎链球菌和卡他莫拉菌。

2.反复咯血

50％～70％的患者有不同程度的咯血史，从痰中带血至大量咯血，咯血量与病情严重程度、病变范围不一定成比例。部分患者以反复咯血为唯一症状，平时无咳嗽、咳脓痰等症状，称为干性支气管扩张，病变多位于引流良好的上叶支气管。

3.反复肺部感染

特点为同一肺段反复发生肺炎并迁延不愈，此由于扩张的支气管清除分泌物的功能丧失，引流差，易反复发生感染。

4.慢性感染中毒症状

反复感染可引起发热、乏力、头痛、食欲减退等，病程较长者可有消瘦、贫血，儿童可影响生长发育。

（二）体征

早期或干性支气管扩张可无异常肺部体征。典型者在下胸部、背部可闻及固定、持久的局限性粗湿啰音，有时可闻及哮鸣音。部分慢性患者伴有杵状指（趾），病程长者可有贫血和营养不良，出现肺炎、肺脓肿、肺气肿、肺心病等并发症时可有相应体征。

四、实验室检查及辅助检查

（一）实验室检查

白细胞总数与分类一般正常，急性感染时白细胞总数及中性粒细胞比例可增高，贫血患者血红蛋白含量下降，红细胞沉降率可增快。

（二）X 线检查

早期轻症患者胸部 X 线片可无特殊发现，典型 X 线表现为一侧或双侧下肺纹理增粗紊乱，其中有多个不规则的透亮阴影，或沿支气管分布的蜂窝状、卷发状阴影，急性感染时阴影内可出现小液平面。柱状支气管扩张的 X 线表现是“轨道征”，为增厚的支气管壁影。胸部 CT 显示支气管管壁增厚的柱状扩张，并延伸至肺周边，或成串、成簇的囊状改变。支气管造影可确诊此病，并明确支气管扩张的部位、形态、范围和病变严重程度，为手术治疗提供资料。高分辨 CT 较常规 CT 具有更高的空间和密度分辨力，能够显示以次级肺小叶为基本单位的肺内细微结构，已基本取代支气管造影（图 1-1）。

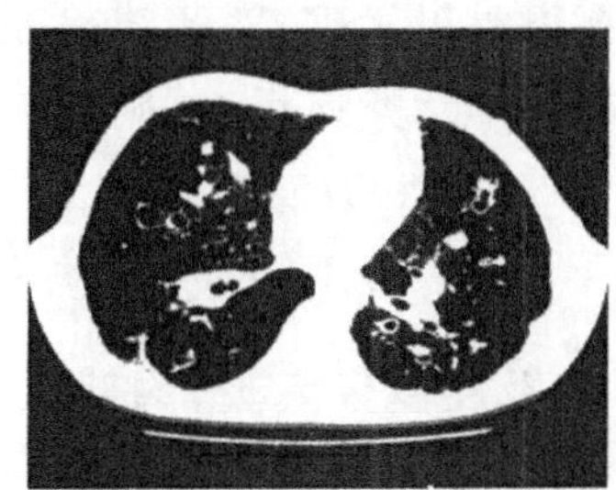
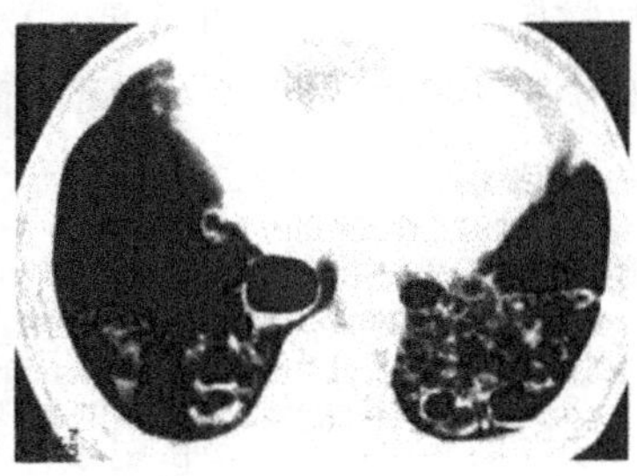

图 1-1 胸部 CT

（三）支气管镜检

可发现出血、扩张或阻塞部位及其原因，可进行局部灌洗、清除阻塞和止血，取灌洗液行细菌学、细胞学检查，有助于诊断、鉴别诊断与治疗。

五、诊断

根据慢性咳嗽、咳大量脓痰、反复咯血和肺同一肺段反复感染等病史，查体于下胸部及背部闻及固定而持久的粗湿啰音、结合童年期有诱发支气管扩张的呼吸道感染病史，X 线显示局部肺纹理增粗、紊乱或呈蜂窝状、卷发状阴影，可作出初步临床诊断，支气管造影或高分辨 CT 可明确诊断。

六、鉴别诊断

（一）慢性支气管炎

多发生于中老年吸烟者，于气候多变的冬春季节咳嗽、咳痰明显，多为白色黏液痰，感染急性发作时出现脓性痰，反复咯血症状不多见，两肺底散在的干湿啰音，咳嗽后可消失。胸部 X 线片肺纹理紊乱，或有肺气肿改变。

(二)肺脓肿

起病急,全身中毒症状重,有高热、咳嗽、大量脓臭痰,X线检查可见局部浓密炎症阴影,其中有空洞伴气液平面,有效抗生素治疗可使炎症完全吸收。慢性肺脓肿则有急性肺脓肿的病史。支气管扩张和肺脓肿可以并存。

(三)肺结核

常有低热、盗汗、乏力等结核中毒症状,干、湿性啰音多位于上肺部,胸部X线片和痰结核分枝杆菌检查可作出诊断。结核可合并支气管扩张,部位多见于双肺上叶及下叶背段支气管。

(四)先天性肺囊肿

先天性肺囊肿是一种先天性疾病,无感染时可无症状,X线检查可见多个薄壁的圆形或椭圆形阴影,边界纤细,周围肺组织无炎症浸润,胸部CT检查和支气管造影有助于诊断。

(五)弥漫性泛细支气管炎

慢性咳嗽、咳痰,活动时呼吸困难,合并慢性鼻旁窦炎,胸部X线片与胸部CT有弥漫分布的边界不太清楚的小结节影。类风湿因子、抗核抗体、冷凝集试验可呈阳性,需病理学诊断。大环内酯类抗生素治疗2个月以上有效。

七、治疗

支气管扩张的治疗原则是防治呼吸道反复感染,保持呼吸道引流通畅,必要时手术治疗。

(一)控制感染

控制感染是急性感染期的主要治疗措施。应根据病情参考细菌培养及药物敏感试验结果选用抗菌药物。轻者可选用氨苄西林或阿莫西林0.5 g,一天4次,或用第一、二代头孢菌素;也可用氟喹诺酮类或磺胺类药物。重症患者需静脉联合用药,如第三代头孢菌素加氨基糖苷类药物有协同作用。假单胞菌属细菌感染者可选用头孢他啶、头孢吡肟和亚胺培南等。若痰有臭味,多伴有厌氧菌感染,则可加用甲硝唑0.5 g静脉滴注,一天2～3次;或替硝唑0.4～0.8 g静脉滴注,一天2次。其他抗菌药物如大环内酯类、四环素类可酌情应用。经治疗后如体温正常,脓痰明显减少,则1周左右考虑停药。缓解期不必常规使用抗菌药物,应适当锻炼,增强体质。

（二）清除痰液

清除痰液是控制感染和减轻全身中毒症状的关键。

1.祛痰剂

口服氯化铵 0.3～0.6 g，或溴己新 8～16 mg，每天 3 次。

2.支气管舒张剂

由于支气管痉挛，部分患者痰液排出困难，在无咳血的情况下，可口服氨茶碱 0.1～0.2 g，一天 3～4 次；或用其他缓解气管痉挛的药物，也可加用 β_2 受体激动剂或异丙托溴铵吸入。

3.体位引流

体位引流是根据病变部位采取不同的体位，原则上使患处处于高位，引流支气管的开口朝下，以利于痰液排入大气道咳出，对于痰量多、不易咳出者更重要。每天 2～4 次，每次 15～30 分钟。引流前可行雾化吸入，体位引流时轻拍病变部位以提高引流效果。

4.纤维支气管镜吸痰

若体位引流痰液难以排出，可行纤维支气管镜吸痰，清除阻塞。可用生理盐水冲洗稀释痰液，并局部应用抗生素治疗，效果明显。

（三）咯血的处理

大咯血最重要的处理环节是防止窒息。若经内科治疗未能控制，可行支气管动脉造影，对出血的小动脉定位后注入吸收性明胶海绵或聚乙烯醇栓，或导入钢圈进行栓塞止血。

（四）手术治疗

适用于心肺功能良好、反复呼吸道感染或大咯血内科治疗无效、病变范围局限于一叶或一侧肺组织者。危及生命的大咯血，明确出血部位时部分患者需急诊手术。

八、预防及预后

积极防治婴幼儿麻疹、百日咳、支气管肺炎及肺结核等慢性呼吸道疾病，增强机体免疫及抗病能力，防止异物及尘埃误吸，预防呼吸道感染。

病变较轻者及病灶局限内科治疗无效手术切除者预后好；病灶广泛，后期并发肺心病者预后差。

第四节　支气管哮喘

支气管哮喘是全球范围内最常见的慢性呼吸道疾病，他是由多种细胞（如嗜酸性粒细胞、肥大细胞、T 细胞、中性粒细胞、气管上皮细胞等）和细胞组分参与的气道慢性炎症性疾病。这种慢性炎症导致气道高反应性的产生，通常出现广泛多变的可逆性气流受限，并引起反复发作的喘息、气急、胸闷或咳嗽等症状，常在夜间和/或清晨发作、加剧，多数患者可自行缓解或经治疗缓解。哮喘的发病率在世界范围内呈上升趋势。据统计，全世界约有 3 亿人患有哮喘，全球患病率为 1%～18%。我国有 1 000 万～3 000 万哮喘患者。2000 年，我国 0～14 岁儿童哮喘患病率为 0.12%～3.34%，较 10 年前平均上升了 64.84%。

一、病因

目前认为，支气管哮喘是一种有明显家族聚集倾向的多基因遗传性疾病，他的发生既受遗传因素又受环境因素的影响。

（一）遗传

近年来随着分子生物学技术的发展，哮喘相关基因的研究也取得了一定的进展，第 5、6、11、12、13、14、17、19、21 号染色体可能与哮喘有关，但具体关系尚未搞清楚，哮喘的多基因遗传特征：①外显不全；②遗传异质化；③多基因遗传；④协同作用。这就导致在一个群体中发现的遗传连锁有相关性，而在另一个不同群体中则不能发现这种相关。

国际哮喘遗传学协作研究组曾研究了 3 个种族共 140 个家系，采用 360 个常染色体上短小串联重复多态性遗传标记进行全基因扫描。将哮喘候选基因粗略定位于 5p15、5q23-31、6p21-23、11q13、12q14-24.2、13q21. 3、14q11. 2-13、17p11、1q11.2、19q13.4、21q21。这些哮喘遗传易感基因大致分 3 类：①决定变态反应性疾病易感的 HLA-Ⅱ类分子基因遗传多态性（如 6p21-23）；②T 细胞受体（TCR）高度多样性与特异性 IgE（如 14q11.2-13）；③决定 IgE 调节及哮喘特征性气道炎症发生发展的细胞因子基因及药物相关基因（如 11q13、5q31-33）。而 5q31-33 区域内含有包括细胞因子簇 IL-3、IL-4、IL-9、IL-13、GM-CSF 和 β_2 肾上腺素能受体、淋巴细胞糖皮质激素受体、白三烯 C_4 合成酶等多个与哮喘发病相关的候选基因。这些基因对 IgE 调节及对哮喘的炎症发生发展很重要，因此

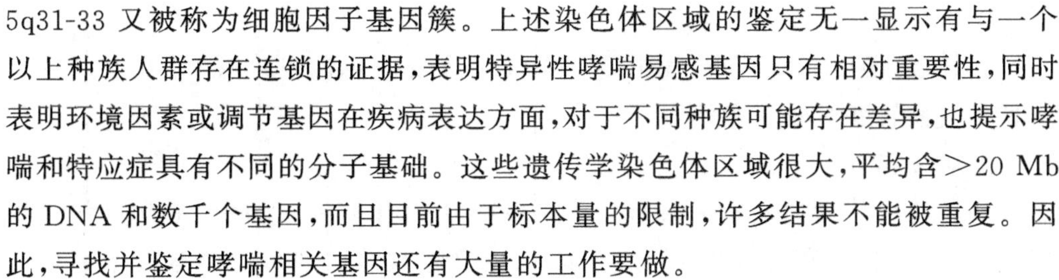

5q31-33 又被称为细胞因子基因簇。上述染色体区域的鉴定无一显示有与一个以上种族人群存在连锁的证据，表明特异性哮喘易感基因只有相对重要性，同时表明环境因素或调节基因在疾病表达方面，对于不同种族可能存在差异，也提示哮喘和特应症具有不同的分子基础。这些遗传学染色体区域很大，平均含＞20 Mb 的 DNA 和数千个基因，而且目前由于标本量的限制，许多结果不能被重复。因此，寻找并鉴定哮喘相关基因还有大量的工作要做。

（二）变应原

1.变应原

尘螨是最常见的变应原，是哮喘在世界范围内重要的发病因素。常见的有 4 种，即屋尘螨、粉尘螨、宇尘螨和多毛螨。屋尘螨是持续潮湿气候中最主要的螨虫。真菌亦是存在于室内空气中的变应原之一，常见为青霉、曲霉、交链孢霉等。花粉与草粉是最常见的引起哮喘发作的室外变应原，木本植物常引起春季哮喘，而禾本植物的草类花粉常引起秋季哮喘。

2.职业性变应原

常见的变应原有谷物粉、面粉、动物皮毛、木材、丝、麻、木棉、饲料、蘑菇、松香、活性染料、乙二胺等。低分子量致敏物质的作用机制尚不明确，高分子量致敏物质可能是通过与变应原相同的变态反应机制使患者过敏并引起哮喘发作。

3.药物及食物添加剂

药物引起的哮喘发作有特异性过敏和非特异性过敏两种，前者以生物制品过敏最常见，而后者发生于交感神经阻滞剂和增强副交感神经作用剂，如普萘洛尔、新斯的明。食物过敏大多属于Ⅰ型变态反应，如牛奶，鸡蛋，鱼、虾、蟹等海鲜及调味类食品等可作为变应原，常可诱发哮喘发作。

（三）促发因素

1.感染

哮喘的形成和发作与反复呼吸道感染有关，尤其是呼吸道病毒感染，最常见的是鼻病毒，其次是流感病毒、副流感病毒、呼吸道合胞病毒及冠状病毒等。病毒感染引起气管上皮细胞产生多种炎症介质，使随后吸入的变应原的炎症反应和气管收缩反应增强，亦可诱导速激肽和组胺失活、减少，增强迷走神经介导的反射性支气管收缩。细菌感染在急性哮喘中的作用还未确定。近年来，衣原体和支原体感染报道增多，部分哮喘病例采取衣原体感染治疗可改善症状。

2.气候改变

当气温、湿度、气压和空气中离子等发生改变时可诱发哮喘，故在寒冷季节或秋冬气候转变时较易发病。

3.环境污染

环境污染与哮喘发病关系密切。诱发哮喘的有害刺激物中，最常见的是煤气(尤其是二氧化硫)、油烟、被动吸烟、杀虫喷雾剂等。烟雾可刺激处于高反应状态的气道，使支气管收缩，甚至痉挛，致哮喘发作。

4.精神因素

患者紧张不安、情绪激动等，也会促使哮喘发作，一般认为是由大脑皮质和迷走神经反射或过度换气所致。

5.运动

有70%～80%的哮喘患者在剧烈运动后诱发哮喘发作，称为运动性哮喘。典型病例是运动6～10分钟，在停止运动后1～10分钟内出现支气管痉挛，临床表现为咳嗽、胸闷、喘鸣，听诊可闻及哮鸣音，多数患者在30～60分钟内可自行缓解。运动后约有1小时的不应期，40%～50%的患者在此期间再进行运动则不发生支气管痉挛。有些患者虽无哮喘症状，但是运动前后的肺功能测定能发现存在支气管痉挛，可能机制为剧烈运动后过度呼吸，使气道黏膜的水分和热量丢失，呼吸道上皮暂时出现渗透压过高，诱发支气管平滑肌痉挛。

6.药物

有些药物可引起哮喘发作，主要包括阿司匹林在内的非甾体抗炎药(NSAIDs)和含碘造影剂，或交感神经阻断剂等，如误服普萘洛尔等 β_2 受体阻断剂可引发哮喘。2.3%～20.0%的哮喘患者因服用阿司匹林等非甾体抗炎药而诱发哮喘，称为阿司匹林哮喘(aspirin induced asthma，ASA)。在ASA中部分患者合并有鼻息肉，被称为阿司匹林过敏-哮喘-鼻息肉三联征，其临床特点：①服用阿司匹林类解热镇痛药诱发剧烈哮喘，多在服用后30分钟到3小时内发生；②儿童多在2岁之前发病，但大多为30～40岁的中年患者；③女性多于男性，男女之比约为2∶3；④发病无明显季节性；⑤病情较重，大多对糖皮质激素有依赖性；⑥半数以上有鼻息肉，常伴有过敏性鼻炎和/或鼻窦炎，鼻息肉切除后有时哮喘症状加重或促发；⑦皮内敏感试验多呈阴性反应；⑧血清总IgE多正常；⑨其家族中较少有过敏性疾病的患者。发病机制尚未完全明确，有人认为患者的支气管环氧化酶可能因一种传染性介质(可能是病毒)的影响，致使环氧化酶易受阿司匹林类药物的抑制，影响了花生四烯酸的代谢，抑制前列腺素的合成及生成

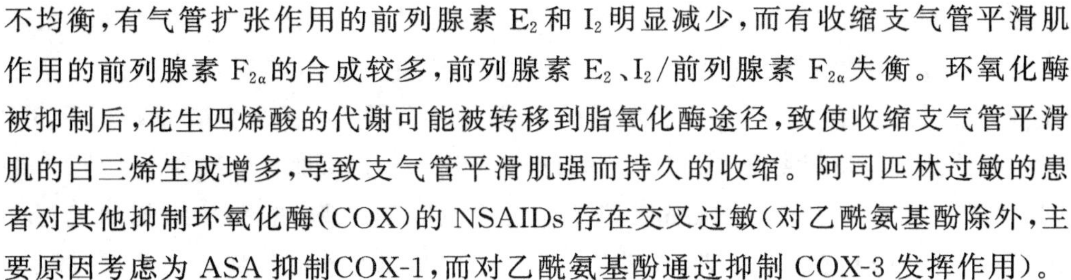
不均衡，有气管扩张作用的前列腺素 E_2 和 I_2 明显减少，而有收缩支气管平滑肌作用的前列腺素 $F_{2\alpha}$的合成较多，前列腺素 E_2、I_2/前列腺素 $F_{2\alpha}$失衡。环氧化酶被抑制后，花生四烯酸的代谢可能被转移到脂氧化酶途径，致使收缩支气管平滑肌的白三烯生成增多，导致支气管平滑肌强而持久的收缩。阿司匹林过敏的患者对其他抑制环氧化酶(COX)的 NSAIDs 存在交叉过敏(对乙酰氨基酚除外，主要原因考虑为 ASA 抑制COX-1，而对乙酰氨基酚通过抑制 COX-3 发挥作用)。

7.月经、妊娠等生理因素

不少女性哮喘患者在月经前 3～4 天有哮喘加重的现象，可能与经前期孕酮的突然下降有关。如果患者每月必发，且经量不多，适时地注射黄体酮，有时可阻止严重的经前期哮喘。妊娠对哮喘的影响并无规律性，大多病情未见明显变化，妊娠对哮喘的作用主要表现为机械性的影响及哮喘有关的激素变化，如果处理得当，则不会对妊娠和分娩产生不良后果。

8.围生期胎儿的环境

妊 9 周的胎儿胸腺已可产生 T 细胞，且在整个妊娠期胎盘主要产生辅助性 2 型 T 细胞因子，因而在肺的微环境中，Th2 细胞的反应是占优势的，若母亲已有特异性体质，又在妊娠期接触大量的变应原或受到呼吸道病毒特别是合胞病毒的反复感染，即可能加重其调控的变态反应，以致出生后存在变态反应和哮喘发病的可能性。

二、发病机制

哮喘是多种炎症细胞和炎症介质参与的气道慢性炎症，该炎症过程与气道高反应性和哮喘症状密切相关。气道结构细胞特别是气管上皮细胞和上皮下基质、免疫细胞的相互作用，以及气道神经调节的异常均加重气道高反应性，且直接或间接加重了气道炎症。

(一)变态反应性炎症

目前研究认为，哮喘是由 Th2 细胞驱导的对变应原的一种高反应。由其产生的气道炎症可分为以下几类。

1.IgE 介导的、T 细胞依赖的炎症途径

可分为以下 3 个阶段：IgE 激活和 FcR 启动；炎症介质和细胞因子的释放；黏附分子表达促使白细胞跨膜移动。Th2 细胞分泌 IL-4 调控 B 细胞生成 IgE，后者结合到肥大细胞、嗜碱性粒细胞和嗜酸性粒细胞上的特异性受体，使之呈现致敏状态；当再次接触同种抗原时，抗原与特异性 IgE 交联结合，从而导致

炎症介质链式释放。根据效应发生时间和持续时间，可分为早期相反应（引起速发性哮喘反应）和晚期相反应（引起迟发性哮喘反应），前者在接触变应原后数秒内发生，可持续数小时，与哮喘的急性发作有关；后者在变应原刺激后6～12小时发生，可持续数天，引起气道的慢性炎症。有多种炎症细胞包括肥大细胞、嗜酸性粒细胞、嗜碱性粒细胞、T细胞、肺泡巨噬细胞、中性粒细胞和气管上皮细胞参与气道炎症的形成（表1-1），其中肥大细胞是气道炎症的主要原发效应细胞。炎症细胞、炎症介质和细胞因子的相互作用是维持气道炎症反应的基础（表1-2）。

表1-1　参与气道慢性炎症的主要炎症细胞

炎症细胞	作用
肥大细胞	变应原刺激或渗透压变化均可活化肥大细胞，释放收缩支气管的炎症介质（组胺、巯乙胺酰白三烯、前列腺素 D_2）；气道内肥大细胞增多与气道高反应性相关
嗜酸性粒细胞	破坏气管上皮细胞；参与生长因子的释放和气道重建
T细胞	释放细胞因子IL-4、4L-5、IL-9和IL-13，这些因子参与嗜酸性粒细胞炎症，刺激B细胞产生IgE；参与整个气道炎症反应
树突细胞	诱导初始型T细胞对吸入抗原的初级免疫反应和变态反应；还可诱导免疫耐受的形成，并在调节免疫反应和免疫耐受中起决定作用
巨噬细胞	变应原通过低亲和力IgE受体激活巨噬细胞，释放细胞因子和炎症介质发挥“放大效应”
中性粒细胞	在哮喘患者的气道内、痰液中数量增加，但其病理生理作用尚不明确，可能是类固醇激素应用所致

表1-2　调控哮喘气道慢性炎症的主要介质

介质	作用
化学因子	主要表达于气管上皮细胞，趋化炎症细胞至气道；内皮素趋化嗜酸性粒细胞；胸腺活化调控因子（TARC）和巨噬细胞源性趋化因子（MDC）趋化Th2细胞
白三烯	主要由肥大细胞、嗜酸性粒细胞分泌，是潜在的支气管收缩剂，其抑制剂可改善肺功能和哮喘症状
细胞因子	参与炎症反应，IL-1β、TNF-β扩大炎症反应；GM-CSF延长嗜酸性粒细胞存活时间；IL-5有助于嗜酸性粒细胞分化；IL-4有助于Th2细胞增生发育；IL-13有助于IgE合成
组胺	由肥大细胞分泌，收缩支气管，参与炎症反应
NO	由气管上皮细胞产生，是潜在的血管扩张剂，其与气道炎症密切相关，因此呼出气NO常被用来监测哮喘控制状况
PGD_2	由肥大细胞分泌，是支气管扩张剂，趋化Th2细胞至气道

2.非 IgE 介导、T 细胞依赖的炎症途径

Th2 细胞还可通过释放的多种细胞因子(IL-4、IL-13、IL-3、IL-5 等)直接引起各种炎症细胞的聚集和激活,以这种方式直接促发炎症反应,主要是迟发型变态反应。如嗜酸性粒细胞聚集活化(IL-5 起主要作用)分泌的主要碱基蛋白、嗜酸性粒细胞阳离子蛋白、嗜酸性粒细胞衍生的神经毒素、过氧化物酶和胶原酶等均可引起气道损伤;中性粒细胞分泌的蛋白水解酶等可进一步加重炎症反应。此外,上述炎症及其炎症介质可促使气道固有细胞活化,如肺泡巨噬细胞可释放 TX、PG、PAF 等加重哮喘反应;气管上皮细胞和血管内皮细胞产生内皮素(ETs),是已知最强的支气管平滑肌收缩剂,且还具有促黏膜腺体分泌和促平滑肌及成纤维细胞增生的效应,参与气道重构。

在慢性哮喘缓解期内,气道炎症主要由 Th2 细胞分泌的细胞因子如 IL-5 等趋化嗜酸性粒细胞浸润所致;而在急性发作期,气道内中性粒细胞趋化因子 IL-8 浓度增加,中性粒细胞浸润。因此,对于逐渐减少吸入激素用量而引起症状加重的可通过增加吸入激素用量来抑制嗜酸性粒细胞活性;对于突然停用吸入激素而引起的哮喘加重则需加用长效的受体激动剂,减弱中性粒细胞的炎症反应。

有关哮喘免疫调节紊乱的机制,得到最广泛关注的“卫生学假说”认为,童年时期胃肠道暴露于细菌或细菌产物能够促进免疫系统的成熟,预防哮喘的发生。其核心为 Th1/Th2 细胞因子平衡学说,认为诸如哮喘等变态反应性疾病是由 Th2 细胞驱导的对无害抗原或变应原的一种高反应。Th1 和 Th2 细胞所产生的细胞因子有相互制约彼此表型分化及功能的特性。IFN 和 IL-4 分别为 Th1 和 Th2 特征性细胞因子。IFN-α、IL-12 可促使活化的 Th0 细胞向 Th1 细胞方向发育,而 IL-4 则促使其向 Th2 细胞方向发育。当 Th1 细胞占优势时,就会抑制 Th2 细胞的功能。如果婴幼儿时呼吸系统或消化系统受到感染,比如结核、麻疹、寄生虫病甚至甲型肝炎病毒感染等,有可能通过巨噬细胞产生 IFN-α 和 IL-12,继而刺激 NK 细胞产生 IFN-γ,后者可增强 Th1 细胞的发育,同时抑制 Th2 细胞的活化,从而抑制变态反应性疾病的发生发展。

早年发现肠道寄生虫的感染虽然可以强有力地增加 Th2 细胞反应,但是它却同样减少了变态反应性疾病的发生。哮喘患者血清、BALF 和体外 T 细胞培养的 IFN-γ 水平是升高的,并且与肺功能的下降呈明显正相关性。一些病毒、支原体和衣原体感染可致产生 IFN-γ 的 $CD4^+$ 和 $CD8^+$ T 细胞活化,通常使哮喘恶化。这些表明 IFN-γ 在哮喘免疫病理中促炎因子的作用可能比其下调 Th2 细

胞因子的作用更明显。由此可见，基于 Th1/Th2 细胞相互制约的卫生学假说并不能完全解释哮喘发生的免疫失调机制，把哮喘的免疫病理核心看成是 Th1 和 Th2 细胞的失衡，试图通过上调 Th1 细胞纠正 Th2 细胞的免疫偏倚以治疗过敏性哮喘的思路可能是把问题过于简单化。

目前提出了一种基于调节性 T 细胞理论的新卫生学假说。该假说认为，大多数病原体表面存在病原相关性分子(PAMPs)。当以树突细胞为主的抗原呈递细胞接触抗原时，除吞噬抗原呈递过程外，表面一些特殊的模式识别受体(PRRs)如 Toll-like recepters(TLRs)和凝集素受体与 PAMPs 结合，可能通过抑制性刺激分子或分泌 IL-10、TGF-β 等调节性因子促进 Th0 细胞向具有调节功能的 Treg 细胞分化，最具代表性地是表达 $CD4^+CD25^+$ 产生大量 IL-10 的 TR 亚群，还有 $CD4^+CD25^+$ 的抑制性 T 细胞如 Tr1 和 Th3 细胞。这些具有抑制调节功能的 T 细胞亚群会同时抑制 Th1 和 Th2 细胞介导的病理过程。由于优越的卫生条件，缺乏微生物暴露，减少了细菌脂多糖(LPS)和 CpG 基团等 PAMPs 通过 PRRs 刺激免疫调节细胞的可能性，导致后天 Th1 或 Th2 细胞反应发展过程中失去 Treg 细胞的平衡调节作用。相比之下，儿童期接触的各种感染因素可激活 Treg 细胞，可能在日后抑制病原微生物诱导的过强 Th1 或 Th2 细胞反应中发挥重要的功能。

(二)气道重塑

除了气道炎症反应外，哮喘患者气道发生重塑，可导致相对不可逆的气道狭窄。研究证实，非正常愈合的损伤上皮细胞可能主动参与了哮喘气道炎症的发生发展及气道重塑形成过程。Holgate 在上皮-间质营养单位(EMTU)学说中，提出哮喘气管上皮细胞正常修复机制受损，促纤维细胞生长因子-转化生长因子($TGF\text{-}\beta_1$)与促上皮生长因子(EGF)分泌失衡，继而导致气道重塑，是难治性哮喘的重要发病机制。哮喘患者损伤的气管上皮呈现以持续高表达表皮生长因子受体(EGFR)为特征的修复延迟，可能通过内皮素-1(ET-1)和/或转化生长因子 β_1($TGF\text{-}\beta_1$)介导早期丝裂原活化蛋白激酶(MAPK)家族(ERK1/2 和 p38 MAPK)信号网络通路而实现，诱导上皮下成纤维细胞表达 α-平滑肌肌动蛋白(α-SMA)，实现成纤维细胞向肌纤维母细胞转化。上皮下成纤维细胞被活化使过量基质沉积，活化的上皮细胞与上皮下成纤维细胞还可生成释放大量的炎症介质，包括成纤维细胞生长因子(FGF-2)、胰岛素样生长因子(IGF-1)、血小板衍化生长因子(PDGF)、内皮素-1(ET-1)、转化生长因子 β_1($TGF\text{-}\beta_1$)和转化生长因子 β_2($TGF\text{-}\beta_2$)，导致气道重建。由此推测，保护气道黏膜，恢复正常上皮细胞表型，可能在未来哮喘治疗中占有重要地位。

气道组织和结构细胞的重塑与T细胞依赖的炎症通过信号转导相互作用，屏蔽变应原诱导的机体正常T细胞免疫耐受机制，可能是慢性哮喘持续发展、气道高反应性存在的根本原因。延迟愈合的重塑气管上皮高表达ET-1可能是诱导Th2细胞在气道聚集，引起哮喘特征性嗜酸性粒细胞气道炎症的一个重要原因。因此，气管上皮细胞“重塑”有可能激活特异性的炎症信号转导通路，加速$CD4^+$ T细胞亚群的活化，从而使变应原诱导的局部黏膜免疫炎症持续发展。

(三)气道高反应性

气道反应性是指气道对各种化学、物理或药物刺激的收缩反应。气道高反应性(AHR)是指气道对正常不引起或仅引起轻度应答反应的刺激物出现过度的气道收缩反应。气道高反应性是哮喘的重要特征之一。气道炎症是导致气道高反应性最重要的机制，当气道受到变应原或其他刺激后，由于多种炎症细胞、炎症介质和细胞因子的参与、气管上皮和上皮内神经的损害等而导致AHR。有人认为，气道基质细胞内皮素(ET)的自分泌及旁分泌，以及细胞因子(尤其是肿瘤坏死因子TNF-α)与内皮素相互作用在AHR的形成上有重要作用。此外，AHR与β肾上腺素能受体功能低下、胆碱能神经兴奋性增强和非肾上腺素能非胆碱能(NANC)神经的抑制功能缺陷有关。在病毒性呼吸道感染、冷空气、SO_2、干燥空气、低渗和高渗溶液等理化因素刺激下均可使气道反应性增高。气道高反应性程度与气道炎症密切相关，但两者并非等同。气道高反应性目前被公认是支气管哮喘患者的共同病理生理特征，然而出现气道高反应者并非都是支气管哮喘，如长期吸烟、接触臭氧、病毒性上呼吸道感染、慢性阻塞性肺疾病、过敏性鼻炎、支气管扩张、热带肺嗜酸性粒细胞增多症和过敏性肺泡炎等患者也可出现，所以应该全面地理解AHR的临床意义。

(四)神经因素

支气管的自主神经支配很复杂，除以前所了解的胆碱能神经、肾上腺素能神经外，还存在非肾上腺素能非胆碱能(NANC)神经系统。支气管哮喘与β肾上腺素能受体功能低下和迷走神经兴奋有关，并可能存在有α肾上腺素能神经的反应性增加。NANC神经系统又分为抑制性NANC神经系统(i-NANC)和兴奋性NANC神经系统(e-NANC)。i-NANC是产生气道平滑肌松弛的主要神经系统，其神经递质尚未完全阐明，可能是血管活性肠肽(VIP)和/或组胺酸甲硫胺。VIP具有扩张支气管、扩张血管、调节支气管腺体分泌的作用，是最强烈的内源性支气管扩张物质，而气道平滑肌的收缩可能与该系统的功能受损有关。e-NANC是一种无髓鞘感觉神经系统，其神经递质是P物质，而该物质存在于气道迷走神经化学敏感性的C纤维传入神经中。当气管上皮损伤后暴露出C纤维传入神经末梢，受炎症介质的刺激，引起局部轴突反射，沿传入神经侧索逆向传导，并释放感觉神经肽，如P物质、神经激肽、降钙素基因相关肽，结果引起支气管平滑肌收缩、血管通透性增强、黏液分泌增多等。近年研究证明，一氧化氮(NO)是人类NANC的主要神经递质，在正常情况下主要产生构建型NO(eNO)。在哮喘发病过程中，细胞因子刺激气管上皮细胞产生的诱导型NO(iNO)则可使血管扩张，加重炎症过程。

三、病理

支气管哮喘气道的基本病理改变为气道炎症和重塑。炎症包括肥大细胞、肺巨噬细胞、嗜酸性粒细胞、淋巴细胞与中性粒细胞浸润；气道黏膜下水肿，微血管通透性增加，支气管内分泌物潴留，支气管平滑肌痉挛，纤毛上皮剥离，基底膜漏出，杯状细胞增生及支气管分泌物增加等病理改变，称之为慢性剥脱性嗜酸性粒细胞性支气管炎。

早期表现为支气管黏膜肿胀、充血，分泌物增多，气道内炎症细胞浸润，气道平滑肌痉挛等可逆性的病理改变。上述的改变可随气道炎症的程度而变化。若哮喘长期反复发作，支气管呈现慢性炎症改变，表现为柱状上皮细胞纤毛倒伏、脱落，上皮细胞坏死，黏膜上皮杯状细胞增多，黏液蛋白合成增多，支气管黏膜层大量炎症细胞浸润、黏液腺增生、基底膜增厚，支气管平滑肌增生，则进入气道重塑阶段，主要表现为上皮下肌成纤维细胞增多导致胶原的合成增加，形成增厚的上皮下基底膜层，可累及全部支气管树，主要发生在膜性和小的软管性气道，即中央气道，是哮喘气道重塑不同于慢性阻塞性肺疾病的特征性病理改变。具有收缩性的上皮下肌成纤维细胞增多，可能是哮喘气道高反应性形成的重要病理生理基础。

气道炎症和重塑并行，与AHR密切相关。后者如气道壁的厚度与气道开始收缩的阈值成反比关系，平滑肌增生使支气管对刺激的收缩反应更强烈，血管容量增加可使气道阻力增高，同时这些因素具有协同/累加效应。肉眼可见肺膨胀，肺气肿较为突出，支气管及细支气管内含有黏稠痰液及黏液栓。支气管壁增厚，黏膜充血肿胀形成皱襞，黏液栓塞局部可发生肺不张。

广泛的气道狭窄是产生哮喘临床症状的基础。气道狭窄的机制包括支气管

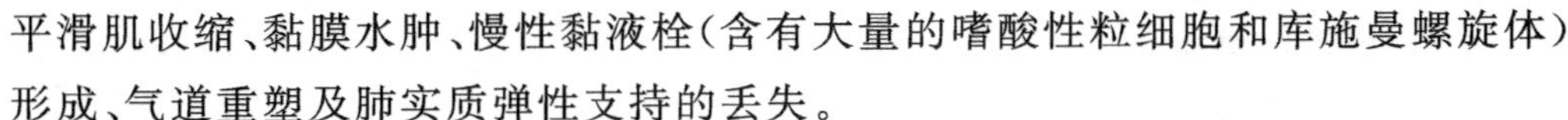

平滑肌收缩、黏膜水肿、慢性黏液栓(含有大量的嗜酸性粒细胞和库施曼螺旋体)形成、气道重塑及肺实质弹性支持的丢失。

四、临床表现

典型的支气管哮喘出现反复发作的胸闷、气喘、呼吸困难、咳嗽等症状,在发作前常有鼻塞、打喷嚏、眼痒等先兆症状,发作严重者可短时内出现严重呼吸困难和低氧血症。有时咳嗽为唯一症状(咳嗽变异型哮喘)。在夜间或凌晨发作和加重是哮喘的特征之一。哮喘症状可在数分钟内发作,有些症状轻者可自行缓解,但大部分需积极处理。

发作时可出现两肺散在、弥漫分布的呼气相哮鸣音,呼气相延长,有时吸气、呼气相均有干啰音。严重发作时可出现呼吸音低下,哮鸣音消失,临床上称为“静止肺”,预示着病情危重,随时会出现呼吸骤停。

哮喘患者在不发作时可无任何症状和体征。

五、诊断

(一)诊断标准

(1)反复发作喘息、气急、胸闷或咳嗽,多与接触变应原,冷空气,物理、化学性刺激,病毒性上呼吸道感染及运动等有关。

(2)发作时在双肺可闻及散在或弥漫性、以呼气相为主的哮鸣音,呼气相延长。

(3)上述症状和体征可经治疗缓解或自行缓解。

(4)除外其他疾病所引起的喘息、气急、胸闷和咳嗽。

(5)临床表现不典型者,应至少具备以下一项试验阳性:①支气管激发试验或运动激发试验阳性;②支气管舒张试验阳性[第 1 秒钟用力呼气容积(FEV_1)增加≥12%,且 FEV_1 增加绝对值≥200 mL];③最大呼气流量(PEF)日内变异率≥20%。

符合(1)～(4)条或(4)(5)条者,可以诊断为支气管哮喘。

(二)分期

根据临床表现可分为急性发作期、慢性持续期和临床缓解期。慢性持续期是指每周均有不同频度和/或不同程度地出现症状(喘息、气急、胸闷、咳嗽等);临床缓解期是指经过治疗或未经治疗,症状、体征消失,肺功能恢复到急性发作前水平,并维持 3 个月以上。

(三)相关诊断试验

1.变应原检测

有体内的变应原皮肤点刺试验和体外的特异性 IgE 检测,可明确患者的过敏症状,指导患者尽量避免接触变应原及进行特异性免疫治疗。

2.肺功能测定

肺功能测定有助于确诊支气管哮喘,也是评估哮喘控制程度的重要依据之一。主要有通气功能检测、支气管舒张试验、支气管激发试验和峰流速(PEF)及其日变异率测定。哮喘发作时呈阻塞性通气改变,呼气流速指标显著下降。FEV_1、FEV_1 占用力肺活量比值($EFV_1/FVC\%$)、最大呼气中期流量(MMEF)及呼气流量峰值(PEF)均下降。肺容量指标见用力肺活量(FVC)减少、残气量增高、功能残气量和肺容量增高,残气量占肺总量百分比增高。缓解期上述指标可正常。对于有气道阻塞的患者,可行支气管舒张试验,常用药物为吸入型支气管扩张剂(沙丁胺醇、特布他林),如 FEV_1 较用药前增加>12%,且绝对值增加>200 mL,为支气管舒张试验阳性,对诊断支气管哮喘有帮助。对于有哮喘症状但肺功能正常的患者,可行支气管激发试验,常用吸入激发剂为醋甲胆碱、组胺。吸入激发剂后其通气功能下降、气道阻力增加。在设定的激发剂量范围内,如 FEV_1 下降>20%,为支气管激发试验阳性,使 FEV_1 下降 20%的累积剂量(Pd_{20}-FEV_1)或累积浓度(Pc_{20}-FEV_1)可对气道反应性增高的程度作出定量判断。PEF 及其日变异率可反映通气功能的变化,哮喘发作时 PEF 下降,并且哮喘患者常有通气功能昼夜变化,夜间或凌晨通气功能下降,如果昼夜 PEF 变异率≥20%有助于诊断为哮喘。

3.胸部 X 线检查

胸部 X 线片多无明显异常。但哮喘严重发作者应常规行胸部 X 线检查,注意有无肺部感染、肺不张、气胸、纵隔气肿等并发症的存在。

4.其他检查

痰液中嗜酸性粒细胞或中性粒细胞计数、呼出气 NO 可评估与哮喘相关的气道炎症。

六、鉴别诊断

(一)上气道肿瘤、喉水肿和声带功能障碍

这些疾病可出现气喘,但主要表现为吸气性呼吸困难,肺功能测定流速-容量曲线可见吸气相流速减低。纤维喉镜或支气管镜检查可明确诊断。

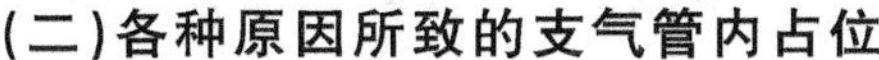

(二)各种原因所致的支气管内占位

支气管内良恶性肿瘤、支气管内膜结核等导致的固定的、局限性哮鸣音，需与哮喘鉴别。胸部CT检查、纤维支气管镜检查可明确诊断。

(三)急性左心衰竭

急性左心衰竭发作时症状与哮喘相似，阵发性咳嗽、气喘，两肺可闻及广泛的湿啰音和哮鸣音，需与哮喘鉴别。但急性左心衰竭患者常有高血压性心脏病、风湿性心脏病、冠状动脉粥样硬化性心脏病等心脏疾病史，胸部X线片可见心影增大、肺淤血征，有助于鉴别。

(四)嗜酸性粒细胞

嗜酸性粒细胞性肺炎、变应性肉芽肿性血管炎、结节性多动脉炎、变应性肉芽肿。

这类患者除有喘息外，胸部X线或CT检查提示肺内有浸润阴影，并可自行消失或复发。常有肺外的其他表现，血清免疫学检查可发现相应的异常。

(五)慢性阻塞性肺疾病

慢性阻塞性肺疾病患者亦出现呼吸困难，常与哮喘症状相似，大部分慢性阻塞性肺疾病患者对支气管扩张剂和抗炎药疗效不如哮喘，对气道阻塞的可逆性不如哮喘。但临床上有大约10%的慢性阻塞性肺疾病患者对激素和支气管扩张剂反应很好，这部分患者往往同时合并有哮喘。而支气管哮喘患者晚期出现气道重塑亦可以合并慢性阻塞性肺疾病。

七、治疗和管理

(一)控制目标

近年来，随着对支气管哮喘病因和发病机制认识的不断深入，明确了气道的慢性炎症是哮喘的本质，针对气道炎症的抗感染治疗是哮喘的根本治疗。并且意识到哮喘的气道炎症持续存在于疾病的整个过程，故治疗哮喘应该与治疗糖尿病、高血压等其他慢性疾病一样，长期规范地应用药物治疗，从而预防哮喘急性发作，减少并发症的发生，改善肺功能，提高生活质量，以达到并维持哮喘的临床控制。2006年全球哮喘防治创议(GINA)明确指出，哮喘的治疗目标是达到并维持哮喘的临床控制，哮喘临床控制的定义包括以下6项：①无(或≤2次/周)白天症状；②无日常活动(包括运动)受限；③无夜间症状或因哮喘憋醒；④无(或≤2次/周)需接受缓解药物治疗；⑤肺功能正常或接近正常；⑥无哮喘急性加重。哮喘虽然不能被根治，但经过规范治疗，大多数哮喘患者都可以得到很好的控制。全球多中心研究结果表明，对于大多数哮喘患者（包括轻度、中度、重度），经过吸入糖皮质激素（ICS）加吸入长效 β_2 受体激动剂（LABA）（沙美特罗/氟替卡松）联合用药 1 年，有接近 80%的患者可以达到指南所定义的临床控制指标。

（二）治疗药物

哮喘的治疗药物根据其作用机制可分为具有扩张支气管作用和抗炎作用两大类，某些药物兼有扩张支气管和抗炎作用。

1.扩张支气管药物

（1）β_2 受体激动剂：通过对气道平滑肌和肥大细胞膜表面的 β_2 受体的兴奋，舒张气道平滑肌、减少肥大细胞和嗜碱性粒细胞脱颗粒和介质的释放、降低微血管的通透性、增加气管上皮纤毛的摆动等，从而缓解哮喘症状。此类药物较多，可分为短效（作用维持 4～6 小时）和长效（作用维持 12 小时）β_2 受体激动剂。后者又可分为速效（数分钟起效）和缓慢起效（30 分钟起效）2 种。

1）短效 β_2 受体激动剂（SABA）：常用的药物如沙丁胺醇和特布他林等。有吸入、口服、注射给药途径。①吸入：可供吸入的短效 β_2 受体激动剂有气雾剂、干粉剂和溶液。这类药物舒张气道平滑肌作用强，通常在数分钟内起效，疗效可维持数小时，是缓解轻中度急性哮喘症状的首选药物，也可用于运动性哮喘的预防。如沙丁胺醇每次吸入 100～200 μg 或特布他林 250～500 μg，必要时每 20 分钟重复 1 次。这类药物应按需间歇使用，不宜长期、单一使用，也不宜过量应用，否则可引起骨骼肌震颤、低血钾、心律失常等不良反应。压力型定量手控气雾剂（pMDI）和干粉吸入装置吸入短效 β_2 受体激动剂不适用于重度哮喘发作，其溶液（如沙丁胺醇、特布他林）经雾化吸入适用于轻至重度哮喘发作。②口服：如沙丁胺醇、特布他林等，通常在服药后 15～30 分钟起效，疗效维持 4～6 小时。如沙丁胺醇 2～4 mg，特布他林 1.25～2.50 mg，每天 3 次。使用虽较方便，但心悸、骨骼肌震颤等不良反应比吸入给药时明显。缓释剂型和控释剂型的平喘作用维持时间可达 8～12 小时，适用于夜间哮喘患者的预防和治疗。长期、单一应用 β_2 受体激动剂可造成细胞膜 β_2 受体的下调，表现为临床耐药现象，应予以避免。③注射：虽然平喘作用较为迅速，但因全身不良反应的发生率较高，较少使用。

2）长效 β_2 受体激动剂（LABA）：这类 β_2 受体激动剂的分子结构中具有较长

的侧链，舒张支气管平滑肌的作用可维持12小时以上。有吸入、口服和透皮给药等途径，目前在我国临床使用的吸入型LABA有以下两种。①沙美特罗：经气雾剂或碟剂装置给药，给药后30分钟起效，平喘作用维持12小时以上，推荐剂量50 μg，每天吸入2次。②福莫特罗：经都保装置给药，给药后3～5分钟起效，平喘作用维持8小时以上。平喘作用具有一定的剂量依赖性，推荐剂量4.5～9.0 μg，每天吸入2次。福莫特罗因起效迅速，可按需用于哮喘急性发作时的治疗。近年来推荐联合ICS和LABA治疗哮喘，这两者具有协同的抗炎和平喘作用，并可增加患者的依从性、减少大剂量ICS引起的不良反应，尤其适合于中重度持续哮喘患者的长期治疗。口服LABA有丙卡特罗、班布特罗，作用时间可维持12～24小时，适用于中重度哮喘的控制治疗，尤其适用于缓解夜间症状。透皮吸收剂型现有妥洛特罗贴剂，妥洛特罗本身为中效β_2受体激动剂，由于采用结晶储存系统来控制药物的释放，药物经过皮肤吸收，疗效可维持24小时，并减轻了全身不良反应，每天只需贴附1次，使用方法简单，对预防夜间症状有较好疗效。LABA不推荐长期单独使用，应该在医师指导下与ICS联合使用。

(2)茶碱类：具有舒张支气管平滑肌作用，并具有强心、利尿、扩张冠状动脉、兴奋呼吸中枢和呼吸肌等作用，低浓度茶碱还具有抗炎和免疫调节作用。

1)口服给药：包括氨茶碱和控(缓)释型茶碱。短效氨茶碱用于轻中度哮喘急性发作的治疗，控(缓)释型茶碱用于慢性哮喘的长期控制治疗。一般剂量为每天6～10 mg/kg。控(缓)释型茶碱口服后昼夜血药浓度平稳，平喘作用可维持12～24小时，适用于夜间哮喘症状的控制。茶碱与糖皮质激素和抗胆碱能药物联合应用具有协同作用。但本品与β_2受体激动剂联合应用时，易出现心率增快和心律失常，应慎用并适当减少剂量。

2)静脉给药：氨茶碱加入葡萄糖溶液中，缓慢静脉注射[注射速度不宜超过0.25 mg/(kg·min)]或静脉滴注，适用于中重度哮喘的急性发作。负荷剂量为4～6 mg/kg，维持剂量为0.6～0.8 mg/(kg·h)。由于茶碱的治疗窗窄，茶碱代谢存在较大的个体差异，药物不良反应较多，可引起心律失常、血压下降，甚至死亡，在有条件的情况下应监测其血药浓度，及时调整浓度和滴速。对于以往长期口服茶碱的患者，更应注意其血药浓度，尽量避免静脉注射，防止茶碱中毒。茶碱有效、安全的血药浓度范围为6～15 mg/L。影响茶碱代谢的因素较多，如发热性疾病、妊娠、抗结核治疗可以降低茶碱的血药浓度；而肝脏疾病、充血性心力衰竭及合用西咪替丁或喹诺酮类、大环内酯类等药物均可影响茶碱代谢而使其排泄减慢，导致茶碱的毒性增加，应引起临床医师们的重视，并酌情调整剂量。多索茶碱的作用与氨茶碱相同，但不良反应较轻。二羟丙茶碱的作用较茶碱弱，不良反应也较少。

(3)抗胆碱能药物：吸入型抗胆碱能药物如溴化异丙托品和噻托溴铵可阻断节后迷走神经传出支，通过降低迷走神经兴奋性而舒张支气管。本品吸入给药，有气雾剂、干粉剂和雾化溶液 3 种剂型。经 pMDI 吸入溴化异丙托品气雾剂，常用剂量为 40～80 μg，每天 3～4 次；经雾化泵吸入溴化异丙托品溶液的常用剂量为 50～125 μg，每天 3～4 次。噻托溴铵为新近上市的长效抗胆碱能药物，对 M_1 和 M_3 受体具有选择性抑制作用，每天吸入给药 1 次。本品与 β_2 受体激动剂联合应用具有协同、互补作用。

2.抗炎药物

(1)糖皮质激素：是最有效的抗过敏性炎症的药物，其药理作用机制如下。①抑制各种炎症细胞包括巨噬细胞、嗜酸性粒细胞、T 细胞、肥大细胞、树突细胞和气管上皮细胞等的生成、活化及其功能；② 抑制 IL-2、IL-4、IL-5、IL-13、GM-CSF等各种细胞因子的产生；③抑制磷脂酶 A2、一氧化氮合酶、白三烯、血小板活化因子等炎症介质的产生和释放；④增加抗炎产物的合成；⑤抑制黏液分泌；⑥活化和提高气道平滑肌 β_2 受体的反应性，增加细胞膜上 β_2 受体的合成；⑦降低气道高反应性。糖皮质激素通过与细胞内糖皮质激素受体(GR)结合，形成GR-激素复合体转运至核内，从而调节基因的转录，抑制各种细胞因子和炎症介质的基因转录和合成，增加各种抗炎蛋白的合成，从而发挥其强大的抗炎作用。激素的给药途径有吸入、口服和静脉给药。

1)吸入给药：吸入给药是哮喘治疗的主要给药途径，药物直接作用于呼吸道，起效快，所需剂量小，不良反应少。ICS 的局部抗炎作用强，通过吸气过程给药，药物直接作用于呼吸道，通过消化道和呼吸道进入血液的药物大部分被肝脏灭活，因此全身不良反应少。研究证明，ICS 可以有效改善哮喘症状，提高生活质量，改善肺功能，降低气道高反应性，控制气道炎症，减少哮喘发作的频率，减轻发作的严重程度，降低病死率。ICS 的局部不良反应包括声音嘶哑、咽部不适和念珠菌感染。吸药后及时漱口、选用干粉吸入剂或加用储雾器可减少上述不良反应。ICS 全身不良反应的大小与药物剂量、药物的生物利用度、肝脏首过代谢率及全身吸收药物的半衰期等因素有关。目前有证据表明，成人哮喘患者每天吸入低中剂量激素，不会出现明显的全身不良反应。长期高剂量 ICS 可能出现的全身不良反应包括皮肤瘀斑、肾上腺功能的抑制和骨质疏松等。目前，ICS

主要有3类:①定量气雾剂(MDI)。②干粉吸入剂:主要有布地奈德都保、丙酸氟替卡松碟剂及含布地奈德、丙酸氟替卡松的联合制剂。干粉吸入装置比普通定量气雾剂使用方便,配合容易,吸入下呼吸道的药物量较多,局部不良反应较轻,是目前较好的剂型。③雾化溶液:目前仅有布地奈德溶液,经射流装置雾化吸入,对患者吸气的配合要求不高,起效较快,适用于哮喘急性发作时的治疗。

2)口服给药:适用于中度哮喘发作、慢性持续哮喘吸入大剂量ICS治疗无效的患者和作为静脉应用激素治疗后的序贯治疗。一般使用半衰期较短的糖皮质激素,如泼尼松、泼尼松龙或甲泼尼松龙等。对于糖皮质激素依赖型哮喘患者,可采用每天或隔天清晨顿服给药的方式,以减少外源性糖皮质激素对脑-垂体-肾上腺轴的抑制作用。泼尼松的维持剂量最好每天≤10 mg。长期口服糖皮质激素可能会引起骨质疏松、高血压、糖尿病、下丘脑-垂体-肾上腺轴的抑制、肥胖症、白内障、青光眼、皮肤菲薄导致皮纹和瘀斑、肌无力等不良反应。对于伴有结核病、寄生虫感染、骨质疏松、青光眼、糖尿病、严重忧郁或消化性溃疡的哮喘患者,全身给予糖皮质激素治疗时应慎重,并应密切随访。全身使用糖皮质激素对于中度以上的哮喘急性发作是必要的,可以预防哮喘的恶化、减少因哮喘而入急诊或住院的机会、降低病死率。建议早期、足量、短程使用。推荐剂量:泼尼松龙40～50 mg/d,3～10天。具体使用要根据病情的严重程度,当症状缓解时应及时停药或减量。

3)静脉给药:哮喘重度急性发作时,应及时静脉给予琥珀酸氢化可的松(400～1 000 mg/d)或甲泼尼松龙(80～160 mg/d)。无糖皮质激素依赖倾向者,可在短期(3～5天)内停药;有糖皮质激素依赖倾向者应延长给药时间,控制哮喘症状后改为口服给药,并逐步减少糖皮质激素用量。

(2)白三烯调节剂:包括半胱氨酰白三烯受体阻滞剂和5-脂氧化酶抑制剂,半胱氨酰白三烯受体阻滞剂通过对气道平滑肌和其他细胞表面白三烯(CysLT1)受体的拮抗,抑制肥大细胞和嗜酸性粒细胞释放的半胱氨酰白三烯的致喘和致炎作用,并具有较强的抗炎作用。本品可减轻哮喘症状、改善肺功能、减少哮喘的恶化。但其抗炎作用不如ICS,不能取代ICS。作为联合治疗中的一种药物,可减少中重度哮喘患者每天吸入ICS的剂量,并可提高吸入ICS的临床疗效,本品与ICS联用的疗效比吸入LABA与ICS联用的疗效稍差。但本品服用方便,尤适用于阿司匹林哮喘、运动性哮喘和伴有过敏性鼻炎哮喘患者的治疗。采用口服给药,扎鲁司特20 mg,每天2次;孟鲁司特10 mg,每天1次。

(3)色甘酸钠和尼多酸钠:是一种非皮质激素类抗炎药,可抑制IgE介导的肥大细胞释放介质，并可选择性抑制巨噬细胞、嗜酸性粒细胞和单核细胞等炎症细胞介质的释放。能预防变应原引起的速发和迟发反应，以及运动和过度通气引起的气道收缩。采用吸入给药，不良反应较少。

(4)抗 IgE 单克隆抗体：抗 IgE 单克隆抗体可以阻断肥大细胞的脱颗粒，减少炎症介质的释放，可应用于血清 IgE 水平增高的哮喘的治疗。主要用于经过 ICS 和 LABA 联合治疗后症状仍未控制的严重过敏性哮喘患者。该药临床使用的时间尚短，其远期疗效与安全性有待进一步观察。

(5)抗组胺药物：酮替芬和新一代组胺 H_1 受体阻滞剂(如氯雷他定、阿司咪唑、曲尼司特等)具有抗变态反应作用，其在哮喘治疗中作用较弱，可用于伴有过敏性鼻炎的哮喘患者的治疗。

第五节 肺间质纤维化

一、概说

肺间质纤维化(PIF)是由已明或未明的致病因素通过直接损伤或有免疫系统介入，引起的肺泡壁、肺间质的进行性炎症，最后导致肺间质纤维化。常见的已知病因为有害物质(有机粉尘、无机粉尘)吸入，细菌、病毒、支原体的肺部感染，致肺间质纤维化药物的应用，以及肺部的化学、放射性损伤等。未明病因则称为特发性间质性肺炎(IIPs)，可分 6 种亚型，其中特发性肺间质纤维化(IPF)最常见。此外，还继发于其他疾病，常见的有结缔组织病、结节病、慢性左心衰竭等。

PIF 的临床表现均因病变累及肺泡间质而影响肺换气功能，故引起低氧血症的临床表现，有病因或有原发病的 PIF 应归属原发病中介绍，故本文仅介绍病因未明的 PIF 即 IIPs。

二、诊断

(一)临床表现

1.症状

IIPs 均为病因不明，以进行性呼吸困难，活动后加重为其临床特征。急性型常有发热、干咳、起病后发展迅速的胸闷、气急，类似急性呼吸窘迫综合症的病情，1～2 周即发生呼吸衰竭，1～2 个月可致死亡。慢性型隐匿起病，胸闷、气短呈进行性加重，初期劳累时加重，后期则静息时亦然。病程常数年。当继发感染后则咳吐痰液、喘急、发热，或导致呼吸衰竭。

2.体征

呼吸急促、发绀、心率快，两肺底听及弥漫性密集、高调、爆裂音或有杵状指。慢性型可并发肺心病，可有右心衰竭体征、颈静脉充盈、肝大及下肢水肿。

(二)辅助检查

1.肺活检

可采用纤维支气管镜进行肺活检。本病初期病变主要在肺泡壁，呈稀疏斑点状分布；增生期则肺组织变硬，病变相对广泛；晚期肺组织皱缩实变，可形成大囊泡。

2.胸部 X 线检查

早期可无异常，随病变进展肺野呈磨玻璃样改变，逐渐出现细网影和微小结节，以肺外带为多，病变重时则向中带、内带发展。且细网状发展为粗网状、索条状，甚至形成蜂窝肺，此期肺容积缩小，膈肌上升，可并有肺大疱。

3.肺功能检查

呈限制性通气功能障碍，肺活量下降，弥散功能减退，肺泡-动脉血氧分压差[$P_{(A\text{-}a)}O_2$]增大，运动后加重，早期动脉血二氧化碳分压($PaCO_2$)正常或降低，晚期可增加。

4.血气检测

IIPs 主要表现为低氧血症，或并有呼吸性碱中毒，动脉血氧分压(PaO_2)、动脉血氧饱和度(SaO_2)降低的程度和速度与病情严重程度呈正相关，可作为判断病情严重程度、疗效反应及预后的依据。

(三)临床诊断要点

1.临床表现

(1)发病年龄在中年以上，男∶女≈2∶1，儿童罕见。

(2)起病隐袭，主要表现为干咳、进行性呼吸困难，活动后明显。

(3)本病少有肺外器官受累，但可出现全身症状，如疲倦、关节痛及体重下降等，发热少见。

(4)50%左右的患者出现杵状指(趾)，多数患者双肺下部可闻及 Velcro 啰音。

(5)晚期出现发绀,偶可发生肺动脉高压、肺心病和右心功能不全等。

2.X线检查

(1)常表现为网状或网状结节影伴肺容积减小。随着病情进展,可出现直径在3～15 mm大小的多发性囊状透光影。

(2)病变分布多为双侧弥漫性,相对对称,单侧分布少见。病变多分布于基底部、周边部或胸膜下区。

(3)少数患者出现症状时,胸部X线片可无异常改变。

3.高分辨CT(HRCT)

(1)HRCT扫描有助于评估肺周边部、膈肌部、纵隔和支气管-血管束周围的异常改变,对IPF的诊断有重要价值。

(2)可见次小叶细微结构改变,如线状、网状、磨玻璃状阴影。

(3)病变多见于中下肺野周边部,常表现为网状和蜂窝肺,亦可见新月形影、胸膜下线状影和极少量磨玻璃影。多数患者上述影像混合存在,在纤维化严重区域常有牵引性支气管、细支气管扩张和/或胸膜下蜂窝肺样改变。

4.肺功能检查

(1)典型肺功能改变为限制性通气功能障碍,表现为肺总量(TLC)、功能残气量(FRC)和残气量(RV)下降。FEV_1/FVC正常或增加。

(2)单次呼吸法肺一氧化碳弥散量(DLco)降低,即在通气功能和肺容积正常时,DLco也可降低。

(3)通气血流比例失调,PaO_2、$PaCO_2$下降,$P_{(A-a)}O_2$增大。

5.血液检查

(1)IPF的血液检查结果缺乏特异性。

(2)可见红细胞沉降率增快,丙种球蛋白、乳酸脱氢酶(LDH)水平升高。

(3)出现某些抗体阳性或滴度增高,如抗核抗体(ANA)和类风湿因子(RF)等可呈弱阳性反应。

6.组织病理学改变

(1)开胸/胸腔镜肺组织活检的组织病理学呈普通型间质性肺炎改变。

(2)病变分布不均匀,以下肺为重,胸膜下、周边部小叶间隔周围的纤维化常见。

(3)低倍显微镜下呈“轻重不一,新老并存”的特点,即病变时相不均一,在广泛纤维化和蜂窝肺组织中常混杂炎性细胞浸润和肺泡间隔增厚等早期病变或正常肺组织。

(4)肺纤维化区主要由致密胶原组织和增生的成纤维细胞构成。成纤维细胞局灶性增生构成所谓的“成纤维细胞灶”。蜂窝肺部分由囊性纤维气腔构成,常常以细支气管上皮为内衬。另外,在纤维化和蜂窝肺部位可见平滑肌细胞增生。

(5)排除其他已知原因的ILD和其他类型的IIP。

三、鉴别诊断

(一)嗜酸性粒细胞性肺疾病(eosinophilic lung disease,ELD)

包括单纯性、慢性、哮喘性或变应性支气管肺曲霉病、变应性肉芽肿性血管炎、特发性嗜酸性粒细胞增多症等类型,影响多为肺实质嗜酸性粒细胞癌浸润,部分并有肺间质浸润征象,亦常为弥漫性阴影,故需鉴别,主要依据ELD的临床表现和外周血中嗜酸性粒细胞比例增加>10%。

(二)外源性过敏性肺泡炎

外源性过敏性肺泡炎的影像学表现亦为弥漫性间质性肺炎、纤维化征象,其和IIPs影响相似,不能区别,主要依据IIPs病因不明,外源性过敏性肺泡炎则有变应原(如鸟禽、农民肺等)接触,淋巴细胞比例增高(常增至0.3~0.7),治疗需脱离变应原接触,否则糖皮质激素治疗不能阻止病情。

(三)朗格汉斯组织细胞增多症(LCH)

LCH以往称为肺嗜酸性肉芽肿、组织细胞增多症,好发于中青年,累及肺者为LCH细胞浸润,发病过程可分为3期:细胞期(细胞浸润)、增生期(肺间质纤维化)、纤维化期(细支气管阻塞形成囊泡),肺影像学表现呈弥漫性,早期为小结节,继之纤维化和囊泡,胸部X线片特征为常不侵犯肋膈角部位。其和IIPs的鉴别为LCH具有弥漫性囊泡的特征。

(四)结节病

结节病可分为4期:Ⅰ期肺门、纵隔淋巴结肿大,Ⅱ期淋巴结肿大合并间质性肺炎,Ⅲ期肺间质纤维化,Ⅳ期蜂窝肺。Ⅱ、Ⅲ、Ⅳ期时需和IIPs鉴别,常依据结节病有Ⅱ、Ⅲ、Ⅳ期相应的影像发展过程,有时需依据病理。

(五)结缔组织病

类风湿关节炎、进行性系统硬化症、皮肌炎和多发性肌病、干燥综合征等为全身性疾病,可伴有肺间质纤维化。可依据结缔组织病的临床表现如关节畸形、皮肤肌肉炎症、口腔干燥等病情和相应的自身免疫抗体相鉴别。

（六）药物性肺间质病

抗肿瘤化学治疗（简称化疗）与免疫抑制剂如博莱霉素、氮芥类、百消安、环磷酰胺、甲氨蝶呤、巯基嘌呤、丝裂霉素、甲基苯肼等均可引起肺间质病变。苯妥英钠、异烟肼、肼屈嗪引起的不良反应可伴有肺间质损害。胺碘酮、呋喃妥因、青霉胺等也可引起肺间质病变，可依据有关应用药物史作鉴别。

（七）肺尘埃沉着病

石棉沉着病是因吸入多量石棉粉尘引起广泛弥漫性肺间质纤维化及胸膜增厚。痰内和肺组织中可查到石棉小体。硅沉着病是因吸入多量游离二氧化硅粉尘、煤尘引起，影响以结节性肺纤维化为特征。均有职业接触史为特点。

四、并发症

本病常因呼吸不畅引起阻塞性肺气肿和泡性肺气肿，甚至发生气胸。合并慢性感染时易形成阻塞性肺疾病、支气管扩张和慢性肺脓肿。累及胸膜时常有胸膜增厚，随病情进展可导致肺心病。合并肺癌者也不少见，多发于明显纤维化的下叶，多为腺癌、未分化细胞癌及扁平细胞癌。

五、治疗

（一）糖皮质激素

IIPs 的发病涉及类证和免疫反应所致肺损伤，产生大量促纤维化生长因子导致纤维化，而糖皮质激素对炎性和免疫反应有抑制作用，但对纤维化则失去有效作用，因此，要采取早期用药、控制病情最小剂量、长期维持用药的方法，以求有效控制病情的进展。使用该药的依据是患者肺部炎症进展（复查肺部 X 线片炎症进展，或者患者呼吸困难明显加重伴剧烈阵发咳嗽或者肺底部爆裂音），这证明患者自身产生糖皮质激素已不能控制肺部非特异性炎症，需要加用外源性药物治疗，但大剂量用药会造成自身肾上腺皮质功能迅速衰退，常对患者病情不利，甚至使部分患者病情加重，许多案例都是因为大剂量冲击治疗导致。通过多年临床数百例患者的治疗，摸索出以下用药原则，使患者临床病控率提高，介绍如下，以供临床参考。

1.剂量

对缓慢隐匿进展（前后肺部 CT 片对照观察）的无显著临床症状者建议给甲泼尼龙片 4 mg/d 或泼尼松 5 mg/d，晨顿服，并按随访病情变化予以调整剂量。对有近期肺部炎症进展者（依据临床表现为阵咳或呼吸困难加剧，近期肺部

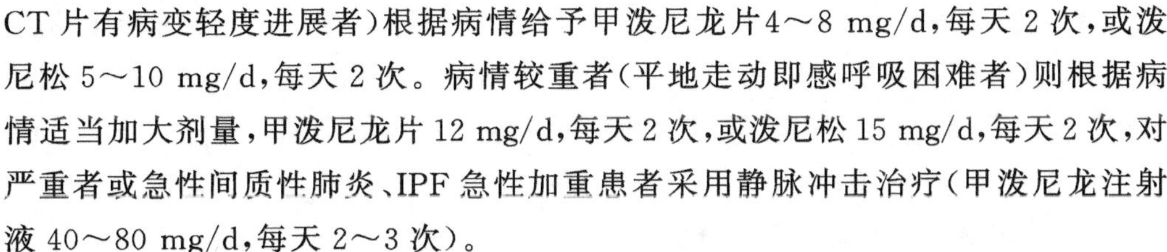

CT 片有病变轻度进展者）根据病情给予甲泼尼龙片4～8 mg/d，每天 2 次，或泼尼松 5～10 mg/d，每天 2 次。病情较重者（平地走动即感呼吸困难者）则根据病情适当加大剂量，甲泼尼龙片 12 mg/d，每天 2 次，或泼尼松 15 mg/d，每天 2 次，对严重者或急性间质性肺炎、IPF 急性加重患者采用静脉冲击治疗（甲泼尼龙注射液 40～80 mg/d，每天 2～3 次）。

2.疗程

原则上开始用较大剂量，如中度或较重病情口服泼尼松 15～30 mg/d（其他制剂可折换相应剂量），待病情缓解后则减为维持剂量，连续用药 3～6 个月，根据患者病情改善程度持续减药至停用。严重患者或 IPF 急性加重患者、急性间质性肺炎患者静脉给药冲击治疗 5～10 天后，改甲泼尼龙片 12 mg/d，每天 2～3 次或泼尼松 15 mg/d，每天 2 次，渐依据病情减至维持量。连续用药 6 个月至 1 年后，根据临床肺功能评价、胸部 X 线片、肺功能检查明显改善者即可继续减量至停药。部分患者需要用药 2 年以上才能随病情改善继续减量至停药。

3.合并用药

（1）百令胶囊 2 g，每天 3 次。

（2）中药辨证用药，参照辨证论治方法，每天 1 剂。

（3）假如病情需要静脉给糖皮质激素时，需要同时给予低分子肝素 5 000 U 皮下注射，每天 1 次，防止因糖皮质激素长期使用导致动静脉血栓形成，应观察凝血指标。

（4）钙片和止酸剂可防止骨质疏松、胃肠道不良反应等。

（5）对于肺部炎症进展明显者，常同时用 3 组中草药静脉给药——清热剂（苦参碱、穿心莲）、活血剂（丹参、川芎）、益气剂（参麦、参芪），可有效缓解患者病情的进展。

（二）免疫抑制剂

免疫抑制剂仅用于泼尼松疗效差者，可并用环孢素 A、环磷酰胺、硫唑嘌呤等。

（三）抗纤维化药物

纤维化的发生初为炎细胞浸润释放细胞因子和炎性递质及生长因子等而致纤维化细胞增生，胶原形成及基质沉积，至晚期为纤维化，故治疗应针对发病机制，吡非尼酮能抑制炎细胞因子，因而阻断纤维化的早期阶段，同时能抑制肺成纤维细胞增生、减少胶原合成、细胞外基质沉积，还能抑制巨噬细胞产生加重肺组织炎症损伤的血小板衍生生长因子(PDGF),并可能有类似自由基清除作用,故此药具有抗纤维化作用。剂量 20～40 mg/kg,每天 3 次(最大剂量 3 500 mg/d),有改善肺功能、稳定病情、减少急性发作等作用。

1.反应良好或改善

(1)症状减轻,活动能力增强。

(2)胸部 X 线片或 HRCT 异常影像减少。

(3)肺功能表现 TLC、肺活量(VC)、DLco、PaO_2较长时间保持稳定。以下数据供参考:TLC 或 VC 增加≥10%,或至少增加 200 mL;DLco 增加≥15%或至少增加 3 mL/(min・mmHg);SaO_2 增加＞4%;心肺运动试验中 PaO_2 增加≥0.5 kPa(4 mmHg)。具有 2 项或 2 项以上者认为肺生理功能改善。

2.反应差或治疗失败

(1)症状加重,特别是呼吸困难和咳嗽。

(2)胸部 X 线片或 HRCT 上异常影像增多,特别是出现了蜂窝肺或肺动脉高压迹象。

(3)肺功能恶化。以下数据供参考:TLC 或 VC 下降≥10%或下降≥200 mL;DLco 下降≥15%或至少下降 3 mL/(min・mmHg);SaO_2 下降≥4%,或运动试验中 $P_{(A-a)}O_2$增加≥0.5 kPa(4 mmHg)。具有 2 项或 2 项以上者认为肺功能恶化。疗效评定多数患者接受治疗 3 个月以上。

(4)疗效尚不能肯定的药物。①N-乙酰半胱氨酸(NAC)和超氧化物歧化酶(SOD)能清除体内氧自由基,作为抗氧化剂用于肺纤维化治疗。NAC 推荐大剂量(1.8 g/d)口服。②γ 干扰素、甲苯吡啶酮、前列腺素 E_2 及转化生长因子等细胞因子拮抗剂,对胶原合成有抑制作用。③红霉素具有抗炎和免疫调节功能,对肺纤维化治疗作用是通过抑制中性粒细胞功能来实现的。主张小剂量(0.25 g/d)长期口服,但应观察不良反应。

第二章 循环系统疾病

第一节 原发性高血压

大多数高血压患者病因不明，称为原发性高血压(又称高血压病)，占高血压患者的95%以上，除了高血压本身有关的症状以外，长期高血压还可成为多种心血管疾病的重要危险因素，并影响重要脏器如心、脑、肾的功能，最终可导致这些器官的功能衰竭；在不足5%的患者中，血压升高是某些疾病的一种临床表现，本身有明确而独立的病因，称之为继发性高血压。

一、高血压定义、分类、测量

(一)定义

目前成人高血压的定义是收缩压≥18.7 kPa(140 mmHg)或舒张压≥12.0 kPa(90 mmHg)。正常血压和血压升高的划分并无明确界线，因此，高血压的标准是根据临床及流行病学资料人为界定的。但由于血压变化很大，在确定一个患者为高血压和决定开始治疗之前，必须在数周内多次测量核实血压水平升高。对于轻度或临界高血压范围内的血压值，监测应延续3～6周，对血压明显升高或有并发症者，所需观察期就短一些。

(二)高血压分类

高血压可以用3种方式分类，即血压、器官损害程度和病因学。目前，我国采用国际上统一的血压分类标准，根据血压升高水平，又进一步将高血压分为1、2、3级。下面所列的是《WHO/ISH高血压治疗指南》的分类标准。它将18岁以上成人的血压，按不同水平分类（表 2-1）。

表 2-1　血压水平的定义和分类(WHO/ISH)

类别	收缩压/mmHg	舒张压/mmHg
理想血压	＜120	＜80
正常血压	＜130	＜85
正常高值	130～139	85～89
1 级高血压(轻度)	140～159	90～99
亚组：临界高血压	140～149	90～94
2 级高血压(中度)	160～179	100～109
3 级高血压(重度)	≥180	≥110
单纯收缩性高血压	≥140	＜90
亚组：临界高血压	140～149	＜90

注：1 kPa＝0.133 mmHg，患者收缩压与舒张压属不同级别时，应按两者中较高的级别分类；患者既往有高血压史，目前正服用抗高血压药，血压虽已低于 18.7/12.0 kPa(140/90 mmHg)，亦应诊断为高血压。

高血压与总体心血管危险：在有心血管病史的老年患者中，每年 100 人中至少有 3 人将出现一次更严重的疾病。值得注意的是，中国和俄罗斯的脑卒中发病率高，是美国和西欧的 4 倍，但平均血压仅稍微增高。因此，在我国进行轻度高血压的治疗可能尤为有益。

(三)血压测量

这里只是在一般的测量技术基础上提出几点值得注意的地方：①根据 WHO 的建议，首先听到声响时的血压为收缩压，舒张压则是声音消失（第 5 期）时刻的血压。多数主要研究均采用这一点，即以声音消失点确认舒张压；采用声音突然变小而低沉（第 4 期）来确认舒张压则导致舒张压值明显升高，这是应该避免的。②多数首次就诊者，还建议应测量坐位和站立位时的双臂血压。另外，老年患者的直立性低血压可能更多见，应定期测量站立位血压。③医师在场，即使影响程度稍小一些的护士在场，均能导致一些情绪性的血压升高（白大衣效应，可以更恰当地描述为单纯性诊室高血压）。④应当注意，家庭和动态血压读数较临床值平均要低，老年人尤其如此，并且应把高血压的分界值和治疗的目标血压设定在较低的水平，以避免漏诊和漏治。

二、流行病学

流行病学研究不断发现高血压与多种疾病，尤其是冠心病、脑卒中、充血性心力衰竭和肾功能损害有某种重要且独立的关联。患高血压或糖尿病的中年人的认知能力与未患此病的中年人相比有明显的下降。

高血压患病率和发病率在不同国家、地区或种族之间有差别，工业化国家较发展中国家高，美国黑种人约为白人的 2 倍。高血压患病率、发病率及血压水平随年龄增加而升高，高血压在老年人较为常见，尤其是收缩期高血压。

我国高血压患病率总体上呈明显上升趋势，估计现有高血压患者超过 1 亿人。流行病学调查显示，我国高血压患病率和流行存在地区、城乡和民族差别，北方高于南方，沿海高于内地，城市高于农村，高原少数民族地区患病率较高。男、女高血压患病率差别不大。

由于高血压的危险性会因其他危险因素如吸烟、血清胆固醇升高和糖尿病的存在和程度增高而大大增加，当危险因素组合不同时，同等血压水平会带来不同的危险性。评估总体的心血管疾病危险性对确定高血压个体的干预阈值具有重要意义。

需要重视在整个人群而不是仅高危人群降低血压，研究血压分布也是有价值的。不论以何种标准判断，血压增高的群体构成一个危险性金字塔，基底部的人数最多，相对危险性增加但并不太高，顶部人数最少而相对危险性最大。因此，高血压所致的并发症大多数发生在金字塔基底部，也就是分布在轻度高血压的那部分。

三、病因

原发性高血压的病因复杂，是遗传易感性和环境因素相互作用的结果，亦受其他因素的影响。

(一)影响血压的一般因素

1.年龄

横断面调查及前瞻性观察序列分析，都证明了在不同地理、文化和社会经济特征的多数群体中，年龄和血压存在正相关关系。在大多数西方人群中，收缩压有从儿童、青少年到成年人逐渐增高的倾向，至 70 岁或 80 岁达到 18.7 kPa (140 mmHg)的平均值。舒张压也倾向于随年龄增加而增加，但速度较收缩压要慢，且平均值在 50 岁以后倾向于保持原水平或下降。这就导致了脉压的增加，而随年龄增长单纯收缩压增高更为常见。

但是在某些与外界隔绝的人群中，这种年龄相关的血压增高并不明显。低盐摄入的人群这点更突出。另外，还观察到在未开化的社会，当他们接纳西方生活方式时易获得年龄相关的血压增高倾向，体现了环境的影响(尤其是饮食改变)。可见年龄相关的血压增高既不是不可避免的,也不是一个正常衰老过程的生物学伴随现象。

2.性别

从青春期开始,男性血压倾向于一个较高的平均水平。这种差异在青年人和中年人中最为明显。中年后,女性高血压发生所占比率的改变,部分是由于中年男性高血压患者的病死率较高所致。

3.种族

黑种人群体血压水平高于其他种族。非洲裔美国黑种人被证实比非洲黑种人血压要高,提示种族易感性的放大效应。

4.体育活动

规律的至少中等水平体格强度的有氧体育活动对预防和治疗高血压均有益处。

5.心率

高血压患者的心率均较快。

6.社会-心理因素

急性精神应激、噪声污染、空气污染和软水都被视为高血压的危险因素。精神应激、城市脑力劳动者高血压患病率超过体力劳动者,从事精神紧张度高的职业者发生高血压的可能性较大,长期生活在噪声环境中听力敏感性减退者患高血压也较多。休息后往往症状和血压可获得一定改善。新的研究结果支持关于蓄积性铅暴露与高血压危险性增高有关的假设,骨铅(而非血铅)水平与高血压的发病率增高有关,这表明铅对高血压的影响很可能是一个缓慢的过程而非一种急性现象。

(二)遗传因素

可能存在主要基因显性遗传和多基因关联遗传 2 种方式。在遗传表型上,不仅血压升高发生率体现遗传性,而且在血压高度、并发症发生及其他有关因素方面(如肥胖),也有遗传性。高血压有明显的家族聚集性,父母均有高血压,子女的发病概率高达 46%,约 60%的高血压患者可询问到有高血压家族史。

(三)环境因素

1.饮食

不同地区人群血压水平和高血压患病率与钠盐平均摄入量显著相关,摄盐越多,血压水平和患病率越高,但是同一地区人群中个体间血压水平与摄盐量并

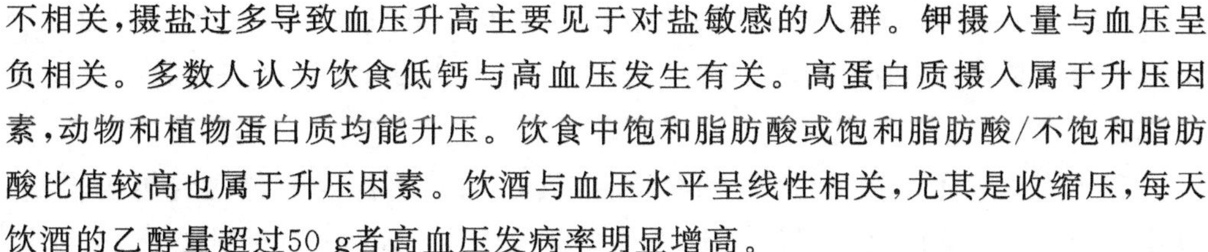

不相关，摄盐过多导致血压升高主要见于对盐敏感的人群。钾摄入量与血压呈负相关。多数人认为饮食低钙与高血压发生有关。高蛋白质摄入属于升压因素，动物和植物蛋白质均能升压。饮食中饱和脂肪酸或饱和脂肪酸/不饱和脂肪酸比值较高也属于升压因素。饮酒与血压水平呈线性相关，尤其是收缩压，每天饮酒的乙醇量超过50 g者高血压发病率明显增高。

2.其他因素

(1)体重：体重常是衡量肥胖程度的指标，高血压患者约 1/3 有不同程度肥胖。超重或肥胖是血压升高的重要危险因素。一般采用体质指数(BMI)，即体重(kg)/身高(m)^2(以 20～24 为正常范围)。血压与 BMI 呈显著正相关。肥胖的类型与高血压发生关系密切，腹型肥胖者容易发生高血压。

(2)避孕药：口服避孕药妇女血压升高的发生率及程度与服用时间长短有关。35 岁以上易出现血压升高。口服避孕药引起的高血压一般为轻度，可逆转，在终止避孕药 3～6 个月后血压常恢复正常。

(3)阻塞性睡眠呼吸暂停综合征(OSAS)：是指睡眠期间反复发作性呼吸暂停。OSAS 常伴有重度打鼾，其病因主要是上呼吸道咽部肌肉收缩或狭窄、腺样体和扁桃体组织增生、舌根部脂肪浸润后垂及下腭畸形。OSAS 患者 50%有高血压，血压高度与 OSAS 病程有关。

四、发病机制

从血流动力学角度看，血压主要决定于心排血量和体循环外周血管阻力，平均动脉血压(MBP)＝心排血量(CO)×总外周血管阻力(PR)。高血压的血流动力学特征主要是总外周血管阻力相对或绝对增高。从总外周血管阻力增高出发，目前高血压的发病机制较集中在以下几个环节。

(一)交感神经系统活性亢进

各种病因因素使大脑皮质下神经中枢功能发生变化，各种神经递质浓度与活性异常，包括去甲肾上腺素、肾上腺素、多巴胺、神经肽、5-羟色胺、血管升压素、脑啡肽、脑钠肽和中枢肾素-血管紧张素系统，导致交感神经系统活性亢进，血浆儿茶酚胺浓度升高，阻力小动脉收缩增强。

(二)肾性水、钠潴留

各种原因引起肾性水、钠潴留，机体为避免心排血量增高使组织过度灌注，全身阻力小动脉收缩增强，导致外周血管阻力增高，压力-利钠机制可将潴留的水、钠排泄出去。也可能通过排钠激素分泌释放增加，如内源性类洋地黄物质，在排泄水、钠的同时使外周血管阻力增高。这个学说的理论意义在于将血压升高作为维持体内水、钠平衡的一种代偿方式，而水、钠潴留是其基本的病理生理变化。

有较多因素可引起肾性水、钠潴留，如亢进的交感神经使肾血管阻力增加；肾小球有微小结构病变；肾脏排钠激素（前列腺素、激肽素、肾髓质素）分泌减少，或者肾外排钠激素（内源性类洋地黄物质、心房肽）分泌异常，或者潴钠激素（18-羟去氧皮质酮、醛固酮）释放增多等。

（三）肾素-血管紧张素-醛固酮系统（RAAS）激活

肾小球入球动脉的球旁细胞分泌肾素，激活从肝脏产生的血管紧张素原，生成血管紧张素Ⅰ，然后经肺循环的转换酶（ACE）生成血管紧张素Ⅱ（AngⅡ），AngⅡ是RAAS的主要效应物质，作用于血管紧张素Ⅱ受体（AT_1），使小动脉平滑肌收缩，刺激肾上腺皮质球状带分泌醛固酮，通过交感神经末梢突触前膜的正反馈使去甲肾上腺素分泌增加。这些作用可使血压升高，参与高血压发病并维持。近年来，发现很多组织，如血管壁、心脏、中枢神经、肾脏及肾上腺，也有RAAS各种组成成分。组织RAAS对心脏、血管功能和结构的作用，可能在高血压发生和维持中有更大影响。

（四）细胞膜离子转运异常

血管平滑肌细胞有许多特异性的离子通道、载体和酶，组成细胞膜离子转运系统，维持细胞内外钠、钾、钙离子浓度的动态平衡。遗传性或获得性细胞膜离子转运异常，包括钠泵活性降低，钠、钙离子协同转运缺陷，细胞膜通透性增强，钙泵活性降低，可导致细胞内钠、钙离子浓度升高，膜电位降低，激活平滑肌细胞兴奋-收缩耦联，使血管收缩反应性增强和平滑肌细胞增生与肥大，血管阻力增高。

（五）胰岛素抵抗

胰岛素抵抗（IR）是指必须以高于正常的血胰岛素释放水平来维持正常的糖耐量，表明机体应用胰岛素处理葡萄糖的能力减退。约50%的原发性高血压患者存在不同程度的IR，在肥胖、血三酰甘油升高、高血压与糖耐量减退同时并存的四联征患者中最为明显。近年来认为，IR是2型糖尿病和高血压发生的共同病理生理基础，但是IR是如何导致血压升高，尚未明确。多数认为是IR继发高胰岛素血症引起的，因为IR主要影响胰岛素对葡萄糖的利用效应，胰岛素的其他生物学效应仍然保留，继发性高胰岛素血症使肾脏水、钠重吸收增强，交感神经功能亢进，动脉弹性减退，从而使血压升高。IR 所致交感神经功能亢进使机体产热增加，是对肥胖的一种负反馈调节，这种调节以血压升高和血脂代谢障碍为代价。

上述从总外周血管阻力增高出发的机制尚不能解释单纯收缩期性高血压和脉压明显增大。大动脉弹性和外周血管的压力反射波是收缩压与脉压的主要决定因素，因此，近年来重视动脉弹性功能在高血压发病中的作用。覆盖血管内膜面的内皮细胞能生成、激活和释放各种血管活性物质，例如，一氧化氮（NO）、前列腺素（PGI_2）、内皮素（ET-1）、内皮依赖性血管收缩因子（EDCF）等，调节心血管功能。随着年龄增长及各种心血管危险因素，如血脂异常、血糖升高、吸烟、高同型半胱氨酸血症等，氧自由基产生增加，NO 灭活增强，氧化应激反应等均影响动脉弹性功能和结构。由于大动脉弹性减退，脉搏波传导速度增快，反射波抵达中心大动脉的时相从舒张期提前到收缩期，出现收缩期延迟压力波峰，可以导致收缩压升高，舒张压降低，脉压增大。阻力小动脉结构（血管数目稀少或壁/腔比值增加）和功能改变（弹性减退和阻力增大），影响外周压力反射点的位置或反射波强度，也可引起脉压增大。

五、临床表现及并发症

（一）症状

一般无特殊临床表现，多起病缓慢。常见症状有头晕、头痛、颈项板直、疲劳、心悸等，呈轻度持续性，在紧张或劳累后加重，不一定与血压水平有关，多数可自行缓解。也可出现视物模糊、鼻出血等较重症状。约 1/5 的患者无症状，仅在测量血压时或发生心、脑、肾等并发症时才被发现。

（二）体征

血压随季节、昼夜、情绪等因素有较大波动。冬季血压较高，夏季较低；血压有明显昼夜波动，一般夜间血压较低，清晨起床活动后血压迅速升高，形成清晨血压高峰。患者在家中的自测血压值往往低于诊所血压值。体格检查听诊时可有主动脉瓣区第二心音亢进、收缩期杂音或收缩早期喀喇音，少数在颈部或腹部可听到血管杂音。

（三）恶性或急进性高血压

发病较急骤，血压显著升高，舒张压持续≥17.3 kPa（130 mmHg）；有头痛、视物模糊、眼底出血、渗出和视盘水肿；肾脏损害突出，表现为持续蛋白尿、血尿及管型尿，并可伴肾功能不全；进展迅速，如不给予及时治疗，预后不佳，可死于肾衰竭、脑卒中或心力衰竭。

（四）并发症

1.高血压急症

高血压急症是指原发性或继发性高血压在病情发展过程中或在某些诱因的作用下，血压急剧升高，病情迅速恶化，常伴有心、脑、肾功能障碍。除考虑血压升高的水平和速度外，靶器官受累的程度也很重要，当合并有急性肺水肿、心肌梗死、主动脉夹层动脉瘤及急性脑血管病变时，即使血压仅中度升高，也视为高血压急症。

（1）高血压危象：在高血压病程中，由于外周血管阻力突然上升，血压明显升高，出现头痛、烦躁、眩晕、恶心、呕吐、心悸、气急及视物模糊等症状。伴靶器官病变者可出现心绞痛、肺水肿或高血压脑病。以收缩压显著升高为主，也可伴舒张压升高。发作一般历时短暂，控制血压后病情可迅速好转，但易复发。危象发作时交感神经功能亢进，血中儿茶酚胺浓度升高。

（2）高血压脑病：是指在高血压病程中发生急性脑血液循环障碍，引起脑水肿和颅内压增高而产生的临床征象。发生机制可能为过高的血压突破了脑血管的自身调节机制，脑灌注过多，液体渗入脑血管周围组织，引起脑水肿。临床表现有严重头痛、呕吐，甚至神志改变，较轻者仅有烦躁、意识模糊，严重者可发生抽搐、昏迷。

2.高血压相关靶器官损害

未经治疗的高血压增加血管损害的危险，可累及小动脉（阻力血管）、中等动脉及大动脉（传输血管）。这些损害导致心、肾、脑血管疾病。在中国，脑血管意外仍是高血压最常见的表现，恶性及急进性高血压也常观察到。常见的高血压并发症包括左心室肥大、冠状动脉疾病、充血性心力衰竭、脑血管病（包括脑出血、脑血栓形成、腔隙性脑梗死、短暂性脑缺血发作）、视网膜病变、颈动脉粥样硬化、肾功能不全及主动脉和外周动脉疾病等。

3.主动脉夹层

主动脉夹层是血液渗入主动脉壁中层形成的夹层血肿，并沿着主动脉壁延伸剥离的严重心血管急症，也是猝死的病因之一。高血压是导致本病的重要因素。突发剧烈的胸痛易误诊为急性心肌梗死。疼痛发作时心动过速，血压升高。可迅速出现夹层破裂（如破入心包引起急性心脏压塞）或压迫主动脉大分支的各种不同表现。

(五)老年高血压

由于老年人口的增多,高血压的患病率随年龄而增长,60 岁以上的老年人中 40%~45%有高血压。流行病学提示,老年高血压患者的糖尿病、主动脉钙化、心肌梗死、脑卒中、间歇性跛行的发病率,心血管病病死率及老年人总病死率高于同龄血压正常人。美国高血压检测和随访结果表明,60~69 岁老年收缩期高血压患者,收缩压每增加 0.1 kPa(1 mmHg),每年病死率增加 1%。这说明,老年人的抗高血压治疗的绝对利益特别高。由 Dahlof 等开展的 STOP-高血压研究表明,年龄较大的患者(年龄≥80 岁)接受治疗也有显著益处。然而对老年患者的药物应用应当谨慎,小剂量的药物治疗通常能控制老年患者的高血压。

老年高血压的临床特点:①单纯收缩期高血压,动脉粥样硬化是其主要原因;②血压波动大,易发生体位性低血压,由于老年人存在不同程度的器官退行性变,体内各种血压调节机制敏感性降低,这些障碍影响对血压波动的缓冲能力,导致老年人血压波动大,尤其是收缩压;③并发症多且严重;④假性高血压是由于老年人肱动脉僵硬,以致不能被血压计袖带所压迫而得出了错误的高读数。因此,当患者外周动脉僵硬,血压很高,而又无明显的靶器官损伤时,应考虑假性高血压的可能性。这类患者不易耐受降压治疗,服用降压药物会出现严重症状或并发症。

六、高血压诊断

全面而正确的高血压诊断非常重要,因为临床状况的严重程度取决于患者心血管危险状况和靶器官损害情况,特别是后者。

(一)血压测量

高血压诊断主要根据门诊测量的血压值,必须以未服用降压药物情况下≥2 次非同日多次血压测定所得的平均值为依据。采用经核准的水银柱或电子血压计,测量静息坐位时上臂肱动脉部位血压。必要时还应测量平卧位和站立位血压。

(二)病史采集

应注意危险因素、继发性高血压征象及器官损害的症状等病史资料的收集。

(三)体格检查

应重视发现器官损害的可能体征及支持继发性高血压的体征。

(四)实验室检查

实验室检查包括尿分析,血肌酐、血钾、血糖、血胆固醇检测和心电图检查。

(五)高血压诊断的分期、分级和危险分层

基础收缩压每升高 1.3 kPa(10 mmHg),舒张压每升高 0.7 kPa(5 mmHg),脑卒中发病风险分别增高 49%及 46%。我国冠心病危险因素的前瞻性研究显示,收缩压 16.0～18.5 kPa(120～139 mmHg)者冠心病发病的相对危险比<16.0 kPa(120 mmHg)者增高 40%,收缩压 18.7～21.2 kPa(140～159 mmHg)者增高 1.3 倍。高血压的治疗决策不仅根据其血压水平,还要根据下列诸方面:①其他危险因素的存在情况;②并存的临床情况如糖尿病,心、脑、肾、血管疾病;③靶器官损害;④患者的个人医疗情况等。为便于危险性分层,WHO/ISH 指南委员会根据“弗明汉心脏研究”观察对象(年龄 45～80 岁,平均 60 岁)的 10 年因心血管病死亡、非致死性脑卒中和非致死性心肌梗死的患者资料,计算出年龄、性别、吸烟、糖尿病、胆固醇、早发性心血管病、靶器官损伤及心血管病和肾脏病史中某几项合并存在对日后心血管事件绝对危险的影响(列于表 2-2)。因此,确立高血压后,应根据影响预后的因素对高血压患者进行危险性分层,将其量化为低危、中危、高危和极高危 4 组。

表 2-2　影响高血压预后的因素

心血管疾病的危险因素	靶器官损害	并存的临床情况
Ⅰ.用于危险性分层的危险因素 • 收缩压和舒张压的水平(1～3 级) • 男性>55 岁 • 女性>65 岁 • 吸烟 • 总胆固醇>5.72 mmol/L(220 mg/dL) • 糖尿病 • 早发性心血管病家族史(发病年龄男<55 岁,女<65 岁) Ⅱ.加重预后的其他危险因素 • 高密度脂蛋白胆固醇降低 • 低密度脂蛋白胆固醇升高 • 糖尿病伴微清蛋白尿 • 葡萄糖耐量减低 • 肥胖	• 左心室肥厚(心电图、超声心动图或X线) • 蛋白尿和/或血浆肌酐浓度轻度升高[106～177 pmol/L(1.2～2.0 mg/dL)] • 超声或 X 线证实有动脉粥样斑块(颈、髂、股或主动脉) • 视网膜普遍或灶性动脉狭窄	Ⅰ.脑血管疾病 • 缺血性卒中 • 脑出血 • 短暂性脑缺血发作 Ⅱ.心脏疾病 • 心肌梗死 • 心绞痛 • 冠状动脉血运重建 • 充血性心力衰竭 Ⅲ.肾脏疾病 • 糖尿病肾病 • 肾衰竭[血肌酐浓度>177 μmol/L(2 mg/dL)] Ⅳ.血管疾病 • 夹层动脉瘤 • 症状性动脉疾病

注:从以上可看出,靶器官损害相当于以前 WHO 制定的 2 期高血压,与高血压有关的临床疾病相当于以前 WHO 的 3 期高血压。

表 2-3 按危险因素、靶器官损伤及并存临床情况的合并作用将危险量化为低危、中危、高危、极高危 4 档。每一档既反映疾病的绝对危险,各档内又反映患者的危险因素的数量、严重性及程度。

表 2-3　按危险分层,量化地估计高血压预后

其他危险因素和病史	1 级收缩压 140～159 mmHg 或舒张压 90～99 mmHg	2 级收缩压 160～179 mmHg 或舒张压 100～109 mmHg	3 级收缩压≥180 mmHg 或舒张压≥110 mmHg
Ⅰ.无其他危险因素	低危	中危	高危
Ⅱ.1～2 个危险因素	中危	中危	极高危
Ⅲ.≥3 个危险因素或靶器官损害或糖尿病	高危	高危	极高危
Ⅳ.并存临床情况	极高危	极高危	极高危

注:1 mmHg=0.133 kPa。

(1)低危组:男性年龄<55 岁、女性年龄<65 岁,高血压 1 级、无其他危险因素者,属低危组。典型情况下,随后 10 年随访中发生主要心血管事件的危险<15%。临界高血压患者的危险尤低。

(2)中危组:高血压 2 级或 1～2 级同时有 1～2 个危险因素,应否给予药物治疗,开始药物治疗前应经多长时间的观察,医师需予十分缜密的判断。典型情况下,该组患者随后 10 年内发生主要心血管事件的危险为 15%～20%,若患者属高血压 1 级,兼有一种危险因素,10 年内发生心血管事件的危险约 15%。

(3)高危组:高血压危险因素、兼患糖尿病或靶器官损伤或高血压 3 级而无其他危险因素者,属高危组。典型情况下,随后 10 年随访中发生主要心血管事件的危险为 20%～30%。

(4)极高危组:高血压 3 级同时有 1 种以上危险因素或靶器官损害,或高血压 1～3 级并有临床相关疾病者,典型情况下,随后 10 年随访中发生主要心血管事件的危险最高(≥30%),应迅速开始最积极的治疗。

患者收缩压与舒张压属于不同级别时,应按两者中较高的级别分类。高血压分类中将“期”改为“级”,认为术语“期”有疾病随时间进展的含义,这一点不完全适宜判断高血压程度,应以“级”为佳。原来应用的“临界高血压”概念不肯定,现改为 1 级高血压亚组,明确为高血压。因此,完整的高血压诊断应包括高血压水平分级和危险性分层。

七、治疗

(一)降压药物治疗原则

药物治疗降低血压可有效地降低心血管并发症的发病率和病死率,防止脑卒中、冠心病、心力衰竭和肾病的发生和发展。应采取以下原则。

(1)采用最小的有效剂量以获得可能的疗效而使不良反应减至最小。如有效,可以根据年龄和反应逐步递增剂量以获得最佳的疗效。

(2)为了有效地防止靶器官损害,要求24小时内降压至稳定血压,并能防止从夜间较低血压到清晨血压突然升高而导致猝死、脑卒中和心脏病发作。要达到此目的,最好应用1次给药而有持续24小时降压作用的药物。其标志之一是降压谷峰比值＞50%,即给药后24小时仍保持50%以上的最大降压效应,这还可增加治疗的依从性。

(3)提高降压效果而不增加不良反应,用低剂量单药治疗疗效不够时可采用2种或2种以上药物联合治疗。

(4)判断某一种或几种降压药物是否有效及是否需要更改治疗方案时,应充分考虑该药达到最大疗效所需的时间。在药物发挥最大效果前,过于频繁的改变治疗方案是不合理的。

(5)高血压是一种终身性疾病,一旦确诊后应坚持终身治疗。应用降压药治疗时尤为如此。

(二)治疗策略

全面评估患者的总危险性后,判断患者属低危、中危、高危或极高危。①高危及极高危患者:无论经济条件如何,必须立即开始对高血压及并存的危险因素和临床情况进行药物治疗;②中危患者:先观察患者的血压及其他危险因素数周,进一步了解情况,然后决定是否开始药物治疗;③低危患者:观察患者相当一段时间,然后决定是否开始药物治疗。监测患者的血压和各种危险因素。所有患者,包括给予药物治疗的患者均应改变生活方式。

(三)高血压的控制与治疗

1.改善生活方式

改善生活方式是抗高血压的重要措施,同时应加强对健康保健价值的认识,作为医师,要担负随访和部分的教育责任。

(1)降低血压的生活方式措施:能明显降低血压的干预包括减轻体重、减少酒精摄入、加强体育活动和减少钠盐摄入。作用有限或未能证明效应的干预措施包括微量元素改变,饮食补充钾、鱼油、钙、镁和纤维素。如在人群中平均体重下降 5 kg,高血压患者体重减少 10%,则可使胰岛素抵抗、糖尿病、高脂血症和左心室肥厚改善。超重>10%的高血压患者,减轻体重能降低其中大多数人的血压,同时对相关的危险因素也有有益的效应。饮酒和血压水平及高血压患病率之间呈线性关系,提倡高血压患者戒酒。建议男性每天饮酒的酒精量应少于 20 g,女性则应少于 10 g。规律的锻炼对高血压的预防和治疗可能是有益的。运动降低收缩压和舒张压 0.7～1.3 kPa(5～10 mmHg)。每个参加运动特别是中老年人和高血压患者在运动前最好了解一下自己的身体状况,以决定自己的运动种类、强度、频度和持续时间,可选择步行、慢跑、打太极拳、打门球、练气功、跳迪斯科等。动态的等张运动如步行较静态的等长运动如举重更为有效。运动强度须因人而异,常用运动强度指标可用运动时最大心率达到 180 次/分(或170 次/分)减去平时心率,如要求精确则采用最大心率的 60%～85%作为运动适宜心率,需在医师指导下进行。运动频度一般要求每周 3～5 次,每次持续 20～60 分钟即可,可根据运动者身体状况和所选择的运动种类及气候条件等确定。减少钠盐摄入,我国膳食中约 80%的钠来自烹调或含盐高的腌制品,WHO 建议每人每天摄入量不超过 6 g。注意补充钾和钙:MRFIT 资料表明钾与血压呈明显负相关,这一相关在 INTERSALT 研究中被证实。中国膳食低钾、低钙,应增加含钾多、含钙高的食物,如绿叶菜、鲜奶、豆类制品等。

(2)治疗相关危险因素的生活方式。①戒烟:吸烟是一个主要的心血管病危险因素。吸烟的高血压患者脑卒中和冠心病的发病率是不吸烟者的 2～3 倍。虽然尼古丁只使血压一过性地升高,但它降低服药的顺应性并增加降压药物的剂量。控制吸烟是心血管疾病一级预防的一个不可分割的部分。②减少脂肪摄入:高血胆固醇、高低密度脂蛋白和低高密低脂蛋白可增加高血压动脉粥样硬化并发症的危险。高三酰甘油血症是一个更值得探讨的心血管病危险因素,常与胰岛素依赖或非胰岛素依赖型糖尿病及胰岛素抵抗有关。改善动物性食物结构,减少含脂肪高的猪肉,增加含蛋白质较高而脂肪较少的禽类及鱼类。蛋白质占总热量 15%左右,动物蛋白占总蛋白质 20%。③控制糖尿病:糖尿病需要综合的保健计划,包括具体的营养指导和恰当地应用胰岛素及口服降糖药物。改善生活方式(规律锻炼,适度地减轻体重及低脂肪、低糖、高纤维素饮食)能改善胰岛素敏感性及有助于降低胰岛素抵抗对血压增高的作用。④减轻精神压力,保持心理平衡:长期精神压力和心情抑郁是引起高血压和其他一些慢性病重要原因之一，对于高血压患者，这种精神状态常使他们较少采用健康的生活方式，如酗酒、吸烟等，并降低抗高血压治疗的顺应性。

2.抗高血压药物治疗

治疗目标应该是可耐受地最大限度降低血压。收缩压和舒张压在正常范围时，血压越低，发生脑卒中和冠脉事件的危险就越小。近年来，明确提出高血压治疗的主要目标是最大限度地减少心血管发病和死亡的危险。由于心血管事件的危险与血压之间呈连续性相关，因此，控制血压的目标应是和血压诊断标准一致，即将血压降到正常甚至降到理想水平。临床试验结果建议，对已有肾炎表现的患者当尿清蛋白为 0.25～1.00 g/d 时，理想血压为＜17.3/10.7 kPa(130/80 mmHg)；尿清蛋白＞1 g/d 时，理想血压为＜16.7/11.3 kPa(125/75 mmHg)，这样才能延缓和逆转肾实质损害，明显降低心血管病的危险性。老年患者收缩压降至＜18.7 kPa(140 mmHg)，舒张压＜12.0 kPa(90 mmHg)比较理想。而对于纯收缩期高血压患者，应使收缩压至少降到 18.7 kPa(140 mmHg)，舒张压＜12.0 kPa(90 mmHg)但不低于 8.7～9.3 kPa(65～70 mmHg)，舒张压降得过低可能抵消收缩压下降得到的益处。

当前用于降压的药物主要为以下 6 类，即利尿剂、β 受体阻滞剂、血管紧张素转换酶抑制剂(ACEI)、血管紧张素Ⅱ受体阻滞剂(ARB)、钙通道阻滞剂(CCB)和 α 受体阻滞剂(已较少应用)，见表 2-4。

表 2-4　口服降压药物种类及用法和不良反应列表

药物分类	每天剂量分服次数	主要不良反应
利尿剂		血钠下降，尿酸升高
氢氯噻嗪	12.5～25.0 mg，每天 1 次	血钾下降，血钙升高，血胆固醇、血糖升高
吲达帕胺	1.25～2.50 mg，每天 1 次	血钾下降
布美他尼	0.5～4.0 mg，每天 2 次或 3 次	血钾下降
呋塞米	40～240 mg，每天 2 次或 3 次	血钾下降
螺内酯	20～100 mg，每天 1 次	血钾升高，男性乳房发育
交感神经阻滞剂		
利舍平	0.05～0.25 mg，每天 1 次	鼻充血，抑郁，心动过缓，消化性溃疡
中枢性阻滞剂		
可乐定	0.2～1.2 mg，每天 2 次或 3 次	低血压
α 受体阻滞剂		体位性低血压
哌唑嗪	2～30 mg，每天 2 次或 3 次	
特拉唑嗪	1～20 mg，每天 1 次	

续表

药物分类	每天剂量分服次数	主要不良反应
β受体阻滞剂		支气管痉挛,心功能抑制
普萘洛尔	30～90 mg,每天2次或3次	
美托洛尔	50～100 mg,每天1次	
阿替洛尔	12.5～50.0 mg,每天1次或2次	
倍他洛尔	5～20 mg,每天1次	
比索洛尔	2.5～10.0 mg,每天1次	
α、β受体阻滞剂		体位性低血压,支气管痉挛,心功能抑制
拉贝洛尔	200～600 mg,每天2次	
卡维地洛	12.5～25.0 mg,每天1次或2次	支气管痉挛,体位性低血压
血管扩张药		
肼屈嗪	50～200 mg,每天2次	狼疮综合征
钙通道阻滞剂		
二氢吡啶类		水肿,头痛,颜面潮红
硝苯地平缓释片、胶囊	10～20 mg,每天2次	
控释片、胶囊	30～120 mg,每天1次	
尼群地平	20～60 mg,每天2次或3次	
非洛地平缓释片	2.5～20.0 mg,每天1次	
拉西地平	4～6 mg,每天1次	
氨氯地平	2.5～10.0 mg,每天1次	
非二氢吡啶类		
地尔硫䓬缓释片、胶囊	90～360 mg,每天3次	心脏传导阻滞,心功能抑制
血管紧张素转换酶抑制剂		咳嗽,血钾高,血管性水肿
卡托普利	25～150 mg,每天2次或3次	
依那普利	5～40 mg,每天2次	
贝那普利	5～40 mg,每天1次或2次	
赖诺普利	5～40 mg,每天1次	
福辛普利	10～40 每天1次或2次	
血管紧张素Ⅱ受体阻滞剂		血管性水肿(罕见)、血钾高
氯沙坦	50～100 mg,每天1次	
缬沙坦	80～160 mg,每天1次	
依贝沙坦	150～130 mg,每天1次	

降压药的选择应根据治疗对象的个体状况参考以下各点做出决定：①治疗对象是否存在心血管病危险因素；②治疗对象是否已有靶器官损害、心血管疾病（尤其是冠心病）、肾病、糖尿病的表现；③治疗对象是否合并有受降压药影响的其他疾病；④与治疗合并疾病所使用的药物之间有无可能发生相互作用；⑤选用的药物是否已有降低心血管病发病率与病死率的证据及其力度；⑥所在地区降压药物品种供应与价格状况及治疗对象的支付能力。首先提高治疗率，然后在此基础上逐步提高控制率。因此，可先用一类药物，如达到疗效而不良反应少，可继续应用；如疗效不满意，则改用另一类药物，或按合并用药原则加用另一类药物；如出现不良反应而不能耐受，则改用另一类药物，如果几种降压药物中任何一类的某个药物对某一特定患者降压无效，那么就应从另一类中选择某一药物代替。如果单独使用某一种药物治疗，仅部分有效，最好是从另一类中选用某一药物作为第二种治疗用药，且小剂量联合使用，而不是增加原来用药的剂量。这样，使不同药物的主要疗效叠加，同时降低了限制血压下降的内环境代偿作用。通过鼓励小剂量、联合用药治疗就减少了药物的不良反应。

（1）利尿剂：主要用于轻中度高血压，尤其在老年高血压或并发心力衰竭时。痛风患者禁用，糖尿病和高脂血症患者慎用。小剂量可以避免低血钾、糖耐量降低和心律失常等不良反应。可选择使用氢氯噻嗪 12.5 mg，每天 1～2 次；吲达帕胺 1.25～2.50 mg，每天 1 次。呋塞米仅用于并发肾衰竭时。

（2）β 受体阻滞剂：主要用于轻中度高血压，尤其是在静息时心率较快（>80 次/分）的中青年患者或合并心绞痛时。心脏传导阻滞、哮喘、慢性阻塞性肺疾病与周围血管病患者禁用。1 型糖尿病患者慎用。可选择使用美托洛尔 25 mg，每天 1～2 次；阿替洛尔 25 mg，每天 1～2 次；比索洛尔 2.5～5.0 mg，每天 1 次；倍他洛尔 5～10 mg，每天 1 次。β 受体阻滞剂可用于心力衰竭，但用法与降压完全不同，应加注意。

（3）CCB：可用于各种程度高血压，尤其在老年人高血压或合并稳定性心绞痛时。心脏传导阻滞和心力衰竭患者禁用非二氢吡啶类 CCB。不稳定型心绞痛和急性心肌梗死时禁用速效二氢吡啶类 CCB。优先选择使用长效制剂，如非洛地平缓释片 5～10 mg，每天 1 次；硝苯地平控释片 30 mg，每天 1 次；氨氯地平 5～10 mg，每天 1 次；拉西地平 4～6 mg，每天 1 次；维拉帕米缓释片 120～240 mg，每天 1 次。一般情况下也可使用硝苯地平或尼群地平普通片 10 mg，每天 2～3 次。慎用硝苯地平速效胶囊。

（4）ACEI：主要用于高血压合并糖尿病或者并发心脏功能不全、肾脏损害有蛋白尿的患者。妊娠和肾动脉狭窄、肾衰竭（血肌酐＞265 μmol/L）患者禁用。可以选择使用以下制剂：卡托普利 12.5～25.0 mg，每天 2～3 次；依那普利 10～20 mg，每天 1～2 次；培哚普利 4～8 mg，每天 1 次；西拉普利 2.5～5.0 mg，每天 1 次；贝那普利 10～20 mg，每天 1 次；雷米普利 2.5～5.0 mg，每天 1 次；赖诺普利 20～40 mg，每天 1 次。

（5）ARB：如氯沙坦 50～100 mg，每天 1 次，缬沙坦 80～160 mg，每天 1 次。适用和禁用对象与 ACEI 同，目前主要用于 ACEI 治疗后发生干咳的患者。

降压药的联合应用：联合用药时每种药物的剂量不大，药物的治疗作用应有协同或至少相加的作用，其不良反应可以相互抵消或至少不重叠或相加。联合用药时药物种数不宜过多，过多则有复杂的药物相互作用。现今认为比较合理的配伍：①ACEI（或 ARB）与利尿剂；②CCB 与β受体阻滞剂；③ACEI 或 ARB 与 CCB；④利尿剂与β受体阻滞剂；⑤α受体阻滞剂与β受体阻滞剂。合理的配伍还应考虑到各药作用时间的一致性。合并用药可以采用各药的按需剂量配比，其优点是易根据临床调整品种和剂量，另一种是采用固定配比的复方，其优点是方便，有利于提高患者的依从性。

3.其他药物治疗

对高血压患者的其他危险因素和临床疾病进行治疗也同样重要，如糖尿病、高胆固醇血症、冠心病、脑血管病或肾脏疾病合并存在时，应对上述疾病选择适宜的生活方式和药物治疗。

（1）抗血小板治疗：阿司匹林或其他抗血小板药物的应用已被证明可减少冠心病和脑血管病患者的致死性和非致死性冠心病事件、脑卒中和心血管病死亡的危险。根据 HOT 研究，如果血压已得到严格的控制，或者是高危冠心病的高血压患者，无胃肠道和其他部位出血危险，可推荐较小剂量的阿司匹林治疗。

（2）降脂治疗：高血压伴脂质代谢紊乱，使冠心病和缺血性脑卒中的危险增加。对伴脂质代谢紊乱者，应积极进行降脂治疗。

4.降压治疗的效果评估

抗高血压治疗对心血管病危险的绝对效益：据国外临床试验结果，收缩压每降低 1.3～1.9 kPa（10～14 mmHg）和舒张压每降低 0.7～0.8 kPa（5～6 mmHg），脑卒中减少 40％，冠心病减少 17％，人群总的主要心血管事件减少 33％。据我国 4 项临床试验的综合分析，收缩压每降低 1.2 kPa（9 mmHg）和舒张压每降低 0.5 kPa（4 mmHg），脑卒中减少 36％，冠心病减少 3％，人群总的主要心血管事件减少 34％。患者的危险分层高低不同，治疗的绝对益处亦大小不一。极高危组患者获益最大，每治疗 1 000 例患者一年至少防止 17 例事件发生。低危组患者获益最少，每治疗 1 000 例患者一年仅防止 5 例以下事件发生。治疗对脑卒中及冠心病的绝对效益因心力衰竭及肾脏疾病的绝对效益较小而显得更为突出。

(四)治疗随诊

1.随诊目的及内容

开始治疗后的一段时间，为了评估治疗反应，使血压稳定地维持于目标水平须加强随诊，随诊相隔时间须较短。密切监测血压及其他危险因素和临床情况的改变并观察疗效，向患者进行宣教，让患者了解自己的病情及控制血压的重要性和终身治疗的必要性。应强调按时服药，让患者了解可能出现的不良反应，解释改变生活方式的重要性，长期坚持。

若患者血压升高仅属正常高值或 1 级，危险分层属低危，仅服一种药物治疗，可每6 个月随诊1 次；较复杂病例随诊间隔应较短，经治疗后血压降低达标，其他危险因素得到控制，可减少随诊次数。若治疗6 个月后血压仍未达标，可将患者转至高血压专科门诊。

减药：高血压患者一般须终身治疗，若自行停药，其血压（或迟或早）终将回复到治疗前水平。但血压若已长期控制，可小心、逐步地减少服药剂量。在逐步减药时，应仔细地监测血压。

2.剂量的调整

重症或急症高血压，不宜降压太快，开始可给小剂量药物，1 个月后如疗效不够而不良反应少或可耐受，可增加剂量；如出现不良反应不能耐受，则改用另一类药物。随访期间测定血压应在每天的同一时间，对重症高血压，须及早控制血压，可较早递增剂量和联合用药。随访时还要做必要的化验检查，以了解靶器官状况和有无不良反应。对于非重症或急症高血压，血压长期稳定达 1 年以上，可考虑减小剂量，以减小药物的不良反应，但以不影响疗效为前提。

(五)高血压的社区防治

国内外经验表明，控制高血压最有效的方法是社区防治。社区防治应采用“高危人群策略”（只对高血压患者进行检出、治疗减少并发症）和“全人群策略”（对全体人群进行预防，减少发病）相结合的方法。社区高血压防治计划的根本目的是在社区人群中实施以健康教育和健康促进为主导，以高血压防治为重点的干预措施，提高整体的健康水平和生活质量。其主要目标是在一般人群中预防高血压的发生；在高危人群中降低血压水平，提高高血压患者的管理率、服药率和控制率，最后减少并发症的发生。社区控制计划成功的 3 个关键因素是公众教育、专业人员教育和高血压患者教育。

第二节 扩张型心肌病

扩张型心肌病(DCM)是以一侧或双侧心腔扩大，收缩性心力衰竭为主要特征的一组疾病。病因不明者称为原发性扩张型心肌病，由于主要表现为充血性心力衰竭，以往又被称为充血性心肌病，该病常伴心律失常，5 年存活率低于 50%，发病率为 5/10 万～10/10 万，近年来有增高的趋势，男多于女，男女发病比例为 2.5∶1。

一、病因

(一)遗传因素

遗传因素包括单基因遗传和基因多态性。前者包括显性遗传和隐性遗传 2 种，根据基因所在的染色体进一步分为常染色体遗传和性染色体遗传。致病基因已经清楚者归为家族性心肌病，未清楚而又有希望的基因是编码 dystrophin 和 cardiotrophin-1 的基因。基因多态性目前以 ACE 的 DD 型研究较多，但与原发性扩张型心肌病的关系尚有待进一步证实。

(二)病毒感染

主要是柯萨奇病毒，此外尚有巨细胞病毒、腺病毒(小儿多见)和埃可病毒等。以柯萨奇病毒研究较多。病毒除直接引起心肌细胞损伤外，尚可通过免疫反应，包括细胞因子和抗体损伤心肌细胞。

(三)免疫障碍

免疫障碍分两大部分：一是引起机体抵抗力下降，机体易于感染，尤其是嗜心肌病毒如柯萨奇病毒感染；二是以心肌为攻击靶位的自身免疫损伤，目前已知的有抗 β 受体抗体、抗 M 受体抗体、抗线粒体抗体、抗心肌细胞膜抗体、抗 ADP/ATP 载体蛋白抗体等。有些抗体具强烈干扰心肌细胞功能作用，如抗β受体抗体的儿茶酚胺样作用较去甲肾上腺素强 100 倍以上，抗 ADP/ATP 抗体严重干扰心肌能量代谢等。

(四)其他

某些营养物质、毒物的作用或叠加作用应注意。

二、病理及病理生理

(一)大体解剖

心腔大、室壁相对较薄、有附壁血栓,瓣膜及冠状动脉正常,随着病情发展,心腔逐渐变为球形。

(二)组织病理

心肌细胞肥大、变长、变性坏死、间质纤维化。组化染色(抗淋巴细胞抗体)淋巴细胞计数增多,约46%符合Dallas心肌炎诊断标准。

(三)细胞病理(超微结构)

(1)收缩单位变少,排列紊乱。

(2)线粒体增多、变性,细胞化学染色显示线粒体嵴排列紊乱、脱失及融合;线粒体分布异常,膜下及核周分布增多,而肌纤维间分布减少。

(3)脂褐素增多。

(4)严重者心肌细胞空泡、变性,脂滴增加。

在上述病理改变的基础上,原发性扩张型心肌病的病理生理特点可用一句话概括:收缩功能障碍为主,继发舒张功能障碍。扩张型心肌病的可能发生机制如图2-1所示。

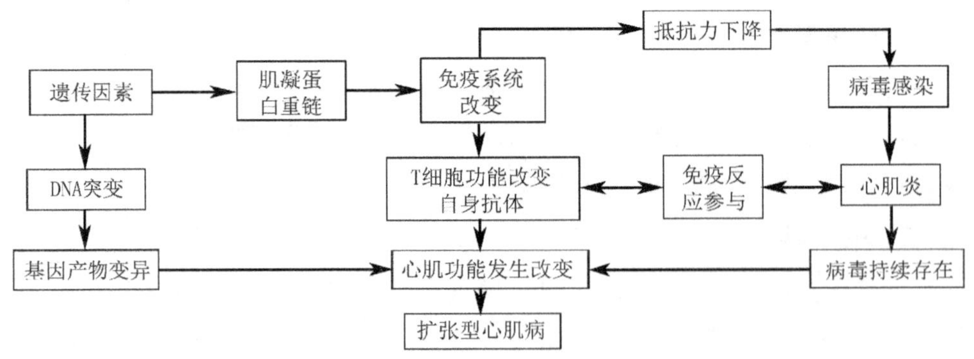

图2-1 扩张型心肌病的发病机制

三、临床表现

(1)充血性心力衰竭的临床表现。

(2)心律失常:快速、缓慢心律失常及各种传导阻滞,以室内传导阻滞较有特点。

(3)栓塞:以肺栓塞多见。绝大部分是细小动脉多次反复栓塞,表现为少量咯血或痰中带血,肺动脉高压等。周围动脉栓塞在国内较少见,可表现为脑、脾、肾、肠系膜动脉及肢体动脉栓塞。有栓塞者预后一般较差。

四、辅助检查

(一)超声心动图检查

房室腔内径扩大,瓣膜正常,室壁搏动减弱、呈大腔小口样改变是其特点。早期仅左心室和左心房大,晚期全心大。可伴二、三尖瓣功能性反流,很少见附壁血栓。

(二)心电图检查

QRS 可表现为电压正常、增高(心室大)和减低。有室内阻滞者 QRS 增宽。可见病理性 Q 波,多见于侧壁和高侧壁。左心室极度扩大者,胸前导联 R 波呈马鞍形改变,即 V_3、V_4 呈 rS,$V_{1R} > V_{2R}$,$V_{5R} > V_{4R} > V_{3R}$。可见继发 ST-T 改变。有各种心律失常,常见的有室性期前收缩、室性心动过速、房室传导阻滞、室内传导阻滞、心房颤动、心房扑动等。

(三)X 线检查

普大心影,早期肺淤血明显,晚期由于肺动脉高压和/或右心衰竭,肺野透亮度可增加,肺淤血不明显,左、右心室同时衰竭者肺淤血也可不明显。伴有心力衰竭者常有胸腔积液,以右侧或双侧多见,单左侧胸腔积液十分少见。

(四)SPECT 检查

核素心血池显像示左心室舒张末期容积(EDV)扩大,严重者可达 800 mL,射血分数(EF)下降<40%,严重者仅 3%~5%,心肌显像左心室大或左、右心室均大,左心室壁显影稀疏不均,呈花斑样。

(五)心肌损伤标志

CK-MB、cTnT、cTnI 可增高。心肌损伤标志阳性者往往提示近期疾病活动、心力衰竭加重,也提示有病毒及免疫因素参加心肌损伤。

(六)其他检查

包括肝功能、肾功能、血常规、电解质、红细胞沉降率异常等。

五、诊断及鉴别诊断

原发性扩张型心肌病目前尚无公认的诊断标准。可采用下列顺序：①心脏大、心率快、奔马律等心力衰竭表现；②EF＜40％；③超声心动图表现为大腔小口样改变，左心室舒张末内径指数≥27 mm/m^2，瓣膜正常；④SPECT 示 EDV 增大，心肌显像呈花斑样改变；⑤以上表现用其他原因不能解释，即除外继发性心脏损伤。在临床上遇到难以解释的充血性心力衰竭首先应想到本病，通过病史询问、查体及上述检查符合①～④，且仍未找到可解释的原因即可诊断本病。

鉴别诊断：①应与所有引起心脏普大的原因鉴别；②心电图有病理性 Q 波者应与陈旧性心梗鉴别。

六、治疗

与心力衰竭治疗基本相同，但需要注意 β 受体阻滞剂及保护心肌药物（如辅酶 Q_{10}、B 族维生素）的使用问题。

第三节　肥厚型心肌病

肥厚型心肌病是指心室壁明显肥厚而又不能用血流动力学负荷解释，或无引起心室肥厚原因的一组疾病。肥厚可发生在心室壁的任何部位，可以是对称性，也可以是非对称性，室间隔、左心室游离壁及心尖部较多见，右心室壁罕见。根据有无左心室内梗阻，可分为梗阻性和非梗阻性。根据梗阻部位又可分为左心室中部梗阻和左心室流出道梗阻，后者又称为特发性肥厚型主动脉瓣下狭窄，以室间隔明显肥厚，左心室流出道梗阻为其特点，此种类型约占肥厚型心肌病的 1/4。

一、病因

本病 30％～40％有明确家族史，余为散发。梗阻性肥厚型心肌病有家族史者更多见，可高达 60％左右。目前认为本病为常染色体显性遗传疾病，收缩蛋白基因突变是主要的致病因素。儿茶酚胺代谢异常、高血压和高强度体力活动可能是本病的促进因素。

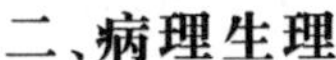

二、病理生理

收缩功能正常乃至增强、舒张功能障碍为其共同特点。梗阻性肥厚型心肌病在心室和主动脉之间可出现压力阶差，在心室容量和外周阻力减小、心脏收缩加强时压力阶差增大。

三、临床表现

与发病年龄有关，发病年龄越早，临床表现越严重。部分可无任何临床表现，仅在体检或尸检时才发现。心悸、劳力性呼吸困难、心绞痛、劳力性晕厥、猝死是常见的临床表现。目前认为，晕厥及猝死的主要原因是室性心律失常，剧烈活动是其常见诱因。心脏查体可见心界轻度扩大，有病理性第四心音。晚期由于心房扩大，可发生心房颤动。也有少数演变为扩张型心肌病者，出现相应的体征。梗阻性肥厚型心肌病可在胸骨左缘第 3～4 肋间和心尖区听到粗糙混合性杂音，该杂音既具喷射性杂音的性质，亦有反流性杂音的特点。目前认为，该杂音是不对称肥厚的室间隔造成左心室流出道梗阻，血液高速流过狭窄的左心室流出道，由于 Venturi 效应（流体的流速越快，压力越低）将二尖瓣前叶吸引至室间隔，加重梗阻，同时造成二尖瓣关闭不全所造成的。该杂音受心肌收缩力、左心室容量和外周阻力影响明显。凡能增加心肌收缩力、减少左心室容量和外周阻力的因素均可使杂音加强，反之则减弱。如含服硝酸甘油片或体力活动使左心室容量减少或增加心肌收缩力，均可使杂音增强；使用 β 受体阻滞剂或下蹲位，使心肌收缩力减弱或左心室容量增加，则均可使杂音减弱。

四、辅助检查

（一）心电图检查

最常见的表现为左心室肥大和继发性 ST-T 改变，病理性 Q 波亦较常见，多出现在Ⅱ、Ⅲ、aVF、aVL、V_5、V_6 导联，偶有 V_{1R}增高。上述改变可出现在超声心动图发现室壁肥厚之前，其机制不清。以 V_3、V_4 为中心的巨大倒置 T 波是心尖肥厚型心肌病的常见心电图表现。此外，尚有室内传导阻滞、心房颤动及期前收缩等表现。

（二）超声心动图检查

对本病具诊断意义，且可以确定肥厚的部位。梗阻性肥厚型心肌病室间隔厚度与左心室后壁之比≥1.3（图 2-2A、B、D）；室间隔肥厚部分向左心室流出道突出，二尖瓣前叶在收缩期前向运动（SAM，图 2-2C）。主动脉瓣在收缩期呈半开放状态。二尖瓣多普勒超声血流图示 A 峰>E 峰，提示舒张功能低下。

（三）心导管检查和心血管造影

左心室舒张末压升高，左心室腔与左心室流出道压力阶差>2.7 kPa(20 mmHg)者则可诊断梗阻存在。Brockenbrough 现象为梗阻性肥厚型心肌病的特异性表现。该现象是指具完全代偿期间的室性期前收缩后心搏增强、心室内压增高而主动脉内压降低的反常现象。这是由心搏增强加重左心室流出道梗阻造成。心室造影显示左心室腔变形，呈香蕉状（室间隔肥厚）、舌状或黑桃状（心尖肥厚）。冠状动脉造影多为正常，供血肥厚区域的冠状动脉分支常较粗大。

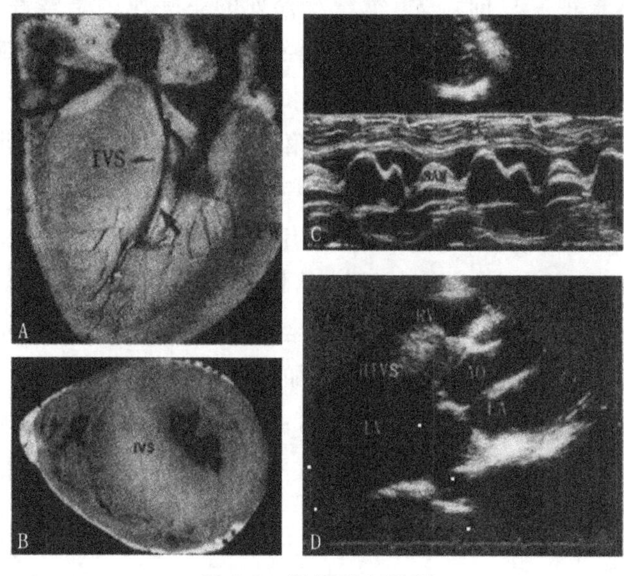

图 2-2　肥厚型心肌病

A.心脏纵切面观，室间隔厚度与之比>1.3；B.梗阻性肥厚型心肌病横断面；C.梗阻性肥厚型心肌病 M 超声心动图 SAM 征；D.左心室游离壁梗阻性肥厚型心肌病 B 型超声心动图 HIVS 征象，HIVS 为室间隔肥厚，RV 为右心室，LV 为左心室，IVS 为室间隔，AO 为主动脉，LVPW 为左心室后壁，SAM 为收缩期前向运动

（四）同位素心肌显像

可显示肥厚的心室壁及室壁显影稀疏，提示心肌代谢异常。此与心脏淀粉样变性的心室壁肥厚而显影密度增高相鉴别。

（五）心肌 MRI

可显示心室壁肥厚和心腔变形。

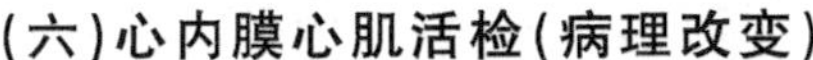

(六)心内膜心肌活检(病理改变)

心肌细胞肥大、畸形、排列紊乱。

五、诊断及鉴别诊断

临床症状、体征及心电图可提供重要的诊断线索。诊断主要依靠超声心动图、同位素心肌显像、心脏 MRI 等影像学检查,心导管检查对梗阻性肥厚型心肌病亦具诊断意义,而心脏 X 线对肥厚型心肌病诊断帮助不大。心绞痛及心电图 ST-T 改变需与冠心病鉴别。心室壁肥厚需与负荷过重引起的心室壁肥厚及心脏淀粉样变性的心室壁肥厚鉴别。冠心病缺乏肥厚型心肌病心室壁肥厚的影像特征,通过冠状动脉造影可显示冠状动脉狭窄。后负荷过重引起的心室壁肥厚可查出引起后负荷过重的疾病,如高血压、主动脉狭窄、主动脉缩窄等;心脏淀粉样变性心室壁肥厚时,心电图表现为低电压,可资鉴别。

六、治疗及预后

基本治疗原则为改善舒张功能,防止心律失常的发生。可用β受体阻滞剂及主要作用于心脏的钙通道阻滞剂。对重症梗阻性肥厚型心肌病[左心室腔与左心室流出道压力阶差≥8.0 kPa(60 mmHg)]患者可安装 DDD 型起搏器,室间隔化学消融及手术切除肥厚的室间隔心肌等方法治疗。本病的预后因人而异。一般而言,发病年龄越早,预后越差。成人多死于猝死,小儿多死于心力衰竭,其次是猝死。家族史阳性者猝死率较高。应指导患者避免剧烈运动、持重及屏气,以减少猝死发生。

第四节　感染性心内膜炎

感染性心内膜炎(IE)为心脏内膜表面微生物感染导致的炎症反应。感染性心内膜炎最常累及的部位是心脏瓣膜,包括自体瓣膜和人工瓣膜,也可累及心房或心室的内膜面。近年来随着诊断及治疗技术的进步,感染性心内膜炎的致死率和致残率显著下降,但诊断或治疗不及时的患者,病死率仍然较高。

一、流行病学

由于疾病自身的特点及诊断的特殊性,很难对感染性心内膜炎进行注册或前瞻性研究，没有准确的患病率数字。每年的发病率为(1.9～6.2)/10 万。近年来，随着人口老龄化、抗生素滥用、先天性心脏病存活年龄延长及使用心导管和外科手术患者的增多，感染性心内膜炎的发病率呈增加的趋势。

二、病因与诱因

(一)患者因素

1.瓣膜性心脏病

瓣膜性心脏病是感染性心内膜炎最常见的基础病。近年来，随着风湿性心脏病发病率的下降，风湿性心脏瓣膜病在感染性心内膜炎基础病中所占的比例已明显下降，占 6%～23%。与此对应，随着人口老龄化，退行性心脏瓣膜病所占的比例日益升高，尤其是主动脉瓣和二尖瓣关闭不全。

2.先天性心脏病

由于介入封堵和外科手术技术的进步及成人先天性心脏病患者越来越多，在此基础上发生的感染性心内膜炎也较前增加，室间隔缺损、法洛四联症和主动脉缩窄是最常见的原因。主动脉瓣二叶钙化也是诱发感染性心内膜炎的重要危险因素。

3.人工瓣膜

人工瓣膜置换者发生感染性心内膜炎的危险是自体瓣膜的 5～10 倍，术后 6 个月内危险性最高，之后维持在较低的水平。

4.既往感染性心内膜炎病史

既往感染性心内膜炎病史是再次感染的明确危险因素。

5.近期接受可能引起菌血症的诊疗操作

各种经口腔(如拔牙)、气管、食管、胆管、尿路或阴道的诊疗操作及血液透析等，均是感染性心内膜炎的诱发因素。

6.体内存在促非细菌性血栓性赘生物形成的因素

如白血病、肝硬化、癌症、炎性肠病和系统性红斑狼疮等可导致血液高凝状态的疾病，也可增加发生感染性心内膜炎的危险。

7.自身免疫缺陷

自身免疫缺陷包括体液免疫缺陷和细胞免疫缺陷，如 HIV 感染。

8.静脉药物滥用

静脉药物滥用者发生感染性心内膜炎的危险可升高 12 倍。赘生物常位于血流从高压腔经病变瓣口或先天缺损至低压腔产生高速射流和湍流的下游，如二尖瓣关闭不全的瓣叶心房面、主动脉瓣关闭不全的瓣叶心室面和室间隔缺损的间隔右心室侧，可能与这些部位的压力下降及内膜灌注减少，有利于微生物沉积和生长有关。高速射流冲击心脏或大血管内膜可致局部损伤，如二尖瓣反流面对的左心房壁、主动脉瓣反流面对的二尖瓣前叶腱索和乳头肌及动脉导管未闭射流面对的肺动脉壁，也容易发生感染性心内膜炎。在压差较小的部位，如房间隔缺损、大室间隔缺损、血流缓慢（如心房颤动或心力衰竭）及瓣膜狭窄的患者，则较少发生感染性心内膜炎。

(二)病原微生物

近年来，导致感染性心内膜炎的病原微生物谱也发生了很大变化。金黄色葡萄球菌感染明显增多，同时也是静脉药物滥用患者的主要致病菌；而草绿色链球菌感染明显减少。凝固酶阴性的葡萄球菌以往是自体瓣膜心内膜炎的次要致病菌，现在是人工瓣膜心内膜炎和院内感染性心内膜炎的重要致病菌。此外，铜绿假单胞菌、革兰阴性杆菌及真菌等以往较少见的病原微生物，也日渐增多。

三、病理

感染性心内膜炎特征性的病理表现是在病变处形成赘生物，由血小板、纤维蛋白、病原微生物、炎性细胞和少量坏死组织构成，病原微生物常包裹在赘生物内部。

(一)心脏局部表现

1.赘生物本身的影响

大的赘生物可造成瓣口机械性狭窄，赘生物还可导致瓣膜或瓣周结构破坏，如瓣叶破损、穿孔或腱索断裂，引起瓣膜关闭不全，急性者最终可发生猝死或心力衰竭。人工瓣膜患者还可导致瓣周漏和瓣膜功能不全。

2.感染灶局部扩散

产生瓣环或心肌脓肿、传导组织破坏、乳头肌断裂、室间隔穿孔和化脓性心包炎等。

(二)赘生物脱落造成栓塞

1.右心感染性心内膜炎

右心赘生物脱落可造成肺动脉栓塞、肺炎或肺脓肿。

2.左心感染性心内膜炎

左心赘生物脱落可造成体循环动脉栓塞，如脑动脉、肾动脉、脾动脉、冠状动脉及肠系膜动脉等，导致相应组织的缺血坏死和/或脓肿；还可能导致局部动脉管壁破坏，形成动脉瘤。

（三）菌血症

感染灶持续存在或赘生物内的病原微生物释放入血，形成菌血症或败血症，导致全身感染。

（四）自身免疫反应

病原菌长期释放抗原入血，可激活自身免疫反应，形成免疫复合物，沉积在不同部位导致相应组织的病变，如肾小球肾炎（免疫复合物沉积在肾小球基膜）、关节炎、皮肤或黏膜出血（小血管炎，发生漏出性出血）等。

四、分类

既往习惯按病程分类，目前更倾向于按疾病的活动状态、诊断类型、瓣膜类型、解剖部位和病原微生物进行分类。

（一）按病程分类

分为急性感染性心内膜炎（病程＜6 周）和亚急性感染性心内膜炎（病程＞6 周）。①急性感染性心内膜炎：多发生在正常心瓣膜，起病急骤，病情凶险，预后不佳，有发生猝死的危险；病原微生物以金黄色葡萄球菌为主，细菌毒力强，菌血症症状明显，赘生物容易碎裂或脱落。②亚急性感染性心内膜炎：多发生在有基础病的心瓣膜，起病隐匿，经积极治疗预后较好。病原微生物主要是条件性致病菌，如溶血性链球菌、凝固酶阴性的葡萄球菌及革兰阴性杆菌等，这些病原微生物毒力相对较弱，菌血症症状不明显，赘生物碎裂或脱落的比例较急性感染性心内膜炎低。

（二）按疾病的活动状态分类

分为活动期和愈合期，这种分类对外科手术治疗非常重要。活动期包括术前血培养阳性及发热，术中取血培养阳性，术中发现病变组织形态呈炎症活动状态，或在抗生素疗程完成之前进行手术。术后 1 年以上再次出现感染性心内膜炎，通常认为是复发。

（三）按诊断类型分类

分为明确诊断、疑似诊断和可能诊断。

（四）按瓣膜类型分类

分为自体瓣膜感染性心内膜炎和人工瓣膜感染性心内膜炎。

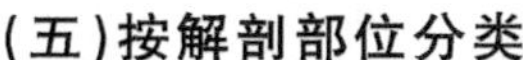

(五)按解剖部位分类

分为二尖瓣感染性心内膜炎、主动脉瓣感染性心内膜炎及室壁感染性心内膜炎等。

(六)按病原微生物分类

按照病原微生物血培养结果分为金黄色葡萄球菌性感染性心内膜炎、溶血性链球菌性感染性心内膜炎、真菌性感染性心内膜炎等。

五、临床表现

(一)全身感染中毒表现

发热是IE最常见的症状,除有些老年或心、肾衰竭的重症患者外,几乎均有发热,与病原微生物释放入血有关。亚急性者起病隐匿,体温一般<39 ℃,午后和晚上高,可伴有全身不适、肌痛/关节痛、乏力、食欲缺乏或体重减轻等非特异性症状。急性者起病急骤,呈暴发性败血症过程,通常高热伴有寒战。其他全身感染中毒表现还包括脾大、贫血和杵状指,主要见于亚急性者。

(二)心脏表现

心脏的表现主要为新出现杂音或杂音性质、强度较前改变,瓣膜损害导致的新的或增强的杂音通常为关闭不全的杂音,尤以主动脉瓣关闭不全多见。但新出现杂音或杂音改变不是感染性心内膜炎的必备表现。

(三)血管栓塞表现

血管栓塞表现为相应组织的缺血坏死和/或脓肿。

(四)自身免疫反应的表现

自身免疫反应主要表现为肾小球肾炎、关节炎、皮肤或黏膜出血等,为非特异性,不常见。皮肤或黏膜的表现具有提示性,包括:①瘀点,可见于任何部位;②指/趾甲下线状出血;③Roth斑,为视网膜的卵圆形出血斑,中心呈白色,多见于亚急性者;④Osler结节,为指/趾垫出现的豌豆大小红色或紫色痛性结节,多见于亚急性者;⑤Janeway损害,为手掌或足底处直径1~4 mm的无痛性出血性红斑,多见于急性者。

六、辅助检查

(一)血培养检查

血培养是明确致病菌最主要的实验室方法,并为抗生素的选择提供可靠的依据。为了提高血培养的阳性率，应注意以下几个环节。

1.取血频次

多次血培养有助于提高阳性率，建议至少送检 3 次，每次采血时间间隔至少 1 小时。

2.取血量

每次取血 5～10 mL，已使用抗生素的患者取血量不宜过多，否则血液中的抗生素不能被培养液稀释。

3.取血时间

有人建议取血时间以寒战或体温骤升时为佳，但感染性心内膜炎的菌血症是持续的，研究发现，体温与血培养阳性率之间没有显著相关性，因此不需要专门在发热时取血。高热时大部分细菌被吞噬细胞吞噬，反而影响了培养效果。

4.取血部位

前瞻性研究表明，无论病原微生物是哪一种，静脉血培养阳性率均显著高于动脉血。因此，静脉血培养阴性的患者没有必要再采集动脉血培养。每次取血应更换穿刺部位，皮肤应严格消毒。

5.培养和分离技术

所有怀疑感染性心内膜炎的患者，应同时做需氧菌培养和厌氧菌培养；人工瓣膜置换术后、长时间留置静脉导管或导尿管及静脉药物滥用患者，应加做真菌培养。结果阴性时应延长培养时间，并使用特殊分离技术。

6.取血之前已使用抗生素患者的处理

如果临床高度怀疑感染性心内膜炎而患者已使用了抗生素治疗，应谨慎评估，病情允许时可以暂停用药数天后再次培养。

(二)超声心动图检查

所有临床上怀疑感染性心内膜炎的患者均应接受超声心动图检查，首选经胸超声心动图（TTE）；如果 TTE 结果阴性，而临床高度怀疑感染性心内膜炎，应加做经食管超声心动图（TEE）；TEE 结果阴性，而仍高度怀疑，2～7 天后应重复 TEE 检查。如果是有经验的超声医师，且超声机器性能良好，多次 TEE 检查结果阴性基本可以排除感染性心内膜炎诊断。

超声心动图诊断感染性心内膜炎的主要证据包括赘生物，附着于瓣膜、心腔内膜面或心内植入物的致密回声团块影，可活动，用其他解剖学因素无法解释；脓肿或瘘；新出现的人工瓣膜部分裂开。

临床怀疑感染性心内膜炎的患者，其中约 50％经 TTE 可检出赘生物。在人工瓣膜，TTE的诊断价值通常不大。TEE有效弥补了这一不足，其诊断赘生物的敏感度为88%～100%，特异度达91%～100%。

（三）其他检查

感染性心内膜炎患者可出现血白细胞计数升高，核左移；红细胞沉降率及C反应蛋白升高；高丙种球蛋白血症，循环中出现免疫复合物，类风湿因子升高，血清补体降低；贫血，血清铁及血清铁结合力下降；尿中出现蛋白和红细胞等。心电图和胸部X线片也可能有相应的变化，但均不具有特异性。

七、诊断和鉴别诊断

（一）诊断

首先应根据患者的临床表现筛选出疑似病例。

1.高度怀疑

（1）新出现杂音或杂音性质、强度较前改变。

（2）来源不明的栓塞事件。

（3）感染源不明的败血症。

（4）血尿、肾小球肾炎或怀疑肾梗死。

（5）发热伴以下任何一项：①心内有植入物；②有感染性心内膜炎的易患因素；③新出现的室性心律失常或传导障碍；④首次出现充血性心力衰竭的临床表现；⑤血培养阳性（为感染性心内膜炎的典型病原微生物）；⑥皮肤或黏膜表现；⑦多发或多变的浸润性肺感染；⑧感染源不明的外周（肾、脾和脊柱）脓肿。

2.低度怀疑

发热，不伴有以上任何一项。对于疑似病例应立即进行超声心动图和血培养检查。

1994年Durack及其同事提出了Duke标准，给感染性心内膜炎的诊断提供了重要参考。后来经不断完善形成了目前的Duke标准修订版，包括2项主要标准和6项次要标准。具备2项主要标准，或1项主要标准＋3项次要标准，或5项次要标准为明确诊断；具备1项主要标准＋1项次要标准，或3项次要标准为疑似诊断。

（1）主要标准：①血培养阳性，2次血培养结果一致，均为典型的感染性心内膜炎病原微生物如溶血性链球菌、牛链球菌、HACEK菌、无原发灶的社区获得性金黄色葡萄球菌或肠球菌。连续多次血培养阳性，且为同一病原微生物，这种情况包括至少2次血培养阳性，且间隔时间＞12小时；3次血培养均阳性或

≥4 次血培养中的多数均阳性，且首次与末次血培养间隔时间至少 1 小时。②心内膜受累证据，超声心动图阳性发现赘生物，附着于瓣膜、心腔内膜面或心内植入物的致密回声团块影，可活动，用其他解剖学因素无法解释；脓肿或瘘；新出现的人工瓣膜部分裂开。

(2)次要标准：①存在易患因素，如基础心脏病或静脉药物滥用。②发热：体温>38 ℃。③血管栓塞表现：主动脉栓塞、感染性肺梗死、真菌性动脉瘤、颅内出血、结膜出血及 Janeway 损害。④自身免疫反应的表现：肾小球肾炎、Osler 结节、Roth 斑及类风湿因子阳性。⑤病原微生物证据：血培养阳性，但不符合主要标准；或有感染性心内膜炎病原微生物的血清学证据。⑥超声心动图证据：超声心动图符合感染性心内膜炎表现，但不符合主要标准。

(二)鉴别诊断

感染性心内膜炎需要和以下疾病鉴别，包括心脏肿瘤、系统性红斑狼疮、非细菌血栓性心内膜炎、抗磷脂综合征、类癌综合征、高心排血量肾细胞癌、血栓性血小板减少性紫癜及败血症等。

八、治疗

(一)治疗原则

(1)早期应用：连续采集 3～5 次血培养后即可开始经验性治疗，不必等待血培养结果。对于病情平稳的患者可延迟治疗 24～48 小时，对预后没有影响。

(2)充分用药：使用杀菌性而非抑菌性抗生素，大剂量，长疗程，旨在完全杀灭包裹在赘生物内的病原微生物。

(3)静脉给药为主：保持较高的血药浓度。

(4)病原微生物不明确的经验性治疗：急性者首选对金黄色葡萄球菌、链球菌和革兰阴性杆菌均有效的广谱抗生素，亚急性者首选对大多数链球菌(包括肠球菌)有效的广谱抗生素。

(5)病原微生物明确的针对性治疗：应根据药物敏感试验的结果选择针对性的抗生素，有条件时应测定最小抑菌浓度(MIC)以判定病原微生物对抗生素的敏感程度。

(6)部分患者需要外科手术治疗。

(二)病原微生物不明确的经验性治疗

治疗应基于临床及病原学证据。病原微生物未明确的患者，如果病情平稳，可在血培养3～5次后立即开始经验性治疗；如果过去的8天内患者已使用了抗生素治疗，可在病情允许的情况下延迟24～48小时再进行血培养，然后采取经验性治疗。欧洲心脏协会(ESC)指南推荐的方案以万古霉素和庆大霉素为基础。我国庆大霉素的耐药率较高，而且庆大霉素的肾毒性大，多选用阿米卡星(丁胺卡那霉素)替代庆大霉素，0.4～0.6 g分次静脉给药或肌内注射。万古霉素费用较高，也可选用青霉素类，如青霉素320万～400万U，静脉给药，每4～6小时1次；或萘夫西林2 g，静脉给药或静脉给药，每4小时1次。

病原微生物未明确的治疗流程如图2-3所示，经验性治疗方案见表2-5。

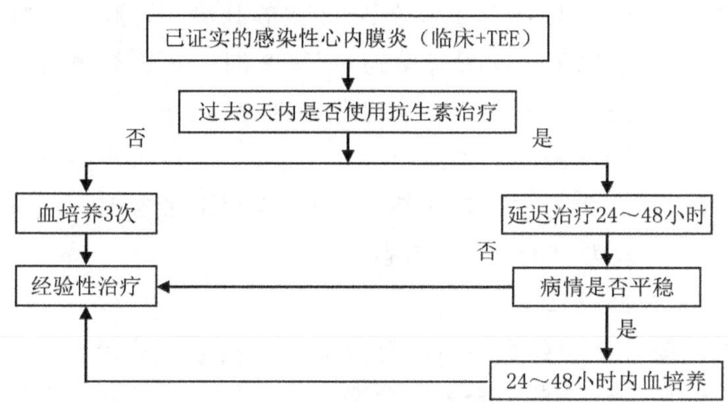

图2-3 病原微生物未明确的治疗流程

表2-5 经验性治疗方案

病种	药名	剂量	疗程
自体瓣膜感染性心内膜炎	万古霉素	15 mg/kg静脉给药，每12小时一次	4～6周
	*庆大霉素	1 mg/kg静脉给药，每8小时一次	2周
人工瓣膜感染性心内膜炎	万古霉素	15 mg/kg静脉给药，每12小时一次	4～6周
	*利福平	300～450 mg口服，每8小时一次	4～6周
	*庆大霉素	1 mg/kg静脉给药，每8小时一次	2周

注：*每天最大剂量2 g，需要监测药物浓度，必要时可加用氨苄西林。

(三)病原微生物明确的针对性治疗

1.链球菌感染性心内膜炎

根据药物的敏感性程度选用青霉素、头孢曲松、万古霉素或替考拉宁。

(1)自体瓣膜感染性心内膜炎且对青霉素完全敏感的链球菌感染(MIC ≤0.1 mg/L)：年龄≤65岁，血清肌酐正常的患者，给予青霉素1 200万～

2 000 万 U/24 h，分 4～6 次静脉给药，疗程 4 周；加庆大霉素 3 mg/(kg·24 h)(最大剂量 240 mg/24 h)，分 2～3 次静脉给药，疗程 2 周。年龄＞65 岁，或血清肌酐升高的患者，根据肾功能调整青霉素的剂量，或使用头孢曲松 2 g/24 h，每天 1 次静脉给药，疗程均为 4 周。对青霉素和头孢菌素过敏的患者，使用万古霉素 3 mg/(kg·24 h)，每天 2 次静脉给药，疗程 4 周。

(2)自体瓣膜感染性心内膜炎且对青霉素部分敏感的链球菌感染(MIC 0.1～0.5 mg/L)或人工瓣膜感染性心内膜炎：青霉素 2 000 万～2 400 万 U/24 h，分 4～6 次静脉给药，或使用头孢曲松 2 g/24 h，每天 1 次静脉给药，疗程均为 4 周；加庆大霉素 3 mg/(kg·24 h)，分 2～3 次静脉给药，疗程 2 周；之后继续使用头孢曲松 2 g/24 h，每天 1 次静脉给药，疗程 2 周。对这类患者也可单独选用万古霉素，3 mg/(kg·24 h)，每天 2 次静脉给药，疗程 4 周。

(3)对青霉素耐药的链球菌感染(MIC＞0.5 mg/L)：治疗同肠球菌。

(4)替考拉宁可作为万古霉素的替代选择，推荐用法为 10 mg/kg 静脉给药，每天 2 次，9 次以后改为每天 1 次，疗程 4 周。

2.葡萄球菌感染性心内膜炎

葡萄球菌感染性心内膜炎约占所有感染性心内膜炎患者的 1/3，病情危重，有致死危险。90%的致病菌为金黄色葡萄球菌，其余 10%为凝固酶阴性的葡萄球菌。

(1)自体瓣膜感染性心内膜炎的治疗方案有以下几种。①对甲氧西林(新青霉素)敏感的金黄色葡萄球菌(MSSA)感染：苯唑西林 8～12 g/24 h，分 4 次静脉给药，疗程 4 周(静脉药物滥用患者用药 2 周)；加庆大霉素 3 mg/(kg·24 h)，最大剂量 240 mg/24 h，分 3 次静脉给药，疗程至少 3 天。②对青霉素过敏患者 MSSA 感染：万古霉素 3 mg/(kg·24 h)，每天 2 次静脉给药，疗程 4～6 周；加庆大霉素 3 mg/(kg·24 h)，最大剂量 240 mg/24 h，分 3 次静脉给药，疗程至少 3 天。③对甲氧西林耐药的金黄色葡萄球菌(MRSA)感染：万古霉素 30 mg/(kg·24 h)，每天 2 次静脉给药，疗程 6 周。

(2)人工瓣膜感染性心内膜炎的治疗方案有以下几点。①MSSA 感染：苯唑西林 8～12 g/24 h，分 4 次静脉给药，加利福平 900 mg/24 h，分 3 次静脉给药，疗程均为 6～8 周；再加庆大霉素 3 mg/(kg·24 h)，最大剂量 240 mg/24 h，分 3 次静脉给药，疗程 2 周。②MRSA 及凝固酶阴性的葡萄球菌感染：万古霉素 30 mg/(kg·24 h)，每天 2 次静脉给药，疗程 6 周；加利福平 300 mg/24 h，分 3 次静脉给药，再加庆大霉素 3 mg/(kg·24 h)，最大剂量 240 mg/24 h，分 3 次静脉给药，疗程均为 6～8 周。

3.肠球菌及青霉素耐药的链球菌感染性心内膜炎

与一般的链球菌不同，多数肠球菌对包括青霉素、头孢菌素、克林霉素和大环内酯类抗生素在内的许多抗生素耐药。甲氧嘧啶-磺胺异噁唑及新一代喹诺酮类抗生素的疗效也不确定。

(1)青霉素 MIC≤8 mg/L，庆大霉素 MIC＜500 mg/L：青霉素 1 600 万～2 000 万 U/24 h，分 4～6 次静脉给药，疗程 4 周；加庆大霉素 3 mg/(kg·24 h)，最大剂量 240 mg/24 h，分 2 次静脉给药，疗程 4 周。

(2)青霉素过敏或青霉素/庆大霉素部分敏感的肠球菌感染：万古霉素 30 mg/(kg·24 h)，每天 2 次静脉给药，加庆大霉素 3 mg/(kg·24 h)，分 2 次静脉给药，疗程均 6 周。

(3)青霉素耐药菌株(MIC＞8 mg/L)感染：万古霉素 3 mg/(kg·24 h)，每天 2 次静脉给药，加庆大霉素 3 mg/(kg·24 h)，分 2 次静脉给药，疗程均 6 周。

(4)万古霉素耐药或部分敏感菌株(MIC 4～16 mg/L)或庆大霉素高度耐药菌株感染：需要寻求微生物学家的帮助，如果抗生素治疗失败，应及早考虑瓣膜置换。

4.革兰阴性菌感染性心内膜炎

约 10%的自体瓣膜感染性心内膜炎和 15%的人工瓣膜感染性心内膜炎，尤其是瓣膜置换术后1 年发生者多由革兰阴性菌感染所致。其中 HACEK 菌属最常见，包括嗜血杆菌、放线杆菌、心杆菌、埃肯菌和金氏杆菌。常用治疗方案为头孢曲松 2 g/24 h，静脉给药，每天 1 次，自体瓣膜感染性心内膜炎疗程 4 周，人工瓣膜感染性心内膜炎疗程 6 周。也可选用氨苄西林 12 g/24 h，分 3～4 次静脉给药，加庆大霉素 3 mg/(kg·24 h)，分 2～3 次静脉给药。

5.立克次体感染性心内膜炎

立克次体感染性心内膜炎可导致 Q 热，治疗选用多西环素(强力霉素)100 mg 静脉给药，每 12 小时 1 次，加利福平。为预防复发，多数患者需要进行瓣膜置换。由于立克次体寄生在细胞内，因此，术后抗生素治疗还需要至少 1 年，甚至终身。

6.真菌感染性心内膜炎

近年来，真菌感染性心内膜炎有增加趋势，尤其是念珠菌属感染。由于单独使用抗真菌药物死亡率较高，而手术的死亡率下降，因此，真菌感染性心内膜炎首选外科手术治疗。药物治疗可选用两性霉素 B 或其脂质体，1 mg/kg，每天

1 次，连续静脉滴注有助于减少不良反应。

(四)外科手术治疗

手术指征包括以下几点。

(1)急性瓣膜功能不全造成血流动力学不稳定或充血性心力衰竭。

(2)有瓣周感染扩散的证据。

(3)正确使用抗生素治疗 7～10 天后，感染仍然持续。

(4)病原微生物对抗生素反应不佳，如真菌、立克次体、布鲁杆菌、里昂葡萄球菌、对庆大霉素高度耐药的肠球菌、革兰阴性菌等。

(5)使用抗生素治疗前或治疗后 1 周内，超声心动图探测到赘生物直径＞10 mm，可以活动。

(6)正确使用抗生素治疗后，仍有栓塞事件复发。

(7)赘生物造成血流机械性梗阻。

(8)早期人工瓣膜感染性心内膜炎。

九、预后

影响预后的因素不仅包括患者的自身情况及病原微生物的毒性，还与诊断和治疗是否正确、及时有关。总体而言，住院患者出院后的长期预后尚可(10 年生存率为 81%)，其中部分开始给予药物治疗的患者后期仍需要手术治疗。既往有感染性心内膜炎病史的患者，再次感染的风险较高。人工瓣膜感染性心内膜炎患者的长期预后较自体瓣膜感染性心内膜炎患者差。

第三章　消化系统疾病

第一节　急性胃炎

急性胃炎是由多种不同的病因引起的急性胃黏膜炎症，包括急性单纯性胃炎、急性糜烂出血性胃炎、吞服腐蚀物引起的急性腐蚀性胃炎与胃壁细菌感染所致的急性化脓性胃炎。其中，临床意义最大和发病率最高的是以胃黏膜糜烂、出血为主要表现的急性糜烂出血性胃炎。

一、流行病学

迄今为止，国内外尚缺乏有关急性胃炎的流行病学调查。

二、病因

急性胃炎的病因众多，大致有外源和内源两大类，包括急性应激、化学性损伤（如药物、乙醇、胆汁、胰液）和急性细菌感染等。

（一）外源因素

1.药物

各种非甾体抗炎药（NSAIDs），包括阿司匹林、吲哚美辛、吡罗昔康和多种含有该类成分复方药物。另外，常见的有糖皮质激素和某些抗生素及氯化钾等均可导致胃黏膜损伤。

2.乙醇

主要是大量酗酒可致急性胃黏膜糜烂甚或出血。

3.生物性因素

沙门菌、嗜盐菌和葡萄球菌等细菌或其毒素可使胃黏膜充血水肿和糜烂。

幽门螺杆菌感染可引起急、慢性胃炎，发病机制类似，将在“慢性胃炎”节中叙述。

4.其他

某些机械性损伤(包括胃内异物或胃柿石等)可损伤胃黏膜。放射治疗可致胃黏膜受损。偶可见因吞服腐蚀性化学物质(强酸或强碱或来苏水及氯化汞、砷、磷等)引起的腐蚀性胃炎。

(二)内源因素

1.应激因素

多种严重疾病如严重创伤、烧伤或大手术及颅脑病变和重要脏器功能衰竭等可导致胃黏膜缺血、缺氧而损伤，通常称为应激性胃炎，如果为脑血管病变、头颅部外伤和脑手术后引起的胃十二指肠急性溃疡称为库欣溃疡，而大面积烧灼伤所致溃疡称为柯林溃疡。

2.局部血供缺乏

局部血供缺乏主要是腹腔动脉栓塞治疗后或少数因动脉硬化致胃动脉的血栓形成或栓塞引起供血不足。另外，还可见于肝硬化门静脉高压并发上消化道出血者。

3.急性蜂窝织炎或化脓性胃炎

此两者甚少见。

三、病理生理学和病理组织学

(一)病理生理学

胃黏膜防御机制包括黏膜屏障、黏液屏障、黏膜上皮修复、黏膜和黏膜下层丰富的血流、前列腺素和肽类物质(表皮生长因子等)和自由基清除系统。上述结果破坏或保护因素减少，使胃腔中的 H^+ 逆弥散至胃壁，肥大细胞释放组胺，则血管充血甚或出血、黏膜水肿及间质液渗出，同时可刺激壁细胞分泌盐酸、主细胞分泌胃蛋白酶原。若致病因子损伤腺颈部细胞，则胃黏膜修复延迟、更新受阻而出现糜烂。

严重创伤、大手术、大面积烧伤、脑血管意外和严重脏器功能衰竭及休克或者败血症等所致的急性应激的发生机制：急性应激→皮质-垂体前叶-肾上腺皮质轴活动亢进、交感-副交感神经系统失衡→机体的代偿功能不足→不能维持胃黏膜微循环的正常运行→黏膜缺血、缺氧→黏液和碳酸氢盐分泌减少及内源性前列腺素合成不足→黏膜屏障破坏和 H^+ 反弥散→降低黏膜内 pH→进一步损伤血管与黏膜→糜烂和出血。

NSAIDs所引起者则为抑制环氧合酶(COX)致使前列腺素产生减少,黏膜缺血、缺氧。氯化钾和某些抗生素或抗肿瘤药等则可直接刺激胃黏膜引起浅表损伤。

乙醇可致上皮细胞损伤和破坏,黏膜水肿、糜烂和出血。另外,幽门关闭不全、胃切除(主要是Billroth Ⅱ式)术后可引起十二指肠-胃反流,则此时由胆汁和胰液等组成的碱性肠液中的胆盐、溶血磷脂酰胆碱、磷脂酶A和其他胰酶可破坏胃黏膜屏障,引起急性炎症。

门静脉高压可致胃黏膜毛细血管和小静脉扩张及黏膜水肿,组织学表现为只有轻度或无炎症细胞浸润,可有显性或非显性出血。

(二)病理学改变

急性胃炎主要病理和组织学表现以胃黏膜充血水肿,表面有片状渗出物或黏液覆盖为主。黏膜皱襞上可见局限性或弥漫性陈旧性或新鲜出血与糜烂,糜烂加深可累及胃腺体。

显微镜下则可见黏膜固有层多少不等的中性粒细胞、淋巴细胞、浆细胞和少量嗜酸性粒细胞浸润,可有水肿。表面的单层柱状上皮细胞和固有腺体细胞出现变性与坏死。重者黏膜下层亦有水肿和充血。

对于腐蚀性胃炎若接触了高浓度的腐蚀物质且时间长,则胃黏膜出现凝固性坏死、糜烂和溃疡,重者穿孔或出血甚至腹膜炎。

另外,少见的化脓性胃炎可表现为整个胃壁(主要是黏膜下层)炎性增厚,大量中性粒细胞浸润,黏膜坏死。可有胃壁脓性蜂窝织炎或胃壁脓肿。

四、临床表现

(一)症状

部分患者可有上腹痛、腹胀、恶心、呕吐、嗳气及食欲缺乏等。如伴胃黏膜糜烂出血,则有呕血和/或黑粪,大量出血可引起出血性休克。有时上腹胀气明显。细菌感染致者可出现腹泻,并有疼痛、吞咽困难和呼吸困难(由于喉头水肿)。腐蚀性胃炎可吐出血性黏液,严重者可发生食管或胃穿孔,引起胸膜炎或弥漫性腹膜炎。化脓性胃炎起病常较急,有上腹剧痛、恶心和呕吐、寒战和高热,血压可下降,出现中毒性休克。

(二)体征

上腹部压痛是常见体征,尤其多见于严重疾病引起的急性胃炎出血者。腐蚀性胃炎因口腔黏膜、食管黏膜和胃黏膜都有损害，口腔、咽喉黏膜充血、水肿和糜烂。化脓性胃炎有时体征酷似急腹症。

五、辅助检查

急性糜烂出血性胃炎的确诊有赖于急诊胃镜检查，一般应在出血后 24～48 小时进行，可见到以多发性糜烂、浅表溃疡和出血灶为特征的急性胃黏膜病损。黏液糊或者可有新鲜或陈旧血液。一般急性应激所致的胃黏膜病损以胃体、胃底部为主，而 NSAIDs 或乙醇所致的则以胃窦部为主。注意 X 线钡剂检查并无诊断价值。出血者做呕吐物或大便潜血试验，红细胞计数和血红蛋白测定。感染因素引起者，做白细胞计数和分类检查，大便常规和培养。

六、诊断和鉴别诊断

主要由病史和症状进行拟诊，而经胃镜检查得以确诊。但吞服腐蚀物质者禁忌胃镜检查。有长期服 NSAIDs、酗酒及临床重危患者，均应想到急性胃炎可能。对于鉴别诊断，腹痛为主者，应通过反复询问病史而与急性胰腺炎、胆囊炎和急性阑尾炎等急腹症，甚至急性心肌梗死相鉴别。

七、治疗

（一）基础治疗

基础治疗包括给予镇静、禁食、补液、解痉、止吐等对症支持治疗。此后给予流质或半流质饮食。

（二）针对病因治疗

针对病因治疗包括根除幽门螺杆菌、去除 NSAIDs 或乙醇等诱因。

（三）对症处理

表现为反酸、上腹隐痛、烧灼感和嘈杂者，给予 H_2 受体阻滞剂或质子泵抑制剂。以恶心、呕吐或上腹胀闷为主者可选用甲氧氯普胺、多潘立酮或莫沙必利等促动力药。以痉挛性疼痛为主者，可给予山莨菪碱等药物进行对症处理。

有胃黏膜糜烂、出血者，可用抑制胃酸分泌的 H_2 受体阻滞剂或质子泵抑制剂外，还可同时应用胃黏膜保护药，如硫糖铝或铝碳酸镁等。

对于较大量的出血则应采取综合措施进行抢救。当并发大量出血时，可以冰水洗胃或在冰水中加去甲肾上腺素（每 200 mL 冰水中加 8 mL），或同管内滴注碳酸氢钠，浓度为1 000 mmol/L，24 小时滴 1 L，使胃内 pH 保持在 5 以上。

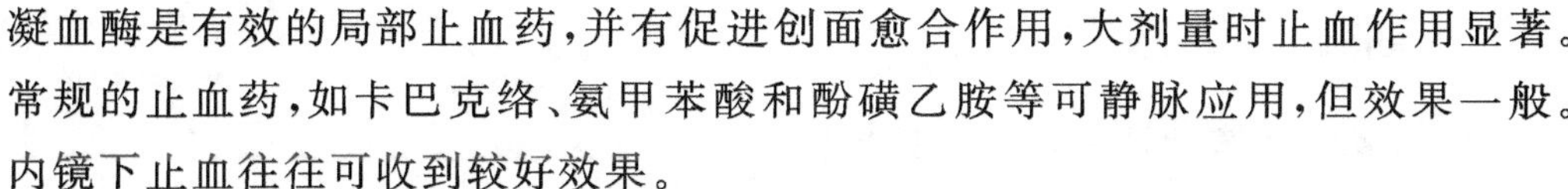

凝血酶是有效的局部止血药，并有促进创面愈合作用，大剂量时止血作用显著。常规的止血药，如卡巴克络、氨甲苯酸和酚磺乙胺等可静脉应用，但效果一般。内镜下止血往往可收到较好效果。

八、并发症的诊断、预防和治疗

急性胃炎的并发症包括穿孔、腹膜炎、水及电解质紊乱和酸碱失衡等。为预防细菌感染者选用抗生素治疗，因过度呕吐致脱水者及时补充水和电解质，并适时检测血气分析，必要时纠正酸碱平衡紊乱。对于穿孔或腹膜炎者，则必要时外科治疗。

九、预后

病因去除后，急性胃炎多在短期内恢复正常。相反病因长期持续存在，则可转为慢性胃炎。由于绝大多数慢性胃炎的发生与幽门螺杆菌感染有关，而幽门螺杆菌自发清除少见，故慢性胃炎可持续存在，但多数患者无症状。流行病学研究显示，部分幽门螺杆菌相关性胃窦炎（＜20％）可发生十二指肠溃疡。

第二节　慢性胃炎

慢性胃炎是由各种病因引起的胃黏膜慢性炎症。根据新悉尼胃炎系统和《中国慢性胃炎共识意见》，由内镜及病理组织学变化，将慢性胃炎分为非萎缩性（浅表性）胃炎及萎缩性胃炎两大基本类型和一些特殊类型胃炎。

一、流行病学

幽门螺杆菌感染为慢性非萎缩性胃炎的主要病因。大致上说来，慢性非萎缩性胃炎发病率与幽门螺杆菌感染情况相平行，慢性非萎缩性胃炎流行情况因不同国家、不同地区幽门螺杆菌感染情况而异。一般幽门螺杆菌感染率发展中国家高于发达国家，感染率随年龄增加而升高。我国属幽门螺杆菌高感染率国家，估计人群中幽门螺杆菌感染率为40％～70％。慢性萎缩性胃炎是原因不明的慢性胃炎，在我国是一种常见病、多发病，占慢性胃炎中的10％～20％。

二、病因

(一)慢性非萎缩性胃炎的常见病因

1.幽门螺杆菌感染

幽门螺杆菌感染是慢性非萎缩性胃炎最主要的病因，两者的关系符合 Koch 提出的确定病原体为感染性疾病病因的 4 项基本要求，即该病原体存在于该病的患者中，病原体的分布与体内病变分布一致，清除病原体后疾病可好转，在动物模型中该病原体可诱发与人相似的疾病。

研究表明，80%～95%的慢性活动性胃炎患者胃黏膜中有幽门螺杆菌感染，5%～20%的幽门螺杆菌阴性率反映了慢性胃炎病因的多样性；幽门螺杆菌相关胃炎者，幽门螺杆菌胃内分布与炎症分布一致；根除幽门螺杆菌可使胃黏膜炎症消退，一般中性粒细胞消退较快，但淋巴细胞、浆细胞消退需要较长时间；志愿者和动物模型中已证实幽门螺杆菌感染可引起胃炎。

幽门螺杆菌感染引起的慢性非萎缩性胃炎中胃窦为主全胃炎患者胃酸分泌可增加，十二指肠溃疡发生的危险度较高；而胃体为主全胃炎患者胃溃疡和胃癌发生的危险性增加。

2.胆汁和其他碱性肠液反流

幽门括约肌功能不全时含胆汁和胰液的十二指肠液反流入胃，可削弱胃黏膜屏障功能，使胃黏膜遭到消化液作用，产生炎症、糜烂、出血和上皮化生等病变。

3.其他外源因素

酗酒、服用 NSAIDs 等药物、某些刺激性食物等均可反复损伤胃黏膜。这类因素均可各自或与幽门螺杆菌感染协同作用而引起或加重胃黏膜慢性炎症。

(二)慢性萎缩性胃炎的主要病因

1973 年，Strickland 将慢性萎缩性胃炎分为 A、B 两型，A 型是胃体弥漫萎缩，导致胃酸分泌下降，影响维生素 B_{12} 及内因子的吸收，因此常合并恶性贫血，与自身免疫有关；B 型在胃窦部，少数人可发展成胃癌，与幽门螺杆菌、化学损伤(胆汁反流、非甾体抗炎药、吸烟、酗酒等)有关，我国 80%以上的属于第 2 类。

胃内攻击因子与防御修复因子失衡是慢性萎缩性胃炎发生的根本原因。具体病因与慢性非萎缩性胃炎相似，包括幽门螺杆菌感染；长期饮浓茶、烈酒、咖啡、过热、过冷、过于粗糙的食物，可导致胃黏膜的反复损伤；长期大量服用非甾体抗炎药，如阿司匹林、吲哚美辛等可抑制胃黏膜前列腺素的合成，破坏黏膜屏

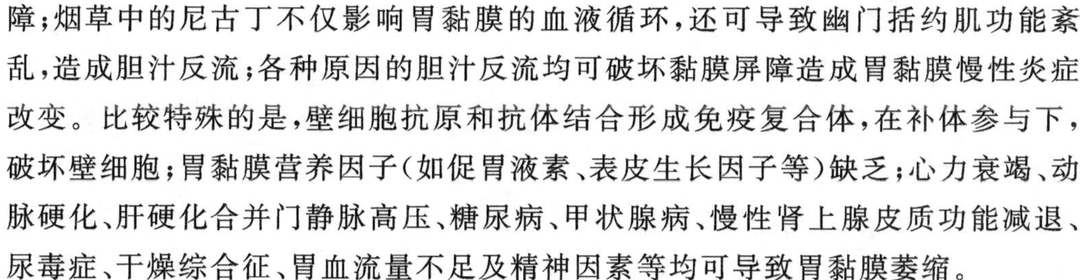

障；烟草中的尼古丁不仅影响胃黏膜的血液循环，还可导致幽门括约肌功能紊乱，造成胆汁反流；各种原因的胆汁反流均可破坏黏膜屏障造成胃黏膜慢性炎症改变。比较特殊的是，壁细胞抗原和抗体结合形成免疫复合体，在补体参与下，破坏壁细胞；胃黏膜营养因子（如促胃液素、表皮生长因子等）缺乏；心力衰竭、动脉硬化、肝硬化合并门静脉高压、糖尿病、甲状腺病、慢性肾上腺皮质功能减退、尿毒症、干燥综合征、胃血流量不足及精神因素等均可导致胃黏膜萎缩。

三、病理生理学和病理学

(一)病理生理学

1.幽门螺杆菌感染

幽门螺杆菌感染途径为粪-口或口-口途径，其外壁靠黏附素而紧贴胃上皮细胞。

幽门螺杆菌感染的持续存在，致使腺体破坏，最终发展成为萎缩性胃炎。而感染幽门螺杆菌后胃炎的严重程度则除了与细菌本身有关外，还决定与患者机体情况和外界环境。如带有空泡毒素（VacA）和细胞毒相关蛋白（CagA）者，胃黏膜损伤明显较重。患者的免疫应答反应强弱、其胃酸的分泌情况、血型、民族和年龄差异等也影响胃黏膜炎症程度。此外，患者饮食情况也有一定作用。

2.自身免疫机制

研究早已证明，以胃体萎缩为主的A型萎缩性胃炎患者血清中，存在壁细胞抗体（PCA）和内因子抗体（IFA）。前者的抗原是壁细胞分泌小管微绒毛膜上的质子泵 H^+/K^+-ATP 酶，它破坏壁细胞而使胃酸分泌减少。而IFA则对抗内因子（壁细胞分泌的一种糖蛋白），使食物中的维生素 B_{12} 无法与后者结合被回肠末端吸收，最后引起维生素 B_{12} 吸收不良，甚至导致恶性贫血。IFA具有特异性，几乎仅见于胃萎缩伴恶性贫血者。

造成胃酸和内因子分泌减少或丧失，恶性贫血是A型萎缩性胃炎的终末阶段，是自身免疫性胃炎最严重的标志。当泌酸腺完全萎缩时称为胃萎缩。

另外，近年发现幽门螺杆菌感染者中也存在着自身免疫反应，其血清抗体能与宿主胃黏膜上皮及黏液起交叉反应，如菌体LewisX和LewisY抗原。

3.外源损伤因素破坏胃黏膜屏障

碱性十二指肠液反流可减弱胃黏膜屏障功能，致使胃腔内 H^+ 通过损害的屏障，反弥散入胃黏膜内，使炎症不易消散。长期慢性炎症，又加重屏障功能的减退，如此恶性循环使慢性胃炎久治不愈。

4.生理因素和胃黏膜营养因子缺乏

萎缩性变化和肠化等皆与衰老相关，而炎症细胞浸润程度与年龄关系不大。这主要是老龄者的退行性变-胃黏膜小血管扭曲，小动脉壁玻璃样变性，管腔狭窄导致黏膜营养不良、分泌功能下降。

新近研究证明，某些胃黏膜营养因子（胃泌素、表皮生长因子等）缺乏或胃黏膜感觉神经终器对这些因子不敏感可引起胃黏膜萎缩。如手术后残胃炎原因之一是G细胞数量减少，而引起胃泌素营养作用减弱。

5.遗传因素

萎缩性胃炎、低酸或无酸、维生素B_{12}吸收不良的患病率和PCA、IFA的阳性率很高，提示可能有遗传因素的影响。

（二）病理学

慢性胃炎病理变化是由胃黏膜损伤和修复过程所引起。病理组织学的描述包括活动性慢性炎症、萎缩和化生及异型增生等。此外，在慢性炎症过程中，胃黏膜也有反应性增生变化，如胃小凹上皮增生、黏膜肌增厚、淋巴滤泡形成、纤维组织和腺管增生等。

近几年对于慢性胃炎尤其是慢性萎缩性胃炎的病理组织学，有不少新的进展。以下结合中华医学会消化病学分会的“全国第二届慢性胃炎共识会议”中制定的慢性胃炎诊治的共识意见，论述以下关键进展问题。

1.萎缩的定义

1996年，新悉尼系统把萎缩定义为“腺体的丧失”，这是模糊而易产生歧义的定义，反映了当时肠化是否属于萎缩，病理学家间有不同认识。其后国际上病理学家的一个自由组织——萎缩联谊会（Atrophy Club 2000）进行了3次研讨会，并在2002年发表了对萎缩的新分类，12位学者中有8位也曾是悉尼系统的执笔者，故此意见可认为是悉尼系统的补充和发展，有很高权威性。

萎缩联谊会把萎缩新定义为“萎缩是胃固有腺体的丧失”，将萎缩分为3种情况，包括无萎缩、未确定萎缩和萎缩。进而将萎缩分2个类型，即非化生性萎缩和化生性萎缩。前者特点是腺体丧失伴有黏膜固有层中的纤维化或纤维肌增生；后者是胃黏膜腺体被化生的腺体所替换。这2类萎缩的程度分级仍用最初悉尼系统标准和新悉尼系统的模拟评分图，分为4级，即无、轻度、中度和重度萎缩。国际的萎缩新定义对我国来说不是新的，我国学者早年就认为“肠化或假幽门腺化生不是胃固有腺体，因此尽管胃腺体数量未减少，但也属萎缩”，并在全国第一届慢性胃炎共识会议做了说明。

对于上述第2个问题，答案显然是肯定的。这是因为多灶性萎缩性胃炎的胃黏膜萎缩呈灶状分布，即使活检块数少，只要病理活检发现有萎缩，就可诊断为萎缩性胃炎。在此次全国慢性胃炎共识意见中强调，需注意取材于糜烂或溃疡边缘的组织易存在萎缩，但不能简单地视为萎缩性胃炎。此外，活检组织太浅、组织包埋方向不当等因素均可影响萎缩的判断。

"未确定萎缩"是国际新提出的观点，认为黏膜层炎症很明显时，单核细胞密集浸润造成腺体被取代、移置或隐匿，以致难以判断这些"看来似乎丧失"的腺体是否真正丧失，此时暂先诊断为"未确定萎缩"，最后诊断延期到炎症明显消退（大部分在幽门螺杆菌根除治疗3～6个月后），再取活检时得出。对萎缩的诊断采取了比较谨慎的态度。

目前，我国共识意见并未采用此概念，原因：①炎症明显时腺体被破坏、数量减少，在这个时间点上，病理按照萎缩的定义可以诊断为萎缩。②一般临床希望活检后有病理结论，病理如不作诊断，会出现临床难出诊断、对治疗效果无法评价的情况。尤其在临床研究上，设立此诊断项会使治疗前或后失去相当一部分统计资料。慢性胃炎是个动态过程，炎症可以有2个结局：完全修复和不完全修复（纤维化和肠化），炎症明显期病理无责任预言今后趋向哪个结局。可以预料对萎缩采用的诊断标准不一，治疗有效率也不一，采用"未确定萎缩"的研究课题，因为事先去除了一部分可逆的萎缩，萎缩的可逆性就低。

2.肠化分型的临床意义与价值

用AB-PAS和HID-AB黏液染色能区分肠化亚型，然而，肠化分型的意义并未明了。传统观念认为，肠化亚型中的小肠型和完全型肠化无明显癌前病变意义，而大肠型肠化的胃癌发生危险性增高，从而引起临床的重视。支持肠化分型有意义的学者认为化生是细胞表型的一种非肿瘤性改变，通常在长期不利环境作用下出现。这种表型改变可以是干细胞内出现体细胞突变的结果，或是表现遗传修饰的变化导致后代细胞向不同方向分化的结果。胃内肠化部位发现很多遗传改变，这些改变甚至可出现在异型增生前。他们认为肠化中不完全型结肠型者，具有大多数遗传学改变，有发生胃癌的危险性。但近年越来越多的临床资料显示，其预测胃癌价值有限而更强调重视肠化范围，肠化分布范围越广，其发生胃癌的危险性越高。10多年来，罕有从大肠型肠化随访发展成癌的报道。另一方面，从病理检测的实际情况看，肠化以混合型多见，大肠型肠化的检出率与活检块数有密切关系，即活检块数越多，大肠型肠化检出率越高。客观地讲，该型肠化的遗传学改变和胃不典型增生(上皮内瘤)的改变相似。因此,对肠化分型的临床意义和价值的争论仍未有定论。

3.关于异型增生

异型增生(上皮内瘤变)是重要的胃癌癌前病变,分为轻度和重度(或低级别和高级别)2 级。异型增生和上皮内瘤变是同义词,后者是 WHO 国际癌症研究协会推荐使用的术语。

4.萎缩和肠化发生过程是否存在不可逆转点

胃黏膜萎缩的产生主要有 2 种途径:一是干细胞区室和/或腺体被破坏;二是选择性破坏特定的上皮细胞而保留干细胞。这 2 种途径在慢性幽门螺杆菌感染中均可发生。

萎缩与肠化的逆转报道已经不在少数,但是否所有病患均有逆转可能,是否在萎缩的发生与发展过程中存在某一不可逆转点,这一转折点是否可能为肠化。已明确幽门螺杆菌感染可诱发慢性胃炎,经历慢性炎症→萎缩→肠化→异型增生等多个步骤最终发展至胃癌(Correa 模式)。可否通过根除幽门螺杆菌来降低胃癌发生危险性始终是近年来关注的热点。多数研究表明,根除幽门螺杆菌可防止胃黏膜萎缩和肠化的进一步发展,但萎缩、肠化是否能得到逆转尚待更多研究证实。

Mera 和 Correa 等最新报道了一项长达 12 年的大型前瞻性随机对照研究,纳入 795 例具有胃癌前病变的成人患者,随机给予他们抗幽门螺杆菌治疗和/或抗氧化治疗。他们观察到萎缩黏膜在幽门螺杆菌根除后持续保持阴性 12 年后可以完全消退,而肠化黏膜也有逐渐消退的趋向,但可能需要随访更长时间。他们认为通过抗幽门螺杆菌治疗来进行胃癌的化学预防是可行的策略。

但是,部分学者认为在考虑萎缩的可逆性时,需区分缺失腺体的恢复和腺体内特定细胞的再生。在后一种情况下,干细胞区室被保留,去除有害因素可使壁细胞和主细胞再生,并完全恢复腺体功能。当腺体及干细胞被完全破坏后,腺体的恢复只能由周围未被破坏的腺窝单元来完成。

当萎缩伴有肠化时,逆转机会进一步减小。如果肠化是对不利因素的适应性反应,而且不利因素可以被确定和去除,此时肠化有可能逆转。但是,肠化还有很多其他原因,如胆汁反流、高盐饮食、乙醇。这意味着即使在幽门螺杆菌感染个体,感染以外的其他因素亦可以引发或加速化生的发生。如果肠化是稳定的干细胞内体细胞突变的结果,则改变黏膜的环境也许不能使肠化逆转。

有研究表明,根治幽门螺杆菌后萎缩可逆和无好转的基本各占一半,主要由于萎缩诊断标准、随访时间和间隔长短、活检取材部位和数量不统一所造成。根治幽门螺杆菌可以产生某些有益效应，如消除炎症，消除活性氧所致的DNA损伤，缩短细胞更新周期，提高低胃酸者的泌酸量，并逐步恢复胃液维生素C的分泌。在预防胃癌方面，这些已被证实的结果可能比希望萎缩和肠化逆转重要得多。

实际上，国际著名学者对是否存在不可逆转点也有争论。如美国的Correa教授并不认同它的存在，而英国Aberdeen大学的Emad Munir El-Omar教授则强烈认为在异型增生发展至胃癌的过程中有某个节点，越过此则基本处于不可逆转阶段，但至今为止尚未明确此点的确切位置。

四、临床表现

流行病学研究表明，多数慢性非萎缩性胃炎患者无任何症状。少数患者可有上腹痛或不适、上腹胀、早饱、嗳气、恶心等非特异性消化不良症状。某些慢性萎缩性胃炎患者可有上腹部灼痛、胀痛、钝痛或胀闷且以餐后为著，食欲缺乏、恶心、嗳气、便秘或腹泻等症状。内镜检查和胃黏膜组织学检查结果与慢性胃炎患者症状的相关分析表明，患者的症状缺乏特异性，且症状的有无及严重程度与内镜所见及组织学分级并无肯定的相关性。

伴有胃黏膜糜烂者，可有少量或大量上消化道出血，长期少量出血可引起缺铁性贫血。胃体萎缩性胃炎可出现恶性贫血，常有全身衰弱、疲软、神情淡漠、隐性黄疸，消化道症状一般较少。

体征多不明显，有时上腹轻压痛，胃体胃炎严重时可有舌炎和贫血。

慢性萎缩性胃炎的临床表现不仅缺乏特异性，而且与病变程度并不完全一致。

五、辅助检查

(一)胃镜及活组织检查

1.胃镜检查

随着内镜器械的长足发展，内镜观察更加清晰。内镜下慢性非萎缩性胃炎可见红斑(点状、片状、条状)、黏膜粗糙不平、出血点(斑)、黏膜水肿及渗出等基本表现，尚可见糜烂及胆汁反流。萎缩性胃炎则主要表现为黏膜色泽白，不同程度的皱襞变平或消失。在不过度充气状态下，可透见血管纹，轻度萎缩时见到模糊的血管，重度时看到明显血管分支。内镜下肠化黏膜呈灰白色颗粒状小隆起，重者贴近观察有绒毛状变化。肠化也可以呈平坦或凹陷外观的。如果喷撒亚甲蓝色素，肠化区可被染为蓝色，非肠化黏膜不着色。

胃黏膜血管脆性增加可致黏膜下出血(壁内出血),表现为水肿或充血胃黏膜上见点状、斑状或线状出血,可为多发、新鲜和陈旧性出血相混杂。如观察到黑色附着物常提示糜烂所致出血。

值得注意的是,少数幽门螺杆菌感染性胃炎可有胃体部皱襞肥厚,甚至宽度达到5 mm以上,且在适当充气后皱襞不能展平,用活检钳将黏膜提起时,可见帐篷征,这是和恶性浸润性病变鉴别点之一。

2.病理组织学检查

萎缩的确诊依赖于病理组织学检查。萎缩的肉眼与病理之符合率仅为38%~78%,这与萎缩或肠化甚至幽门螺杆菌的分布都是非均匀的,或者说多灶性萎缩性胃炎的胃黏膜萎缩呈灶状分布有关。当然,只要病理活检发现有萎缩,就可诊断为萎缩性胃炎。但如果未能发现萎缩,却不能轻易排除之。如果不取足够多的标本或者内镜医师并未在病变最重部位活检,则势必可能遗漏病灶。反之,当在糜烂或溃疡边缘的组织活检时,即使病理发现了萎缩,却不能简单地视为萎缩性胃炎,这是因为活检组织太浅、组织包埋方向不当等因素均可影响萎缩的判断。还有,根除幽门螺杆菌可使胃黏膜活动性炎症消退,慢性炎症程度减轻。一些因素可影响结果的判断,如:①活检部位的差异。②幽门螺杆菌感染时胃黏膜大量炎症细胞浸润,形如萎缩;但根除幽门螺杆菌后胃黏膜炎症细胞消退,黏膜萎缩、肠化可望恢复。然而在胃镜活检取材多少问题上,病理学家的要求与内镜医师出现了矛盾。从病理组织学观点来看,5 块或更多则有利于组织学的准确判断,然而就内镜医师而言,考虑到患者的医疗费用,主张 2~3 块即可。

(二)幽门螺杆菌检测

活组织病理学检查时可同时检测幽门螺杆菌,并可在内镜检查时多取 1 块组织做快速尿素酶检查以增加诊断的可靠性。其他检查幽门螺杆菌的方法:①胃黏膜直接涂片或组织切片,然后以 Gram 或 Giemsa 或 Warthin-Starry 银染色(经典方法),甚至 HE 染色,免疫组化染色则有助于检测球形幽门螺杆菌。②细菌培养为金标准。需特殊培养基和微需氧环境,培养时间 3~7 天,阳性率可能不高但特异性高,且可做药物敏感试验。③血清幽门螺杆菌抗体测定,多在流行病学调查时用。④尿素呼吸试验,是一种非侵入性诊断法,口服^{13}C或^{14}C标记的尿素后,检测患者呼气中的$^{13}CO_2$或$^{14}CO_2$量,结果准确。⑤聚合酶链反应法(PCR 法),能特异地检出不同来源标本中的幽门螺杆菌。

根除幽门螺杆菌治疗后,可在胃镜复查时重复上述检查,亦可采用非侵入性检查手段,如^{13}C或^{14}C尿素呼气试验、粪便幽门螺杆菌抗原检测及血清学检查。

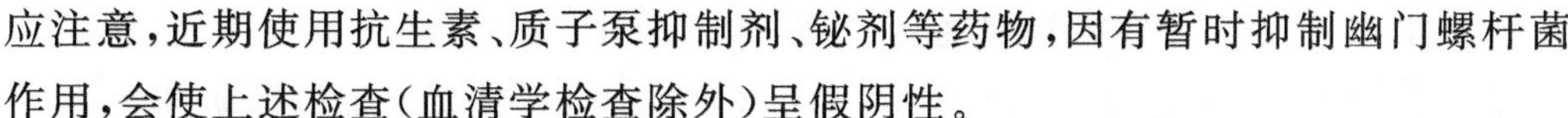

应注意，近期使用抗生素、质子泵抑制剂、铋剂等药物，因有暂时抑制幽门螺杆菌作用，会使上述检查（血清学检查除外）呈假阴性。

（三）X 线钡剂检查

主要采用可以很好地显示胃黏膜相的气钡双重造影。对于萎缩性胃炎，常常可见胃皱襞相对平坦和减少。但依靠 X 线诊断慢性胃炎价值不如胃镜和病理组织学。

（四）实验室检查

1.胃酸分泌功能测定

非萎缩性胃炎胃酸分泌常正常，有时可以增高。萎缩性胃炎病变局限于胃窦时，胃酸可正常或低酸，低酸是由于泌酸细胞数量减少和 H^+ 向胃壁反弥散所致。测定基础酸排出量（BAO）及注射组胺或五肽胃泌素后，测定最大酸排出量（MAO）和高峰酸排出量（PAO）以判断胃泌酸功能，有助于萎缩性胃炎的诊断及指导临床治疗。A 型慢性萎缩性胃炎患者多无酸或低酸，B 型慢性萎缩性胃炎患者可正常或低酸，往往在给予酸分泌刺激药后，也不见胃液和胃酸分泌。

2.胃蛋白酶原（PG）测定

胃体黏膜萎缩时血清 PGⅠ水平及 PGⅠ/Ⅱ比例下降，严重时可伴餐后血清 G-17 水平升高；胃窦黏膜萎缩时餐后血清 G-17 水平下降，严重时可伴 PGⅠ水平及 PGⅠ/Ⅱ比例下降。然而，这主要是一种统计学上的差异（图 3-1）。

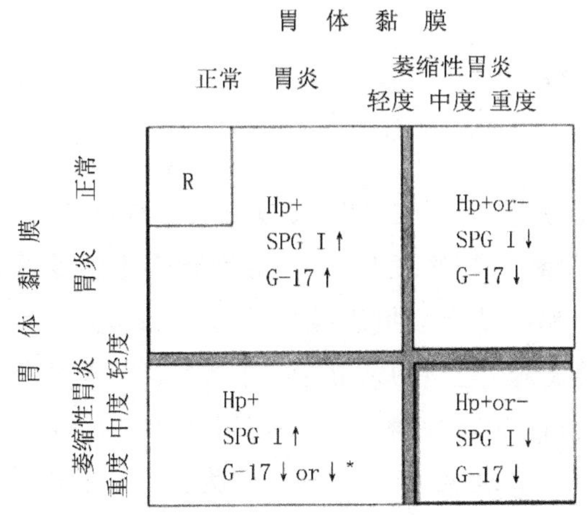

Hp：幽门螺杆菌；*：G-17对刺激无反应；SPGI：血清PG Ⅰ；G-17：血清胃泌素-17。

图 3-1 胃蛋白酶原测定

日本学者发现无症状胃癌患者，本法 85%阳性，PG Ⅰ 或比值降低者，推荐进一步胃镜检查，以检出伴有萎缩性胃炎的胃癌。该试剂盒用于诊断萎缩性胃炎和判断胃癌倾向在欧洲国家应用要多于我国。

3.血清胃泌素测定

如果以放射免疫法检测血清胃泌素，则正常值应低于 8 pmol/L(100 pg/mL)。慢性萎缩性胃炎胃体为主者，因壁细胞分泌胃酸缺乏、反馈性地 G 细胞分泌胃泌素增多，致胃泌素中度升高。特别是当伴有恶性贫血时，该值可达 80 pmol/L(1 000 pg/mL)或更高。注意此时要与胃泌素瘤相鉴别，后者是高胃酸分泌。慢性萎缩性胃炎以胃窦为主时，空腹血清胃泌素正常或降低。

4.自身抗体

血清 PCA 和 IFA 阳性对诊断慢性胃体萎缩性胃炎有帮助，尽管血清 IFA 阳性率较低，但胃液中 IFA 的阳性，则十分有助于恶性贫血的诊断。

5.血清维生素 B_{12} 浓度和维生素 B_{12} 吸收试验

慢性胃体萎缩性胃炎时，维生素 B_{12} 缺乏，常低于 200 ng/L。维生素 B_{12} 吸收试验(Schilling 试验)能检测维生素 B_{12} 在末端回肠吸收情况且可与回盲部疾病和严重肾功能障碍相鉴别。同时服用 ^{58}Co 和 ^{57}Co(加有内因子)标记的氰钴素胶囊。此后收集 24 小时尿液。如两者排出率均>10%则正常，若尿中 ^{58}Co 排出率<10%，而 ^{57}Co 的排出率正常则常提示恶性贫血；而两者均降低的常常是回盲部疾病或者肾衰竭者。

六、诊断和鉴别诊断

(一)诊断

鉴于多数慢性胃炎患者无任何症状，或即使有症状也缺乏特异性，且缺乏特异性体征，因此根据症状和体征难以作出慢性胃炎的正确诊断。慢性胃炎的确诊主要依赖于内镜检查和胃黏膜活检组织学检查，尤其是后者的诊断价值更大。

按照悉尼胃炎系统要求，完整的诊断应包括病因、部位和形态学 3 方面。例如，诊断为以胃窦为主慢性活动性幽门螺杆菌胃炎和 NSAIDs 相关性胃炎。当胃窦和胃体炎症程度相差 2 级及以上时，加上“为主”修饰词，如“慢性(活动性)胃炎，以胃窦为主”。当然这些诊断结论最好是在病理报告后给出，实际的临床工作中，胃镜医师可根据胃镜下表现给予初步诊断。病理诊断则主要根据新悉尼胃炎系统，如图 3-2 所示。

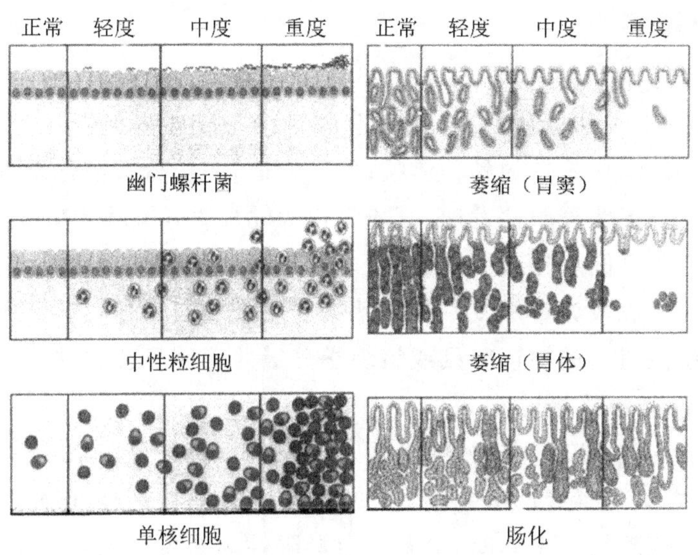

图 3-2 新悉尼胃炎系统

对于自身免疫性胃炎诊断，要予以足够的重视。因为胃体活检者甚少，或者很少开展 PCA 和 IFA 的检测，诊断该病者很少。为此，如果遇到以全身衰弱和贫血为主要表现，而上消化道症状往往不明显者，应做血清胃泌素测定和/或胃液分析，异常者进一步做维生素 B_{12} 吸收试验，血清维生素 B_{12} 浓度测定可获确诊。注意不能仅仅凭活检组织学诊断本病，特别是标本数少时，这是因为幽门螺杆菌感染性胃炎后期，胃窦肠化，幽门螺杆菌上移，胃体炎症变得显著，可与自身免疫性胃炎表现相重叠，但后者胃窦黏膜的变化很轻微。另外，淋巴细胞性胃炎也可出现类似情况，而其并无泌酸腺萎缩。

A 型、B 型萎缩性胃炎特点见表 3-1。

表 3-1 A 型和 B 型慢性萎缩性胃炎的鉴别

项目	A 型慢性萎缩性胃炎	B 型慢性萎缩性胃炎
部位 胃窦	正常	萎缩
胃体	弥漫性萎缩	多然性
血清胃泌素	明显升高	不定，可以降低或不变
胃酸分泌	降低	降低或正常
自身免疫抗体(内因子抗体和壁细胞抗体)阳性率	90%	10%
恶性贫血发生率	90%	10%
可能的病因	自身免疫，遗传因素	幽门螺杆菌、化学损伤

(二)鉴别诊断

1.功能性消化不良

《中国慢性胃炎共识意见》将消化不良症状与慢性胃炎做了对比:一方面慢性胃炎患者可有消化不良的各种症状;另一方面,一部分有消化不良症状者如果胃镜和病理检查无明显阳性发现,可能仅仅为功能性消化不良。当然,少数功能性消化不良患者可同时伴有慢性胃炎。这样在慢性胃炎与消化不良症状功能性消化不良之间形成较为错综复杂的关系。但一般说来,消化不良症状的有无和严重程度与慢性胃炎的内镜所见或组织学分级并无明显相关性。

2.早期胃癌和胃溃疡

几种疾病的症状有重叠或类似,但胃镜及病理检查可鉴别。重要的是,如遇到黏膜糜烂,尤其是隆起性糜烂,要多取活检和及时复查,以排除早期胃癌。这是因为即使是病理组织学诊断,也有一定局限性。主要原因:①胃黏膜组织学变化易受胃镜检查前夜的食物(如某些刺激性食物加重黏膜充血)性质、被检查者近日是否吸烟、胃镜操作者手法的熟练程度、患者恶心反应等诸种因素影响。②活检是点的调查,而慢性胃炎病变程度在整个黏膜面上并非一致,要多点活检才能进行全面估计,判断治疗效果时,尽量在黏膜病变较重的区域或部位活检,如为治疗前后比较,则应在相同或相近部位活检。③病理诊断易受病理医师主观经验的影响。

3.慢性胆囊炎与胆石症

其与慢性胃炎症状十分相似,同时并存者亦较多。对于中年女性诊断慢性胃炎时,要仔细询问病史,必要时行胆囊B超检查,以了解胆囊情况。

4.其他

慢性肝炎和慢性胰腺疾病等,也可出现与慢性胃炎类似症状,在详询病史后,行必要的影像学检查和特异的实验室检查。

七、预后

慢性萎缩性胃炎常合并肠化。慢性萎缩性胃炎绝大多数预后良好,少数可癌变,其癌变率为1%~3%。目前认为,慢性萎缩性胃炎若早期发现,及时积极治疗,病变部位萎缩的腺体是可以恢复的,其可转化为非萎缩性胃炎或被治愈,改变了以往人们对慢性萎缩性胃炎不可逆转的认识。根据萎缩性胃炎每年的癌变率为0.5%~1.0%,那么,胃镜和病理检查的随访间期定位多长才既提高早期胃癌的诊断率,又方便患者和符合医药经济学要求,也一直是不同地区和不同学者分歧较大的问题。在我国，城市和乡村有不同胃癌发生率和医疗条件差异。如果纯粹从疾病进展和预防角度考虑，一般认为，不伴有肠化和异型增生的萎缩性胃炎可 1～2 年做内镜和病理随访 1 次；活检有中重度萎缩伴有肠化的萎缩性胃炎 1 年左右随访 1 次；伴有轻度异型增生并剔除取于癌旁者，根据内镜和临床情况缩短至 6～12 个月随访 1 次；而重度异型增生者需立即复查胃镜和病理，必要时手术治疗或内镜下局部治疗。

八、治疗

慢性非萎缩性胃炎的治疗目的是缓解消化不良症状和改善胃黏膜炎症。治疗应尽可能针对病因，遵循个体化原则。消化不良症状的处理与功能性消化不良相同。无症状、幽门螺杆菌阴性的非萎缩性胃炎无须特殊治疗。

（一）一般治疗

慢性萎缩性胃炎患者，不论其病因如何，均应戒烟、忌酒，避免使用损害胃黏膜的药物如 NSAIDs 等，避免食用对胃黏膜有刺激性的食物和饮品，如过于酸、甜、咸、辛辣和过热、过冷食物，浓茶、咖啡等。饮食宜规律，少吃油炸、烟熏、腌制食物，不食腐烂变质的食物，多吃新鲜蔬菜和水果，所食食品要新鲜并富有营养，保证有足够的蛋白质、维生素（如维生素 C 和叶酸等）及铁摄入，精神上乐观，生活要规律。

（二）针对病因或发病机制的治疗

1.根除幽门螺杆菌

慢性非萎缩性胃炎的主要症状为消化不良，其症状应归属于功能性消化不良范畴。目前，国内外均推荐对幽门螺杆菌阳性的功能性消化不良行根除治疗。因此，有消化不良症状的幽门螺杆菌阳性慢性非萎缩性胃炎患者均应根除幽门螺杆菌。另外，如果伴有胃黏膜糜烂，也该根除幽门螺杆菌。大量研究结果表明，根除幽门螺杆菌可使胃黏膜组织学得到改善，对预防消化性溃疡和胃癌等有重要意义，对改善或消除消化不良症状具有费用-疗效比优势。

2.保护胃黏膜

关于胃黏膜屏障功能的研究由来已久。1964 年，美国密歇根大学 Horace Willard Davenport 博士首次提出“胃黏膜具有阻止 H^+ 自胃腔向黏膜内扩散的屏障作用”。1975 年，美国密歇根州 Upjohn 公司的Robert博士发现前列腺素可明显防止或减轻 NSAIDs 和应激等对胃黏膜的损伤，其效果呈剂量依赖性。从而提出细胞保护的概念。1996 年，加拿大的 Wallace 教授较全面阐述胃黏膜屏障，根据解剖和功能将胃黏膜的防御修复分为5个层次——黏液-HCO_3^- 屏障、单层柱状上皮屏障、胃黏膜血流量、免疫细胞-炎症反应和修复重建因子作用等。至关重要的上皮屏障主要包括胃上皮细胞顶膜能抵御高浓度酸、胃上皮细胞之间紧密连接、胃上皮抗原呈递，免疫探及并限制潜在有害物质，并且它们大约每72小时完全更新一次。这说明它起着关键作用。

近年来，有关前列腺素和胃黏膜血流量等成为胃黏膜保护领域的研究热点。这与NSAIDs药物的广泛应用带来的不良反应日益引起学者的重视有关。美国加州大学戴维斯分校的Tarnawski教授的研究显示，前列腺素保护胃黏膜抵抗致溃疡及致坏死因素损害的机制不仅是抑制胃酸分泌。当然表皮生长因子(EGF)、碱性成纤维生长因子(bFGF)和血管内皮生长因子(VEGF)及热休克蛋白等都是重要的黏膜保护因子，在抵御黏膜损害中起重要作用。

然而，当机体遇到有害因素强烈攻击时，仅依靠自身的防御修复能力是不够的，强化黏膜防卫能力，促进黏膜的修复是治疗胃黏膜损伤的重要环节之一。具有保护和增强胃黏膜防御功能或者防止胃黏膜屏障受到损害的一类药物统称为胃黏膜保护药。包括铝碳酸镁、硫糖铝、胶体铋剂、地诺前列酮、替普瑞酮、吉法酯、谷氨酰胺类、瑞巴派特等药物。另外，吉法酯能增加胃黏膜更新，提高细胞再生能力，增强胃黏膜对胃酸的抵抗能力，达到保护胃黏膜作用。

3.抑制胆汁反流

促动力药如多潘立酮，可防止或减少胆汁反流；胃黏膜保护药，特别是有结合胆酸作用的铝碳酸镁制剂，可增强胃黏膜屏障、结合胆酸，从而减轻或消除胆汁反流所致的胃黏膜损害；考来烯胺可络合反流至胃内的胆盐，防止胆汁酸破坏胃黏膜屏障，方法为每次3～4 g，每天3～4次。

(三)对症处理

消化不良症状的治疗由于临床症状与慢性非萎缩性胃炎之间并不存在明确关系，因此症状治疗事实上属于功能性消化不良的经验性治疗。慢性胃炎伴胆汁反流者可应用促动力药(如多潘立酮)和/或有结合胆酸作用的胃黏膜保护药(如铝碳酸镁制剂)。

(1)有胃黏膜糜烂和/或以反酸、上腹痛等症状为主者，可根据病情或症状严重程度选用抗酸药、H_2 受体阻滞剂或质子泵抑制剂。

(2)促动力药如多潘立酮、马来酸曲美布汀、莫沙必利、盐酸伊托必利，主要适用于上腹饱胀、恶心或呕吐等为主要症状者。

(3)胃黏膜保护药如硫糖铝、瑞巴派特、替普瑞酮、吉法酯、依卡倍特，适用于有胆汁反流、胃黏膜损害和/或症状明显者。

(4)抗抑郁药或抗焦虑治疗:可用于有明显精神因素的慢性胃炎伴消化不良症状患者,同时应给予耐心解释或心理治疗。

(5)助消化治疗:对于伴有腹胀、食欲缺乏等消化不良症而无明显上述胃灼热、反酸、上腹饥饿痛症状者,可选用含有胃酶、胰酶和肠酶等复合酶制剂治疗。

(6)其他对症治疗:包括解痉止痛、止吐、改善贫血等。

(7)对于贫血,若为缺铁,应补充铁剂。大细胞性贫血者根据维生素 B_{12} 或叶酸缺乏分别给予补充。

第三节 消化性溃疡

消化性溃疡主要指发生在胃和十二指肠的慢性溃疡,即胃溃疡和十二指肠溃疡,因溃疡形成与胃酸/胃蛋白酶的消化作用有关而得名。溃疡的黏膜缺损超过黏膜肌层,不同于糜烂。

一、流行病学

消化性溃疡是全球性常见病。西方国家资料显示,自 20 世纪 50 年代以后,消化性溃疡发病率呈下降趋势。我国临床统计资料提示,消化性溃疡患病率在近十多年来亦开始呈下降趋势。本病可发生于任何年龄,但中年最为常见,十二指肠溃疡多见于青壮年,而胃溃疡多见于中老年,后者发病高峰比前者约迟 10 年。男性患病比女性较多。临床上十二指肠溃疡比胃溃疡为多见,两者之比为(2～3)∶1,但有地区差异,在胃癌高发区胃溃疡所占的比例有增加。

二、病因和发病机制

在正常生理情况下,胃十二指肠黏膜经常接触有强侵蚀力的胃酸和在酸性环境下被激活、能水解蛋白质的胃蛋白酶。此外,还经常受摄入的各种有害物质的侵袭,但却能抵御这些侵袭因素的损害,维持黏膜的完整性,这是因为胃十二指肠黏膜具有一系列防御和修复机制。目前认为,胃十二指肠黏膜的这一完善而有效的防御和修复机制,足以抵抗胃酸/胃蛋白酶的侵蚀。一般而言,只有当某些因素损害了这一机制才可能发生胃酸/胃蛋白酶侵蚀黏膜而导致溃疡形成。近年的研究已经明确,幽门螺杆菌和 NSAIDs 是损害胃十二指肠黏膜屏障从而导致消化性溃疡发病的最常见病因。少见的特殊情况，当过度胃酸分泌远远超过黏膜的防御和修复作用也可能导致消化性溃疡发生。现将这些病因及其导致溃疡发生的机制分述如下。

(一)幽门螺杆菌

确认幽门螺杆菌为消化性溃疡的重要病因主要基于两方面的证据：①消化性溃疡患者的幽门螺杆菌检出率显著高于对照组的普通人群，在十二指肠溃疡的检出率约为90%、胃溃疡为70%～80%(幽门螺杆菌阴性的消化性溃疡患者往往能找到NSAIDs服用史等其他原因)；②大量临床研究肯定，成功根除幽门螺杆菌后溃疡复发率明显下降，用常规抑酸治疗后愈合的溃疡年复发率为50%～70%，而根除幽门螺杆菌可使溃疡复发率降至5%以下，这就表明去除病因后消化性溃疡可获治愈。至于为什么在感染幽门螺杆菌的人群中仅有少部分人(约15%)发生消化性溃疡，一般认为，这是幽门螺杆菌、宿主和环境因素三者相互作用的不同结果。

幽门螺杆菌感染导致消化性溃疡发病的确切机制尚未阐明。目前比较普遍接受的一种假说试图将幽门螺杆菌、宿主和环境3个因素在十二指肠溃疡发病中的作用统一起来。该假说认为，胆酸对幽门螺杆菌生长具有强烈的抑制作用，因此正常情况下幽门螺杆菌无法在十二指肠生存，十二指肠球部酸负荷增加是十二指肠溃疡发病的重要环节，因为酸可使结合胆酸沉淀，从而有利于幽门螺杆菌在十二指肠球部生长。幽门螺杆菌只能在胃上皮组织定植，因此在十二指肠球部存活的幽门螺杆菌只有当十二指肠球部发生胃上皮化生才能定植下来，而据认为十二指肠球部的胃上皮化生是十二指肠对酸负荷的一种代偿反应。十二指肠球部酸负荷增加的原因，一方面与幽门螺杆菌感染引起慢性胃窦炎有关，幽门螺杆菌感染直接或间接作用于胃窦D、G细胞，削弱了胃酸分泌的负反馈调节，从而导致餐后胃酸分泌增加；另一方面，吸烟、应激和遗传等因素均与胃酸分泌增加有关。定植在十二指肠球部的幽门螺杆菌引起十二指肠炎症，炎症削弱了十二指肠黏膜的防御和修复功能，在胃酸/胃蛋白酶的侵蚀下最终导致十二指肠溃疡发生。十二指肠炎症同时导致十二指肠黏膜分泌碳酸氢盐减少，间接增加十二指肠的酸负荷，进一步促进十二指肠溃疡的发生和发展过程。

对幽门螺杆菌引起胃溃疡的发病机制研究较少，一般认为是幽门螺杆菌感染引起的胃黏膜炎症削弱了胃黏膜的屏障功能，胃溃疡好发于非泌酸区与泌酸区交界处的非泌酸区侧，反映了胃酸对屏障受损的胃黏膜的侵蚀作用。

(二)NSAIDs

NSAIDs是引起消化性溃疡的另一个常见病因。大量研究资料显示,服用NSAIDs患者发生消化性溃疡及其并发症的危险性显著高于普通人群。临床研究显示,在长期服用NSAIDs患者中有10%~25%可发现胃或十二指肠溃疡,有1%~4%的患者发生出血、穿孔等溃疡并发症。NSAIDs引起的溃疡以胃溃疡多见。溃疡形成及其并发症发生的危险性除与服用NSAIDs种类、剂量、疗程有关外,尚与高龄、同时服用抗凝血药、糖皮质激素等因素有关。

NSAIDs通过削弱黏膜的防御和修复功能而导致消化性溃疡发病,损害作用包括局部作用和系统作用两方面,系统作用是主要致溃疡机制,主要是通过抑制环氧合酶(COX)而起作用。COX是花生四烯酸合成前列腺素的关键限速酶,COX有2种异构体,即结构型COX-1和诱生型COX-2。COX-1在组织细胞中恒量表达,催化生理性前列腺素合成而参与机体生理功能调节;COX-2主要在病理情况下由炎症刺激诱导产生,促进炎症部位前列腺素的合成。传统的NSAIDs如阿司匹林、吲哚美辛等旨在抑制COX-2而减轻炎症反应,但特异性差,同时抑制了COX-1,导致胃肠黏膜生理性前列腺素E合成不足。后者通过增加黏液和碳酸氢盐分泌、促进黏膜血流增加、细胞保护等作用在维持黏膜防御和修复功能中起重要作用。

NSAIDs和幽门螺杆菌是引起消化性溃疡发病的2个独立因素,至于两者是否有协同作用则尚无定论。

(三)胃酸和胃蛋白酶

消化性溃疡的最终形成是由于胃酸/胃蛋白酶对黏膜自身消化所致。因胃蛋白酶活性是pH依赖性的,在pH>4时便失去活性,因此在探讨消化性溃疡发病机制和治疗措施时主要考虑胃酸。无酸情况下,罕有溃疡发生及抑制胃酸分泌药物能促进溃疡愈合的事实均确证胃酸在溃疡形成过程中的决定性作用,是溃疡形成的直接原因。胃酸的这一损害作用一般只有在正常黏膜防御和修复功能遭受破坏时才能发生。

十二指肠溃疡患者中约有1/3存在五肽胃泌素刺激的最大酸排出量(MAO)增高,其余患者MAO多在正常高值,十二指肠溃疡患者胃酸分泌增高的可能因素及其在十二指肠溃疡发病中的间接及直接作用已如前述。胃溃疡患者基础酸排出量(BAO)及MAO多属正常或偏低。对此,可能解释为胃溃疡患者多伴多灶萎缩性胃炎,因而胃体壁细胞泌酸功能已受影响,而十二指肠溃疡患者多为慢性胃窦炎，胃体黏膜未受损或受损轻微因而仍能保持旺盛的泌酸能力。少见的特殊情况如胃泌素瘤患者，极度增加的胃酸分泌的攻击作用远远超过黏膜的防御作用，而成为溃疡形成的起始因素。近年来非幽门螺杆菌、非 NSAIDs 也非胃泌素瘤相关的消化性溃疡报道有所增加，这类患者病因未明，是否与高酸分泌有关尚有待研究。

(四)其他因素

下列因素与消化性溃疡发病有不同程度的关系。

1.吸烟

吸烟者消化性溃疡发生率比不吸烟者高，吸烟影响溃疡愈合和促进溃疡复发。吸烟影响溃疡形成和愈合的确切机制未明，可能与吸烟增加胃酸分泌、减少十二指肠及胰腺碳酸氢盐分泌、影响胃十二指肠协调运动、黏膜损害性氧自由基增加等因素有关。

2.遗传

遗传因素曾一度被认为是消化性溃疡发病的重要因素，但随着幽门螺杆菌在消化性溃疡发病中的重要作用得到认识，遗传因素的重要性受到挑战。例如，消化性溃疡的家族史可能是幽门螺杆菌感染的家庭聚集现象；O 型血胃上皮细胞表面表达更多黏附受体而有利于幽门螺杆菌定植。因此，遗传因素的作用尚有待进一步研究。

3.急性应激

急性应激可引起应激性溃疡已是共识。但在慢性溃疡患者，情绪应激和心理障碍的致病作用却无定论。临床观察发现长期精神紧张、过劳，确实易使溃疡发作或加重，但这多在慢性溃疡已经存在时发生，因此情绪应激可能主要起诱因作用，通过神经-内分泌途径影响胃十二指肠分泌、运动和黏膜血流的调节。

4.胃十二指肠运动异常

研究发现，部分十二指肠溃疡患者胃排空增快，这可使十二指肠球部酸负荷增大；部分胃溃疡患者有胃排空延迟，这可增加十二指肠液反流入胃，加重胃黏膜屏障损害。但目前认为，胃肠运动障碍不大可能是原发病因，但可加重幽门螺杆菌或 NSAIDs 对黏膜的损害。

概言之，消化性溃疡是一种多因素疾病，其中幽门螺杆菌感染和服用 NSAIDs 是已知的主要病因，溃疡发生是黏膜侵袭因素和防御因素失平衡的结果，胃酸在溃疡形成中起关键作用。

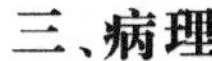

三、病理

十二指肠溃疡发生在球部，前壁比较常见；胃溃疡多在胃角和胃窦小弯。组织学上，胃溃疡大多发生在幽门腺区（胃窦）与泌酸腺区（胃体）交界处的幽门腺区一侧。幽门腺区黏膜可随年龄增长而扩大（假幽门腺化和/或肠化），使其与泌酸腺区之交界线上移，故老年患者胃溃疡的部位多较高。溃疡一般为单个，也可多个，呈圆形或椭圆形。十二指肠溃疡直径多＜10 mm，胃溃疡要比十二指肠溃疡稍大。亦可见到直径＞2 cm 的巨大溃疡。溃疡边缘光整、底部洁净，由肉芽组织构成，上面覆盖有灰白色或灰黄色纤维渗出物。活动性溃疡周围黏膜常有炎症、水肿。溃疡浅者累及黏膜肌层，深者达肌层甚至浆膜层，溃破血管时引起出血，穿破浆膜层时引起穿孔。溃疡愈合时周围黏膜炎症、水肿消退，边缘上皮细胞增生覆盖溃疡面，其下的肉芽组织纤维转化，变为瘢痕，瘢痕收缩使周围黏膜皱襞向其集中。

四、临床表现

上腹痛是消化性溃疡的主要症状，但部分患者可无症状或症状较轻以至不为患者所注意，而以出血、穿孔等并发症为首发症状。典型的消化性溃疡有如下临床特点：①慢性过程，病史可达数年至数十年；②周期性发作，发作与自发缓解相交替，发作期可为数周或数月，缓解期亦长短不一，短者数周、长者数年；发作常有季节性，多在秋冬或冬春之交发病，可因精神情绪不良或过劳而诱发；③发作时上腹痛呈节律性，表现为空腹痛，即餐后 2～4 小时和/或午夜痛，腹痛多为进食或服用抗酸药所缓解，典型节律性表现在十二指肠溃疡多见。

（一）症状

上腹痛为主要症状，性质多为灼痛，亦可为钝痛、胀痛、剧痛或饥饿样不适感。多位于中上腹，可偏右或偏左。一般为轻至中度持续性痛。疼痛常有典型的节律性。腹痛多在进食或服用抗酸药后缓解。

部分患者无上述典型表现的疼痛，而仅表现为无规律性的上腹隐痛或不适。具或不具典型疼痛者均可伴有反酸、嗳气、上腹胀等症状。

（二）体征

溃疡活动时上腹部可有局限性轻压痛，缓解期无明显体征。

五、特殊类型的消化性溃疡

(一)复合溃疡

复合溃疡指胃和十二指肠同时发生的溃疡。十二指肠溃疡往往先于胃溃疡出现。幽门梗阻发生率较高。

(二)幽门管溃疡

幽门管位于胃远端,与十二指肠交界,长约 2 cm。幽门管溃疡与十二指肠溃疡相似,胃酸分泌量一般较高。幽门管溃疡上腹痛的节律性不明显,对药物治疗反应较差,呕吐较多见,较易发生幽门梗阻、出血和穿孔等并发症。

(三)球后溃疡

十二指肠溃疡大多发生在十二指肠球部,发生在球部远段十二指肠的溃疡称球后溃疡。多发生在十二指肠乳头的近端。具有十二指肠溃疡的临床特点,但午夜痛及背部放射痛多见,对药物治疗反应较差,较易并发出血。

(四)巨大溃疡

巨大溃疡指直径＞2 cm 的溃疡。对药物治疗反应较差、愈合时间较慢,易发生慢性穿透或穿孔。胃的巨大溃疡注意与恶性溃疡鉴别。

(五)老年消化性溃疡

近年,老年人发生消化性溃疡的报道增多。临床表现多不典型,胃溃疡多位于胃体上部甚至胃底部,溃疡常较大,易误诊为胃癌。

(六)无症状性溃疡

约 15%的消化性溃疡患者可无症状,而以出血、穿孔等并发症为首发症状。可见于任何年龄,以老年人较多见;NSAIDs 引起的溃疡近半数无症状。

六、实验室和其他检查

(一)胃镜检查

胃镜检查是确诊消化性溃疡首选的检查方法。胃镜检查不仅可对胃十二指肠黏膜直接观察、摄像,还可在直视下取活组织做病理学检查及幽门螺杆菌检测。因此,胃镜检查对消化性溃疡的诊断及胃良、恶性溃疡鉴别诊断的准确性高于 X 线钡餐检查。例如,在溃疡较小或较浅时钡餐检查有可能漏诊;钡餐检查发现十二指肠球部畸形可有多种解释;活动性上消化道出血是钡餐检查的禁忌证;胃的良、恶性溃疡鉴别必须由活组织检查来确定。

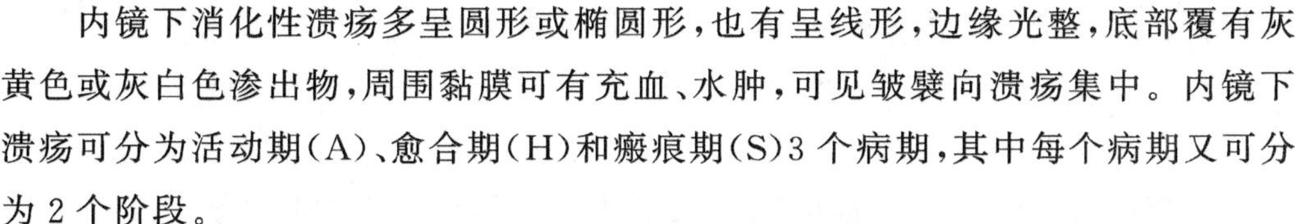
内镜下消化性溃疡多呈圆形或椭圆形，也有呈线形，边缘光整，底部覆有灰黄色或灰白色渗出物，周围黏膜可有充血、水肿，可见皱襞向溃疡集中。内镜下溃疡可分为活动期(A)、愈合期(H)和瘢痕期(S)3个病期，其中每个病期又可分为2个阶段。

(二)X线钡餐检查

适用于对胃镜检查有禁忌或不愿接受胃镜检查者。溃疡的X线征象有直接和间接2种：龛影是直接征象，对溃疡有确诊价值；局部压痛、十二指肠球部激惹和球部畸形、胃大弯侧痉挛性切迹均为间接征象，仅提示可能有溃疡。

(三)幽门螺杆菌检测

幽门螺杆菌检测应列为消化性溃疡诊断的常规检查项目，因为有无幽门螺杆菌感染决定治疗方案的选择。检测方法分为侵入性和非侵入性两大类。前者需通过胃镜检查取胃黏膜活组织进行检测，主要包括快速尿素酶试验、组织学检查和幽门螺杆菌培养；后者主要有^{13}C或^{14}C尿素呼气试验、粪便幽门螺杆菌抗原检测及血清学检查(定性检测血清抗幽门螺杆菌IgG抗体)。

快速尿素酶试验是侵入性检查的首选方法，操作简便、费用低。组织学检查可直接观察幽门螺杆菌，与快速尿素酶试验结合，可提高诊断准确率。幽门螺杆菌培养技术要求高，主要用于科研。^{13}C或^{14}C尿素呼气试验检测幽门螺杆菌敏感性及特异性高而无须胃镜检查，可作为根除治疗后复查的首选方法。

应注意，近期应用抗生素、质子泵抑制剂、铋剂等药物，因有暂时抑制幽门螺杆菌作用，会使上述检查(血清学检查除外)呈假阴性。

(四)胃液分析和血清促胃液素测定

一般仅在疑有胃泌素瘤时作鉴别诊断之用。

七、诊断和鉴别诊断

慢性病程、周期性发作的节律性上腹疼痛，且上腹痛可为进食或抗酸药所缓解的临床表现是诊断消化性溃疡的重要临床线索。但应注意，一方面，有典型溃疡样上腹痛症状者不一定是消化性溃疡；另一方面，部分消化性溃疡患者症状可不典型甚至无症状。因此，单纯依靠病史难以作出可靠诊断。本病确诊有赖于胃镜检查。X线钡餐检查发现龛影亦有确诊价值。

鉴别诊断本病主要临床表现为慢性上腹痛，当仅有病史和体检资料时，需与其他有上腹痛症状的疾病如肝、胆、胰、肠疾病和胃的其他疾病相鉴别。功能性消化不良临床常见且临床表现与消化性溃疡相似，应注意鉴别。如做胃镜检查，可确定有无胃十二指肠溃疡存在。

胃镜检查如见胃十二指肠溃疡，应注意与引起胃十二指肠溃疡的少见特殊病因或以溃疡为主要表现的胃十二指肠肿瘤鉴别。其中，与胃癌、胃泌素瘤的鉴别要点如下。

(一)胃癌

内镜或X线检查见到胃的溃疡，必须进行良性溃疡(胃溃疡)与恶性溃疡(胃癌)的鉴别。Ⅲ型(溃疡型)早期胃癌单凭内镜所见与良性溃疡鉴别有困难，放大内镜和染色内镜对鉴别有帮助，但最终必须依靠直视下取活组织检查鉴别。恶性溃疡的内镜特点：①溃疡形状不规则，一般较大；②底凹凸不平、苔污秽；③边缘呈结节状隆起；④周围皱襞中断；⑤胃壁僵硬、蠕动减弱(X线钡餐检查亦可见上述相应的X线征)。活组织检查可以确诊，但必须强调，对于怀疑胃癌而一次活检阴性者，必须在短期内复查胃镜进行再次活检；即使内镜下诊断为良性溃疡且活检阴性，仍有漏诊胃癌的可能，因此对初诊为胃溃疡者，必须在完成正规治疗的疗程后进行胃镜复查，胃镜复查溃疡缩小或愈合不是鉴别良、恶性溃疡的最终依据，必须重复活检加以证实。

(二)胃泌素瘤

该病亦称Zollinger-Ellison综合征，由胰腺非β细胞瘤分泌大量胃泌素所致。肿瘤往往很小(直径<1 cm)，生长缓慢，半数为恶性。大量胃泌素可刺激壁细胞增生，分泌大量胃酸，使上消化道经常处于高酸环境，导致胃十二指肠球部和不典型部位(十二指肠降段、横段、甚或空肠近端)发生多发性溃疡。胃泌素瘤与普通消化性溃疡的鉴别要点是该病溃疡发生于不典型部位，具难治性特点，有过高胃酸分泌(BAO和MAO均明显升高，且BAO/MAO>60%)及高空腹血清胃泌素。

八、并发症

(一)出血

溃疡侵蚀外周血管可引起出血。出血是消化性溃疡最常见的并发症，也是上消化道大出血最常见的病因(约占所有病因的50%)。

(二)穿孔

溃疡病灶向深部发展穿透浆膜层则并发穿孔。溃疡穿孔临床上可分为急性、亚急性和慢性3种类型,以第一种常见。急性穿孔的溃疡常位于十二指肠前壁或胃前壁,发生穿孔后胃肠的内容物漏入腹腔而引起急性腹膜炎。十二指肠或胃后壁的溃疡深至浆膜层时已与邻近的组织或器官发生粘连,穿孔时胃肠内容物不流入腹腔,称为慢性穿孔,又称为穿透性溃疡。这种穿透性溃疡改变了腹痛规律,变得顽固而持续,疼痛常放射至背部。邻近后壁的穿孔或游离穿孔较小,只引起局限性腹膜炎时称亚急性穿孔,症状较急性穿孔轻而体征较局限,且易漏诊。

(三)幽门梗阻

幽门梗阻主要是由十二指肠溃疡或幽门管溃疡引起。溃疡急性发作时可因炎症水肿和幽门部痉挛而引起暂时性梗阻,可随炎症的好转而缓解;慢性梗阻主要由于瘢痕收缩而呈持久性。幽门梗阻临床表现为餐后上腹饱胀、上腹疼痛加重,伴有恶心、呕吐,大量呕吐后症状可以改善,呕吐物含发酵酸性宿食。严重呕吐可致失水和低氯、低钾性碱中毒,可发生营养不良和体重减轻。体检可见胃型和胃蠕动波,清晨空腹时检查胃内有振水声。进一步做胃镜或X线钡剂检查可确诊。

(四)癌变

少数胃溃疡可发生癌变,十二指肠溃疡则否。胃溃疡癌变发生于溃疡边缘,据报道癌变率在1%左右。长期慢性胃溃疡病史、年龄在45岁以上、溃疡顽固不愈者应提高警惕。对可疑癌变者,在胃镜下取多点活检做病理检查;在积极治疗后复查胃镜,直到溃疡完全愈合;必要时定期随访复查。

九、治疗

治疗的目的是消除病因、缓解症状、愈合溃疡、防止复发和防治并发症。针对病因的治疗如根除幽门螺杆菌,有可能彻底治愈溃疡病,是近年消化性溃疡治疗的一大进展。

(一)一般治疗

生活要有规律,避免过度劳累和精神紧张。注意饮食规律,戒烟、酒。服用NSAIDs者尽可能停用,即使未用亦要告诫患者今后慎用。

(二)治疗消化性溃疡的药物及其应用

治疗消化性溃疡的药物可分为抑制胃酸分泌的药物和保护胃黏膜的药物

两大类，主要起缓解症状和促进溃疡愈合的作用，常与根除幽门螺杆菌治疗配合使用。现就这些药物的作用机制及临床应用分别简述如下。

1.抑制胃酸药物

溃疡的愈合与抑酸治疗的强度和时间成正比。抗酸药具中和胃酸作用，可迅速缓解疼痛症状，但一般剂量难以促进溃疡愈合，故目前多作为加强止痛的辅助治疗。H_2 受体阻滞剂(H_2RA)可抑制基础及刺激的胃酸分泌，以前一作用为主，而后一作用不如 PPI 充分。使用推荐剂量的各种 H_2RA 对溃疡愈合率相近，不良反应发生率均低。西咪替丁可通过血-脑屏障，偶有精神异常不良反应；与雄性激素受体结合而影响性功能；经肝细胞色素 P450 代谢而延长华法林、苯妥英钠、茶碱等药物的肝内代谢。雷尼替丁、法莫替丁和尼扎替丁上述不良反应较少。已证明，H_2RA 全天剂量于睡前顿服的疗效与一天 2 次分服相仿。由于该类药物价格较 PPI 便宜，临床上特别适用于根除幽门螺杆菌疗程完成后的后续治疗，以及某些情况下预防溃疡复发的长程维持治疗。质子泵抑制剂作用于壁细胞胃酸分泌终末步骤中的关键酶 H^+/K^+-ATP 酶，使其不可逆失活，因此抑酸作用比 H_2RA 更强且作用持久。与 H_2RA 相比，PPI 促进溃疡愈合的速度较快、溃疡愈合率较高，因此特别适用于难治性溃疡或 NSAIDs 溃疡患者不能停用 NSAIDs 时的治疗。对根除幽门螺杆菌治疗，PPI 与抗生素的协同作用较 H_2RA 好，因此是根除幽门螺杆菌治疗方案中最常用的基础药物。使用推荐剂量的各种 PPI，对消化性溃疡的疗效相仿，不良反应均少。

2.保护胃黏膜药物

硫糖铝和胶体铋目前已少用作治疗消化性溃疡的一线药物。枸橼酸铋钾因兼有较强抑制幽门螺杆菌作用，可作为根除幽门螺杆菌联合治疗方案的组分，但要注意此药不能长期服用，因会过量蓄积而引起神经毒性。米索前列醇具有抑制胃酸分泌、增加胃十二指肠黏膜的黏液及碳酸氢盐分泌和增加黏膜血流等作用，主要用于 NSAIDs 溃疡的预防，腹泻是常见不良反应，因会引起子宫收缩故孕妇忌服。

(三)根除幽门螺杆菌治疗

对幽门螺杆菌感染引起的消化性溃疡，根除幽门螺杆菌不但可促进溃疡愈合，而且可预防溃疡复发，从而彻底治愈溃疡。因此，凡有幽门螺杆菌感染的消化性溃疡，无论初发或复发、活动或静止、有无并发症，均应予以根除幽门螺杆菌治疗。

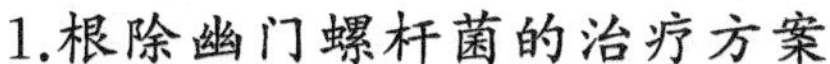

1.根除幽门螺杆菌的治疗方案

已证明在体内具有杀灭幽门螺杆菌作用的抗生素有克拉霉素、阿莫西林、甲硝唑(或替硝唑)、四环素、呋喃唑酮、某些喹诺酮类如左氧氟沙星等。PPI及胶体铋体内能抑制幽门螺杆菌,与上述抗生素有协同杀菌作用。目前尚无单一药物可有效根除幽门螺杆菌,因此必须联合用药。应选择幽门螺杆菌根除率高的治疗方案力求一次根除成功。研究证明,以PPI或胶体铋为基础加上2种抗生素的三联治疗方案有较高根除率。这些方案中,以PPI为基础的方案所含PPI能通过抑制胃酸分泌提高口服抗生素的抗菌活性从而提高根除率,再者PPI本身具有快速缓解症状和促进溃疡愈合作用,因此是临床中最常用的方案。而其中,又以PPI加克拉霉素再加阿莫西林或甲硝唑的方案根除率最高。幽门螺杆菌根除失败的主要原因是患者的服药依从性问题和幽门螺杆菌对治疗方案中抗生素的耐药性。因此,在选择治疗方案时要了解所在地区的耐药情况,近年来,不少国家和我国一些地区调查显示幽门螺杆菌对甲硝唑和克拉霉素的耐药率在增加,应引起注意。呋喃唑酮(200 mg/d,分2次)耐药性少见、价廉,国内报道用呋喃唑酮代替克拉霉素或甲硝唑的三联疗法亦可取得较高的根除率,但要注意呋喃唑酮引起的周围神经炎和溶血性贫血等不良反应。治疗失败后的再治疗比较困难,可换用另外2种抗生素(阿莫西林原发和继发耐药均极少见,可以不换)如PPI加左氧氟沙星(500 mg/d,每天1次)和阿莫西林,或采用PPI和胶体铋合用再加四环素(1 500 mg/d,每天2次)和甲硝唑的四联疗法。

2.根除幽门螺杆菌治疗结束后的抗溃疡治疗

在根除幽门螺杆菌疗程结束后,继续给予1个常规疗程的抗溃疡治疗(如十二指肠溃疡患者予PPI常规剂量、每天1次、总疗程2～4周,或H_2RA常规剂量、疗程4～6周;胃溃疡患者PPI常规剂量、每天1次、总疗程4～6周,或H_2RA常规剂量、疗程6～8周)是最理想的。这在有并发症或溃疡面积大的患者尤为必要,但对无并发症且根除治疗结束时症状已得到完全缓解者,也可考虑停药以节省药物费用。

3.根除幽门螺杆菌治疗后复查

治疗后应常规复查幽门螺杆菌是否已被根除,复查应在根除幽门螺杆菌治疗结束至少4周后进行,且在检查前停用PPI或铋剂2周,否则会出现假阴性。可采用非侵入性的^{13}C或^{14}C尿素呼气试验,也可通过胃镜在检查溃疡是否愈合的同时取活检做尿素酶和/或组织学检查。对未排除胃恶性溃疡或有并发症的消化性溃疡应常规进行胃镜复查。

(四)NSAIDs 溃疡的治疗、复发预防及初始预防

对服用 NSAIDs 后出现的溃疡,如情况允许应立即停用 NSAIDs,如病情不允许可换用对黏膜损伤少的 NSAIDs 如特异性 COX-2 抑制剂(如塞来昔布)。对停用 NSAIDs 者,可予常规剂量常规疗程的 H_2RA 或 PPI 治疗;对不能停用 NSAIDs 者,应选用 PPI 治疗(H_2RA 疗效差)。因幽门螺杆菌和 NSAIDs 是引起溃疡的 2 个独立因素,因此应同时检测幽门螺杆菌,如有幽门螺杆菌感染应同时根除幽门螺杆菌。溃疡愈合后,如不能停用 NSAIDs,无论幽门螺杆菌阳性还是阴性都必须继续 PPI 或米索前列醇长程维持治疗以预防溃疡复发。对初始使用 NSAIDs 的患者是否应常规给药预防溃疡的发生仍有争论。已明确的是,对于发生 NSAIDs 溃疡并发症的高危患者,如既往有溃疡病史、高龄、同时应用抗凝血药(包括低剂量的阿司匹林)或糖皮质激素者,应常规予抗溃疡药物预防,目前认为 PPI 或米索前列醇预防效果较好。

(五)溃疡复发的预防

有效根除幽门螺杆菌及彻底停服 NSAIDs,可消除消化性溃疡的两大常见病因,因而能大大减少溃疡复发。对溃疡复发同时伴有幽门螺杆菌感染复发(再感染或复燃)者,可予根除幽门螺杆菌再治疗。下列情况则须用长程维持治疗来预防溃疡复发:①不能停用 NSAIDs 的溃疡患者,无论幽门螺杆菌阳性还是阴性;②幽门螺杆菌相关溃疡,幽门螺杆菌感染未能被根除;③幽门螺杆菌阴性的溃疡(非幽门螺杆菌、非 NSAIDs 溃疡);④幽门螺杆菌相关溃疡,幽门螺杆菌虽已被根除,但曾有严重并发症的高龄或有严重伴随病患者。长程维持治疗一般以 H_2RA 或 PPI 常规剂量的半量维持,而 NSAIDs 溃疡复发的预防多用 PPI 或米索前列醇。

(六)外科手术指征

由于内科治疗的进展,目前外科手术主要限于少数有并发症者,包括:①大量出血经内科治疗无效;②急性穿孔;③瘢痕性幽门梗阻;④胃溃疡癌变;⑤经严格内科治疗无效的顽固性溃疡。

十、预后

由于内科有效治疗的发展,预后远较过去为佳,病死率显著下降。死亡主要见于高龄患者,死亡的主要原因是并发症,特别是大出血和急性穿孔。

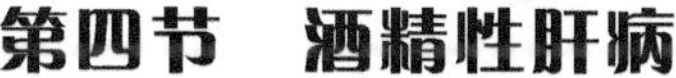

第四节 酒精性肝病

一、概述

正常人 24 小时内体内可代谢酒精 120 g,而酒精性肝病(ALD)是由于长期大量饮酒,超过机体的代谢能力所导致的疾病。临床上分为轻症酒精性肝病(AML)、酒精性脂肪肝(AFL)、酒精性肝炎(AH)、酒精性肝纤维化(AF)和酒精性肝硬化(AC)5 个阶段。严重酗酒时可诱发广泛肝细胞坏死,甚至急性肝功能衰竭。因饮酒导致的酒精性肝病在西方国家已成为常见病、多发病,占中年人死因的第 4 位。我国由酒精所致肝损害的发病率亦呈逐年上升趋势,酒精已成为继病毒性肝炎后导致肝损害的第二大病因,严重危害人民健康。

酒精性肝病的发病机制较为复杂,目前尚不完全清楚。可能与酒精及其代谢产物对肝脏的毒性作用、氧化应激、内毒素、细胞因子(TNF-α、TGF-β 等)产生异常、免疫异常、蛋氨酸代谢异常、酒精代谢相关酶类基因多态性、细胞凋亡等多种因素有关。

二、诊断

(一)酒精性肝病临床诊断标准

(1)有长期饮酒史,一般超过 5 年,折合酒精量男性不低于 40 g/d,女性不低于 20 g/d,或2 周内有大量饮酒史,折合酒精量超过 80 g/d。但应注意性别、遗传易感性等因素的影响。酒精量换算公式为酒精量(g)=饮酒量(mL)×酒精含量(%)×0.8。

(2)临床症状为非特异性,可无症状,或有右上腹胀痛、食欲缺乏、乏力、体重减轻、黄疸等;随着病情加重,可有神经精神症状、蜘蛛痣、肝掌等症状和体征。

(3)血清天冬氨酸氨基转移酶(AST)、丙氨酸氨基转移酶(ALT)、γ-谷氨酰转移酶(GGT)、总胆红素(TBiL)、凝血酶原时间(PT)和平均红细胞体积(MCV)等指标升高,禁酒后这些指标可明显下降,通常4 周内基本恢复正常,AST/ALT＞2,有助于诊断。

(4)肝脏 B 超或 CT 检查有典型表现。

(5)排除嗜肝病毒感染、药物和中毒性肝损伤等。

符合第(1)(2)(3)项和第(5)项或第(1)(2)(4)项和第(5)项可诊断酒精性肝病;仅符合第(1)(2)项和第(5)项可疑诊酒精性肝病。

(二)临床分型诊断

1.轻症酒精性肝病

肝脏生物化学、影像学和组织病理学检查基本正常或轻微异常。

2.酒精性脂肪肝

影像学诊断符合脂肪肝标准,血清 ALT、AST 可轻微异常。

3.酒精性肝炎

血清 ALT、AST 或 GGT 升高,可有血清 TBiL 增高。重症酒精性肝炎是指酒精性肝炎中,合并肝性脑病、肺炎、急性肾衰竭、上消化道出血,可伴有内毒素血症。

4.酒精性肝纤维化

症状及影像学无特殊。未做病理检查时,应结合饮酒史、血清纤维化标志物(透明质酸、Ⅲ型胶原、Ⅳ型胶原、层粘连蛋白)、GGT、AST/ALT、胆固醇、载脂蛋白-A1、TBiL、α_2 巨球蛋白、铁蛋白、稳态模式胰岛素抵抗等改变,这些指标十分敏感,应联合检测。

5.酒精性肝硬化

有肝硬化的临床表现和血清生物化学指标的改变。

三、鉴别诊断

鉴别诊断见表 3-2。

表 3-2 酒精性肝病的鉴别诊断

病种	病史	病毒学检查
非酒精性肝病	好发于肥胖、2 型糖尿病患者	肝炎标志物阴性
病毒性肝炎	无长期饮酒史	肝炎标志物阳性
酒精性肝病	有长期饮酒史	肝炎标志物阴性

四、治疗

(一)治疗原则

治疗原则包括戒酒、改善营养、治疗肝损伤、防治并发存在的其他肝病、阻止或逆转肝纤维化的进展、促进肝再生、减少并发症、提高生活质量、终末期肝病进行肝移植等措施。

1.戒酒

其中戒酒是酒精性肝病治疗的最关键措施，戒酒或显著减少酒精摄入可显著改善所有阶段患者的组织学改变和生存率；Child A 级的酒精性肝病患者戒酒后 5 年生存率可超过 80%，Child B、C 级患者在戒酒后也能使 5 年生存率从 30%提高至 60%，除戒酒以外尚无酒精性肝病特异性治疗方法。戒酒过程中应注意戒断综合征（包括酒精依赖者，神经精神症状的出现与戒酒有关，多呈急性发作过程，常有四肢抖动及出汗等症状，严重者有戒酒性抽搐或癫痫样痉挛发作）的发生。

2.营养支持

酒精性肝病患者同时也需良好的营养支持，因其通常并发热量、蛋白质缺乏性营养不良，而营养不良又可加剧酒精性肝损伤。因此，宜给予富含优质蛋白和 B 族维生素、高热量的低脂饮食，必要时适当补充以支链氨基酸为主的复方氨基酸制剂。

酒精性肝病患者的饮食指导原则：①蛋白质＝1.0～1.5/kg 体重；②总热量＝126 kJ/kg体重；③50%～55%为糖类，最好是复合型糖类；④30%～35%为脂肪，最好不饱和脂肪酸含量高并含有足量的必需脂肪酸；⑤营养最好是肠内或口服，或经小孔径喂食给予，部分肠道外营养为次要选择，全肠外营养为最后的选择；⑥水、盐摄入以保持机体水、电解质平衡；⑦多种维生素及矿物质；⑧支链氨基酸的补充通常并不需要；⑨许多患者能耐受标准的氨基酸补充；⑩若患者不能耐受标准氨基酸补充仍可补充支链氨基酸；⑪避免仅仅补充支链氨基酸，支链氨基酸并不能保持氮的平衡；⑫有必要补充必需氨基酸，必需氨基酸指正常时可从前体合成而在肝硬化患者不能合成，包括胆碱、胱氨酸、氨基乙磺酸、酪氨酸。

3.维生素及微量元素

慢性饮酒者可能因摄入不足、肠道吸收减少、肝内维生素代谢障碍、疾病后期肠道黏膜屏障衰竭等，导致维生素 B_1、维生素 B_6、维生素 A、维生素 E、叶酸、微量元素（锌、硒）的严重缺乏。因此，适量补充上述维生素和微量元素是必需的，尤其是补充维生素 B_1（目前推荐应用脂溶性维生素 B_1 前体苯磷硫胺）和补锌在预防和治疗酒精性肝病非常重要。而维生素 E 是临床上使用较早的抗氧化剂，脂溶性的维生素 E 可以在细胞膜上积聚，结合并清除自由基，减轻肝细胞膜及线粒体膜的脂质过氧化。Sokol 等发现维生素 E 能明显减轻胆汁淤积时疏水性胆汁酸所引起的肝细胞膜脂质过氧化，从而减轻肝细胞损伤。

(二)药物治疗

1.非特异性抗感染治疗

(1)糖皮质激素:多项随机对照研究和荟萃分析,使用糖皮质激素治疗酒精性肝病仍有一些争议,对于严重酒精性肝炎患者,糖皮质激素是研究得最多也可能是最有效的药物。然而,接受激素治疗的患者病死率仍较高,特别在伴发肾衰竭的患者。激素是否能延缓肝硬化进展及改善长期生存率尚不明确。并发急性感染、胃肠道出血、胰腺炎、血糖难以控制的糖尿病者为应用糖皮质激素的禁忌证。

(2)己酮可可碱(PTX):PTX是一种非选择性磷酸二酯酶抑制剂,具有拮抗炎症细胞因子的作用,可降低TNF-α基因下游许多效应细胞因子的表达。研究表明,PTX可以显著改善重症酒精性肝炎患者的短期生存率,但在PTX成为酒精性肝炎的常规治疗方法之前,还需进行PTX与糖皮质激素联合治疗或用于对糖皮质激素有禁忌证的酒精性肝炎患者的临床试验。

2.保肝抗纤维化

(1)还原型谷胱甘肽:还原型谷胱甘肽由谷氨酸、半胱氨酸组成,具有广泛的抗氧化作用,可与酒精的代谢产物乙醛、氧自由基结合,使其失活,并加速自由基的排泄,抑制或减少肝细胞膜及线粒体膜过氧化脂质形成,保护肝细胞。此外,还可以通过γ-谷氨酸循环,维护肝脏蛋白质合成。目前临床应用比较广泛。

(2)多烯磷脂酰胆碱:多烯磷脂酰胆碱是由大豆中提取的磷脂精制而成,其主要活性成分是1,2-二亚油酰磷脂酰胆碱(DLPC)。DLPC可将人体内源性磷脂替换,结合并进入膜成分中,增加膜流动性,同时还可以维持或促进不同器官及组织的许多膜功能,包括可调节膜结合酶系统的活性;能抑制细胞色素$P450_2E_1$(CYP_{2E_1})的含量及活性,减少自由基;可增强过氧化氢酶活性、超氧化物歧化酶活性和谷胱甘肽还原酶活性。研究表明,多烯磷脂酰胆碱可提高酒精性肝病患者治疗的有效率,改善患者的症状和体征,并提高生存质量,但不能改善患者病理组织学,只能防止组织学恶化的趋势。常用多烯磷脂酰胆碱500 mg,静脉给药。

(3)丙硫氧嘧啶(PTU):多个长期疗效的观察研究提示PTU对重度酒精性肝病有一定效果,而对于轻、中度酒精性肝病无效。有研究者通过随机、多中心、双盲、安慰剂对照的临床研究,发现PTU与安慰剂相比,在降低病死率、减少并发症及改善肝脏组织学等方面没有显著差异。由于PTU能引起甲状腺功能减退,因此,应用PTU治疗酒精性肝病要慎重选择。

(4)腺苷蛋氨酸:酒精通过改变肠道菌群,使肠道对内毒素的通透性增加,同时对内毒素清除能力下降,导致高内毒素血症,激活枯否细胞释放 TNF-α、TGF-β、IL-1、IL-6、IL-8 等炎症细胞因子,使具有保护作用的 IL-10 水平下调。腺苷蛋氨酸能降低 TNF-α 水平,下调TGF-β的表达,抑制肝细胞凋亡和肝星状细胞的激活,提高细胞内腺苷蛋氨酸/S-腺苷半胱氨酸比值,并能够去除细胞内增加的S-腺苷半胱氨酸,提高肝微粒体谷胱甘肽贮量从而阻止酒精性肝损伤的发生,延缓肝纤维化的发生和发展的作用。

(5)硫普罗宁:含有巯基,能与自由基可逆性结合成二硫化合物,作为一种自由基清除剂在体内形成一个再循环的抗氧化系统,可有效清除氧自由基,提高机体的抗氧化能力,调节氧代谢平衡,修复酒精引起的肝损害,对抗酒精性肝纤维化。临床试验显示,硫普罗宁在降酶、改善肝功能方面疗效显著,对抗酒精性肝纤维化有良好的作用。

(6)美他多辛:是由维生素 B_6 和吡咯烷酮羧酸组成的离子对化合物,作为乙醛脱氢酶激活剂,通过增加细胞内酒精和乙醛脱氢酶活性,加快血浆中酒精和乙醛的消除,减少酒精及其代谢产物对肝脏或其他组织的毒性作用时间;在HepG2 细胞中可预防由酒精和乙醛引起的谷胱甘肽耗竭和脂质过氧化损害的增加,可预防乙醛引起的胶原增加并减少 TNF-α 的分泌,可提高肝脏 ATP 浓度,加快细胞内氨基酸转运,拮抗酒精对色氨酸吡咯酶的抑制作用。研究发现,无论戒酒与否,美他多辛用药 6 周均能显著改善肝脏生化功能,试验组影像学改善的总有效率有高于安慰剂组的趋势,但组间比较并无统计学差异。

(7)二氯醋酸二异丙胺:是维生素 B_{15} 的有效成分,通过抑制合成胆固醇的限速酶-HMG-CoA 还原酶的活性,减少胆固醇的合成;促进肝细胞内线粒体上的脂肪酸与葡萄糖的氧化,抑制糖异生,减少外周血甘油和游离脂肪酸的浓度,有效抑制肝脏三酰甘油的合成;同时还促进胆碱合成,磷脂合成,增加肝细胞膜流动性,加速脂质转运。研究表明,二氯醋酸二异丙胺可显著调节血脂代谢,降低血清胆固醇和三酰甘油水平,能明显改善肝功能,对酒精性脂肪肝有较好的疗效,且具有不良反应少,患者耐受好的特点。

(8)复方甘草酸苷:为含半胱氨酸、甘草酸的甘草酸铵盐制剂,具有保护肝细胞膜、抗感染、调节免疫、预防纤维化和皮质激素样作用。试验结果显示,复方甘草酸苷可降低转氨酶,改善临床症状及体征,对控制酒精性肝病病情发展、减轻肝纤维化程度有较好的疗效。另外,本试验中治疗组仅 1 例出现轻度水肿,经对症治疗后逐渐恢复正常,无须减药或停药,且不良反应不影响临床疗效。

(9)水飞蓟宾:氧应激是酒精性肝病发生的重要机制。研究证实,水飞蓟宾为重要的抗氧化剂,具有保护细胞膜及其他生物膜的稳定性、清除自由基、抑制肝纤维化、刺激蛋白质合成和抑制TNF-α的产生等作用。可用于酒精性肝纤维化、肝硬化的长期治疗。

(三)肝移植

晚期酒精性肝病是原位肝移植的最常见指证之一。Child C 级酒精性肝硬化患者的 1 年生存率为50%~85%,而 Child B 级患者 1 年生存率为 75%~95%。因此,如果不存在其他提示病死率增高的情况如自发性细菌性腹膜炎、反复食管-胃底静脉曲张出血或原发性肝癌等,肝移植应限于 Child C 级肝硬化患者。虽然大多数移植中心需要患者在移植前有一定的戒酒期(一般为6 个月),但移植后患者再饮酒的问题及其对预后的影响仍值得重视。目前,统计的移植后再饮酒的比例高达 35%。大多数移植中心为戒酒后 Child-Pugh 积分仍较高的患者提供肝移植治疗。多项研究显示,接受肝移植的酒精性肝硬化患者的生存率与其他病因引起的肝硬化患者相似,5 年和 10 年生存率介于胆汁淤积性肝病和病毒性肝病之间。移植后生活质量的改善也与其他移植指征相似。

第四章 血液系统疾病

第一节 巨幼细胞贫血

巨幼细胞贫血是由于细胞DNA合成障碍引起骨髓和外周血细胞特异性的巨幼细胞性改变。这种改变可涉及红细胞、粒细胞及巨核细胞三系。在我国，因叶酸缺乏所致的巨幼细胞贫血散见各地，在山西、陕西、河南、山东等地较多见，患病率可达5.3%；而由维生素B_{12}缺乏所致者则很少见。本病预后良好，若是原发性内因属缺乏所致或合并严重感染、重度营养不良则预后较差。神经系统症状较严重者不易完全恢复。主要临床类型有以下几种。①营养性巨幼细胞贫血：以叶酸缺乏为主，我国以西北地区较多见，主要见于山西、陕西、河南，常有营养缺乏的病史，新鲜蔬菜摄入少又极少荤食，加上不良饮食和烹调习惯，因此常伴有复合性营养不良的表现，如缺铁，缺乏维生素B_1、维生素B_2、维生素C及蛋白质。本病好发于妊娠期和婴儿期。1/3的妊娠妇女有叶酸缺乏，妊娠期营养不良性巨幼细胞贫血常发生于妊娠中末期和产后，感染、饮酒、妊娠期高血压疾病及合并溶血、缺铁及分娩时出血过多均可诱发本病。婴儿期营养不良性巨幼细胞贫血好发于6个月到2岁的婴幼儿，尤其应用山羊乳及煮沸后的牛奶喂养者，母亲有营养不良、患儿并发感染及维生素C缺乏易发生本病，维生素C有保护叶酸免受破坏的作用。②恶性贫血：由原因不明的胃黏膜萎缩导致的内因子分泌障碍，维生素B_{12}缺乏。好发于北欧斯堪的纳维亚人。多数病例发生在40岁以上，发病率随年龄而增高，但也有少数幼年型恶性贫血，后者可能和内因子先天性缺乏或异常及回肠黏膜受体缺陷有关。恶性贫血的发病可能和自身免疫有关，90%左右的患者血清中有壁细胞抗体，60%的患者血清及胃液中可找到内因子抗体，有的可找到甲状腺抗体，恶性贫血可见于甲状腺功能亢进、慢性淋巴细胞性甲状腺炎、类风湿关节炎等，胃镜检查可见胃黏膜显著萎缩，有大量淋巴、浆细胞的炎性浸润。本病和遗传也有一定关系，患者家族中患病率比一般人群高20倍。脊髓后侧索联合变性和周围神经病变发生于70%～95%的病例，也可先于贫血出现。胃酸缺乏显著，注射组胺后仍无游离酸。③药物性巨幼细胞贫血：这组药物包括前述干扰叶酸或维生素B_{12}吸收和利用的药物及抗代谢药等。④维生素C缺乏性贫血：缺乏维生素C时，叶酸不能形成有活性的四氢叶酸而引起巨幼红细胞性贫血。

一、营养性巨幼细胞贫血

（一）病因与发病机制

1.维生素B_{12}缺乏

（1）摄入不足：严格素食者缺乏维生素B_{12}。

（2）吸收不良：①老年胃肠功能低下；②内因子缺乏；③慢性胰腺病；④竞争性寄生物；⑤肠道疾病。

（3）利用不良：先天性酶缺陷。

2.叶酸缺乏

（1）摄入不足：饮食质量差，缺乏新鲜蔬菜食物。

（2）吸收不良：①肠道短路；②热带性口炎性腹泻、腹病；③先天性吸收不良。

（3）利用障碍：先天性缺陷。

（4）需要增加叶酸摄入量大的人群：①妊娠者、婴幼儿；②甲状腺功能亢进者；③慢性溶血病者；④肿瘤性疾病、脱落性皮肤病者；⑤丢失增多者如血液透析。

（二）临床表现

1.健康状况

长期营养缺乏史。

2.一般的贫血症状

严重者可有轻度黄疸。可同时有白细胞和血小板计数减少，出现感染及出血倾向。

3.胃肠道症状

舌面光滑，味觉消失，食欲缺乏。腹胀、腹泻及便秘偶见。

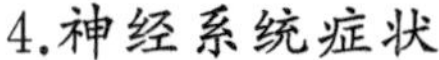

4.神经系统症状

主要是脊髓后、侧索和周围神经受损所致。表现为四肢发麻、软弱无力、共济失调、站立和行走不稳，深感觉减退至消失，可有健忘、易激动甚至精神失常。其中共济失调、站立和行走不稳、深感觉异常主要见于维生素 B_{12} 缺乏者。有时可发生于贫血之前。

(三)实验室检查

1.血常规检查

大细胞正色素性贫血，血常规往往呈现全血细胞减少，中性粒细胞分叶过多，网织红细胞计数正常或轻度增高。

2.骨髓细胞学检查

骨髓呈增生活跃，红细胞系增生明显增多，各系细胞均有巨幼变，以红细胞系最为显著。

3.生化检查

血清叶酸和/或维生素 B_{12} 低于正常范围。

4.其他检查

血清间接胆红素轻度增多，血清铁及转铁蛋白饱和度增高。

(四)诊断

根据病史、临床表现、血常规和骨髓细胞学检查可诊断。

(1)贫血症状：表现为乏力、头晕、心悸、耳鸣等，面色苍白逐渐加重。

(2)消化道症状：表现为舌痛、舌面光滑、舌乳头萎缩、口角炎、口腔黏膜小溃疡、食欲缺乏、食后腹胀。

(3)神经系统症状：如四肢发麻、软弱无力、共济失调、站立和行走不稳、深感觉减退至消失等。

(4)大细胞性贫血：多数红细胞呈大细胞正色素性贫血。

(5)白细胞和血小板计数常减少：中性粒细胞核分叶过多，5 叶者 $>5\%$ 或 6 叶者 $>1\%$。

(6)骨髓中有核细胞比例明显增多，红细胞系呈典型巨幼红细胞生成，巨幼红细胞 $>10\%$。粒细胞系及巨核细胞系亦有巨型变。特别是晚幼粒细胞改变明显，巨核细胞有核分叶过多、血小板生成障碍。

(7)血清叶酸和/或维生素 B_{12} 低于正常范围。

(五)治疗

1.治疗

(1)治疗基础疾病,去除病因。

(2)纠正偏食和不良的烹调习惯。

(3)补充叶酸或维生素 B_{12}。①补充叶酸:口服叶酸 5～10 mg,每天 3 次。胃肠道不能吸收者可肌内注射四氢叶酸钙 5～10 mg,每天 1 次,直至血红蛋白恢复正常。一般不需维持治疗。②补充维生素 B_{12}:肌内注射维生素 B_{12} 100 μg 每天 1 次(或 200 μg,隔天 1 次),直至血红蛋白恢复正常;需终身治疗者,每月注射 100 μg 1 次;对于伴有神经症状者,有时需加大剂量,每周每次 500～1 000 μg,需长时间(半年以上)治疗。

(4)补充钾盐。

2.疗效评价

(1)治愈:①临床表现为贫血及消化道症状、神经系统症状消失。②血常规示血红蛋白含量恢复正常。白细胞计数$>4\times10^9$/L,粒细胞分叶过多及核肿胀等现象消失。血小板计数在 100×10^9/L 左右。③骨髓中粒细胞核肿胀、巨型变及红系巨型变消失,巨核细胞形态正常。

(2)好转:①临床症状明显改善。②血红蛋白含量增高 30 g/L 以上。③骨髓中粒系、红系的巨幼变基本消失。

(3)无效:经充分治疗后,临床症状、血常规及骨髓细胞学检查无改变。

(六)预防

注重婴幼儿的喂养,妊娠、产褥期的饮食调整。注意改进营养,防止偏食,懂得正确的烹煮方法。胃大部切除、慢性萎缩性胃炎,老年人患急慢性胃肠炎后易出现维生素 B_{12}、叶酸缺乏而引起本病,应注意合理的饮食,补充适当量维生素 B_{12}。对已治愈的患者应定期随访,以防停药后复发。

二、药物性巨幼细胞贫血

药物性巨幼细胞贫血是指药物抑制或阻断 DNA 合成,有时同时影响 RNA 或蛋白质合成,从而导致骨髓和外周血细胞特异的巨幼细胞性改变。最常见的药物:苯妥英钠、羟基脲、复方磺胺甲噁唑、苯巴比妥、扑痫酮、地西泮、乙胺嘧啶、甲氨蝶呤、阿糖胞苷、氟尿嘧啶和乙醇等。

(一)病因

根据作用机制的不同,可将此组药物分成以下几类。

(1)抑制 DNA 的聚合:如阿糖胞苷、环磷酰胺。

(2)核糖核苷酸还原抑制剂:如羟基脲。

(3)抑制脱氧胸腺嘧啶核苷酸的生物合成:如氟尿嘧啶、甲氨蝶呤、抗惊厥药、口服避孕药、乙醇。

(4)干扰嘧啶的生物合成:如 5-氟-2-脱氧尿嘧啶核苷。

(5)干扰嘌呤的生物合成:如巯基嘌呤和 6-硫鸟嘌呤。

(6)机制不明:如四环素、砷剂等。

(二)临床表现

(1)有明确用药史。

(2)出现巨幼细胞贫血临床表现和实验室检查,贫血轻重不一。

(3)停药后巨幼细胞贫血改善。

(三)治疗

(1)停用致病药物。

(2)叶酸和维生素 B_{12} 治疗。

(3)合理调整饮食。

第二节 铁粒幼细胞贫血

铁粒幼细胞贫血是由不同病因引起的血红蛋白合成障碍和铁利用不良导致的非结晶性三价铁磷酸盐和氢氧化铁在幼稚红细胞的线粒体中沉积的一组疾病。以骨髓中环形铁粒幼细胞增多、红系无效性增生、小细胞低色素性贫血、血清铁和组织铁增加为特点。

本组疾病包括以下几种。①遗传性铁粒幼细胞贫血:X 染色体伴性遗传、常染色体隐性遗传、常染色体显性遗传。②获得性铁粒幼细胞贫血:原发性、继发性。③先天性铁粒幼细胞贫血:散发性、线粒体病伴发。

一、病因与发病机制

(一)遗传性铁粒幼细胞贫血

遗传性铁粒幼细胞贫血是一种 δ-氨基-γ-酮戊酸(ALA)合成酶缺陷,或粪卟啉氧化酶系统有缺陷，导致血红素合成障碍。常在同一家庭的几个男性同时罹患。女性罕见。本病属X染色体伴性遗传，男性患者可将异常基因传递给女儿，女性将基因传给儿子。

（二）继发性铁粒幼细胞贫血

1.疾病诱发的铁粒幼细胞贫血

能诱发铁粒幼细胞贫血的常见疾病包括红血病与红白血病、结缔组织疾病、巨幼细胞贫血、恶性肿瘤、急性或慢性感染、尿毒症、肝病、血色病、获得性溶血性贫血、白血病和恶性淋巴瘤、珠蛋白生成障碍性贫血、骨髓增生性疾病及恶性淋巴瘤与白血病化疗后、难治性幼红细胞贫血和白细胞减少引起的严重感染。

2.药物或毒物诱发的铁粒幼细胞贫血

(1)常见药物：异烟肼、环丝氨酸、吡嗪酰胺、氯霉素、非那西汀、青霉胺和乙醇等。

(2)机制：药物能通过对线粒体代谢的影响而引起骨髓功能不全。通常药源性线粒体损伤、铁粒幼细胞变和铁粒幼细胞性贫血是呈剂量相关性的，如能及时停药，骨髓抑制仍可逆转。

二、临床表现

（一）遗传性铁粒幼细胞贫血

(1)本病患者多为男性，于10～20岁出现贫血。

(2)早期仅有衰弱与乏力，贫血轻。

(3)30～40岁即可并发铁过多，出现肝脾轻度至中度肿大、皮肤色素沉着、糖尿病、心律失常、心力衰竭、血栓性静脉炎和免疫功能低下等症状。

(4)患儿可出现发育不良。

（二）继发性铁粒幼细胞贫血

(1)有明确的服药史或疾病史。

(2)贫血呈小细胞低色素性或正常细胞低色素性。

(3)红细胞大小不均与异形明显，嗜碱性点彩很常见。

(4)血清铁正常或升高。

三、实验室检查

（一）血常规检查

贫血中度，多数为小细胞低色素性。红细胞形态呈双向性，即可见形态正常

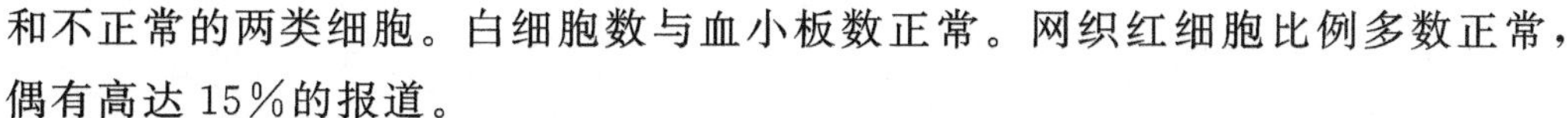

和不正常的两类细胞。白细胞数与血小板数正常。网织红细胞比例多数正常，偶有高达15%的报道。

(二)骨髓细胞学检查

红系增生明显活跃，且以中、晚幼红细胞增生为主，铁染色显示细胞外铁增多，铁粒幼细胞比例可高达80%～95%，并可见到10%～40%的环形铁粒幼细胞。

(三)其他检查

血清铁正常或增高，血清铁蛋白明显升高。转铁蛋白饱和度正常或显著升高。红细胞内粪卟啉浓度增加，而游离原卟啉正常或降低。无效红细胞生成；红细胞寿命正常或轻度缩短；出现铁血黄素沉着和/或血色病。

四、治疗

(一)大剂量应用维生素 B_6

维生素 B_6 即吡哆素。凡诊断为本病者均应试用，100～200 mg/d，有不到半数病例可减轻症状。有效者必须给予维持治疗，停药后几个月内即可复发。复发后可再用维生素 B_6，若无效，可加用左旋色氨酸，有时可使维生素 B_6 再治疗有效。

(二)输血

严重贫血且用维生素 B_6 无效者，需定期输红细胞。

(三)放血或铁螯合剂

如体内储铁过多，病情允许者应采用放血疗法；若病情不能耐受则可给予铁螯合剂治疗。

(四)脾切除

脾切除后易发生血栓并发症，故不宜行脾切除术。

五、预后

一般呈正幼细胞性成熟，无白细胞异常，也无终末期向急性白血病转化的倾向，预后较好。

第三节　弥散性血管内凝血

弥散性血管内凝血(disseminated intravascular coagulation,DIC)是以血管内凝血活化和微血管系统纤维蛋白沉积为特征的一种获得性综合征,导致器官缺血和梗死。在急性DIC中,弥散分布的血栓消耗凝血因子和血小板,引起出血倾向,病死率极高。患有败血症、癌症或产科意外的低血压患者若同时存在出血和血栓,应怀疑发生DIC,需经血涂片和凝血试验检查确诊。近年来,DIC的发病机制与诊治观念均有重大更新,总结如下。

一、DIC常见病因

急性DIC可发生于内毒素血症、广泛性组织创伤及妊娠合并先兆子痫、胎盘早剥或羊水栓塞的患者,也可见于各种原因导致的低血压或休克患者,如复杂手术、大面积卒中或心脏病发作过程中均可发生急性DIC。

慢性DIC与恶性肿瘤、主动脉瘤和巨大血管瘤相关,也见于死胎滞留患者。恶性肿瘤患者主要危险因素是高龄、男性、晚期癌症和肿瘤坏死。多数患者患有肺、乳腺、前列腺或结肠、直肠等部位的腺瘤。合并DIC的癌症患者较不合并DIC者生存率减低。

二、DIC病理生理改变

近年来随着研究的深入,对DIC的发病机制有了更为准确的理解。现在认为导致DIC的始动因素是组织因子(TF)过度表达。败血症患者单核细胞和巨噬细胞表面可见TF大量表达,过度表达的TF最终导致DIC发生。此外,在DIC患者中由活化单核细胞合成的促炎细胞因子[如白介素(IL-1)和肿瘤坏死因子(TNF-α)]浓度增高,可使血管内皮细胞表达TF而介导凝血。严重组织创伤,尤其是颅脑损伤后,TF释放于血液循环。输血反应或恶性疟疾发作导致的血管内溶血也可引起TF释放。胎盘早剥患者子宫内压增高可促使富含TF的蜕膜碎片进入母体血液循环。羊水栓塞时,含TF的羊水和组织也可进入母体循环。

广泛暴露于TF的结果使凝血系统极度活化并产生大量凝血酶,凝血酶过量生成是DIC发展的关键环节。凝血酶促使血小板活化聚集,堵塞微血管,致血小板减少。过量的凝血酶还可结合于抗凝血酶和凝血酶调节蛋白,导致抗凝血

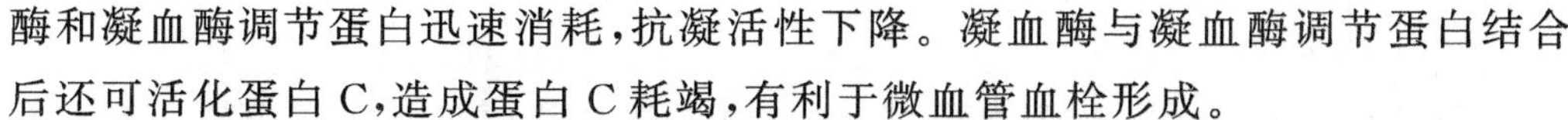

酶和凝血酶调节蛋白迅速消耗，抗凝活性下降。凝血酶与凝血酶调节蛋白结合后还可活化蛋白C，造成蛋白C耗竭，有利于微血管血栓形成。

此外，凝血系统一旦被激活，炎症和凝血通路就会相互作用，并进一步放大彼此的反应。凝血酶能够与细胞表面的蛋白酶活化受体相互作用，进一步活化细胞并扩大炎症反应；而作为急性炎症反应的一部分，C4b结合蛋白血浆浓度增高，能结合更多的血浆游离蛋白S，使蛋白S不能作为蛋白C的辅助因子，从而导致蛋白C抗凝活性降低。炎症反应还可使纤溶酶原激活物抑制物-1(PAI-1)升高，PAI-1与组织型纤溶酶原激活物(tPA)比例失调，从而抑制了纤溶活性。

在这种条件下纤维蛋白形成而纤溶活性下降致其清除受损，导致中、小血管内血栓形成。当红细胞通过部分堵塞的血管及伴随DIC出现的巨噬细胞活化，导致红细胞破碎和微血管病性溶血性贫血。

三、DIC诊断

急性DIC时，血小板、凝血因子(尤其是FⅤ和FⅧ)及纤维蛋白原被迅速消耗，并产生纤维蛋白降解产物(FDPs)，如X碎片和E碎片。它们结合于纤维蛋白，增强tPA活性，使血凝块快速溶解。血小板和凝血因子的消耗加之纤溶活性增强，引起胃肠道、泌尿生殖道、静脉穿刺部位等持续出血。因微血管或大血管内血栓形成，也可出现器官缺血的征象。

在慢性DIC中，某些凝血因子产生增加的速度超过其消耗的速度，致纤维蛋白原和FⅧ等浓度不降反而增高，但血小板水平持续减低。纤维蛋白原和FⅧ水平增高而凝血因子抑制物及纤溶系统组成成分(纤溶酶原和tPA)消耗，使体内凝血与抗凝血系统的平衡向有利于血栓形成的方向偏移。

目前尚无单一指标可确诊DIC。任何患有败血症、休克、广泛性组织损伤或产科意外的患者若出现出血征象，应考虑并发急性DIC，应进行血小板计数、APTT、PT、纤维蛋白原和FDPs等检测。基于以上检测指标，国际血栓与止血学会DIC分会为显性DIC制定了一个评分系统，并为慢性DIC制定了一个包括检测抗凝血酶、蛋白C及凝血活化分子标志物的评分系统。对于识别早期非显性DIC，不仅要注意那些异常结果，更要注意那些异常结果的变化趋势。

四、DIC治疗

DIC临床表现复杂而多变，应根据DIC的性质、患者的年龄、引起DIC的原因、出血或血栓的部位及严重度、血流动力学及其他临床参数对DIC患者进行个体化治疗。DIC的治疗最主要的是消除引起DIC的基础疾病。

(一)急性 DIC

原发病的治疗是一项根本措施,同时应加强支持治疗。如应用抗生素控制感染,给予休克患者扩充血容量治疗,低氧血症时给予供氧;产科意外患者清除子宫内容物。另外,要控制异常的止、凝血状态。急性 DIC 患者常因低纤维蛋白原血症而出现严重出血,给予纤维蛋白原输注以提高纤维蛋白原水平。严重血小板减少及 FDPs 增高导致的血小板功能异常可引起持续出血,输注血小板可提高血小板计数,有利于控制出血。血小板输注也可提供 FⅤ,FⅤ存在于血小板颗粒中。目前还没有临床或实验室的资料显示血小板和血浆等的替代治疗。

因 DIC 源于凝血系统活化,DIC 时应用抗凝剂是否有益一直是热点问题。最初应用肝素治疗急性 DIC 证实是有害的,它可使出血加重、死亡率增加。然而近来有试验表明,肝素至少可部分抑制败血症或其他原因 DIC 的凝血系统活化,但对有出血倾向的患者应用肝素治疗的安全性仍存有争议。另有报道指出,肝素虽然可以抑制凝血酶的过度生成,但目前尚无临床对照试验显示它对 DIC 患者的临床转归有益。

一项对伴有多器官功能障碍的败血症患者进行的大规模临床试验证实,应用重组人活化蛋白 C(raPC)24 μg/(kg·h)共 96 小时,可将死亡率由 30.8%降至 24.7%(P=0.005)。严重出血仅由 2.0%轻微增加至 3.5%(P=0.06)。另有报道指出,活化蛋白 C 兼有抗凝和抗炎作用,故对败血症引起的 DIC 效果较好。

一项对败血症合并 DIC 患者应用抗凝血酶浓缩制剂治疗的研究显示,死亡率由 47%降至 32%。出血率未见报道。

(二)慢性 DIC

慢性 DIC 的治疗首先也在于控制原发病,如对死胎滞留的患者进行宫腔清理。但慢性 DIC 最常见的原因是癌症,并且许多肿瘤对治疗反应差。肝素可用来控制 DIC 的某些表现,如移行性血栓性静脉炎、静脉血栓栓塞和肺纤维蛋白沉积。以往普通肝素的用法是 500 U/h 持续静脉输注,或每 8 小时 10 000 U 皮下注射。最近证实,皮下应用低分子量肝素(LMWH)是安全有效的。用药剂量需根据临床反应及纤维蛋白原和血小板计数的实验室检测结果进行相应调整。

综上所述,DIC 的研究进展主要有以下几点:在发病机制方面强调绝大多数 DIC 的发生是通过组织因子途径实现的,组织因子是启动凝血的主要因素;在诊断上,DIC 专业委员会一致主张 DIC 的诊断应当以血小板及基本凝血指标检查为主,进行量化计分;治疗 DIC 的关键是特异有效地治疗引起 DIC 的基础疾病,控制凝血活化，急性 DIC 时输注血小板、纤维蛋白原等替代治疗是必要的；因无临床对照研究证明肝素对急性 DIC 的确切疗效，故对于急性 DIC 目前不主张应用肝素治疗，或者仅在败血症等引起的 DIC 中试用低分子量肝素。应当强调的是，DIC 的发病机制错综复杂，应根据具体情况，采取综合措施，才有可能达到较满意的效果，提高 DIC 的存活率。

第四节 原发性血小板增多症

原发性或特发性血小板增多症(ET)是一种以持续血小板增多为特征，非反应性的非粒系或红系骨髓增生异常所致的发生在多能造血干细胞的克隆性疾病，是骨髓增生性疾病中的一种。其特征为外周血中血小板计数明显增多，且功能不正常，骨髓中巨核细胞过度增生，临床有自发出血倾向和/或血栓形成，约半数患者有脾大。本病确切病因尚不清楚，又常有反复出血及血栓形成，故又称原发性出血性血小板增多症或血栓性出血性血小板增多症，是一种排除性诊断。

一、病因与发病机制

病因不明确，与放射线、化学药物、病毒感染无明确相关性。

二、临床表现

(1)30%的患者无任何症状，仅查血常规时发现外周血小板计数升高。

(2)1/3 的患者就诊时表现为功能性或血管舒缩性症状，与血管内血小板激活有关。

(3)部分患者可出现原因不明的出血。

(4)血栓发生率较出血低。

(5)脾大见于 80%以上的病例，一般为轻到中度肿大，少数患者有肝大。

三、实验室检查

(一)血常规检查

血小板计数持续 $>600\times10^9/L$，多在 $(1\ 000\sim2\ 000)\times10^9/L$，最高可达 $2\ 000\times10^9/L$ 以上。血小板形态一般正常，但有的患者可见巨大型、小型及畸变型血小板，常聚集成堆，偶尔见到巨核细胞碎片(看起来像原始淋巴细胞)及裸核。

(二)骨髓细胞学检查

骨髓中巨核细胞多且体积大,也可见小巨核细胞和巨核细胞成熟异常。骨髓有时可出现干抽现象,有核细胞增生活跃或明显活跃,巨核细胞增生尤为显著,原始幼稚巨核细胞均可增加,以后者为明显,有大量血小板聚集成堆。

骨髓活检有时伴轻至中度纤维组织增多,巨核细胞增多,并形成集落,伴有多形核或不典型多倍体巨核细胞。骨髓检查对于鉴别原发和继发的血小板增多症无太大帮助,巨核细胞聚集可提示诊断但不特异,而发现网状纤维化具特异性但不敏感。

(三)出凝血试验

出血时间延长,凝血酶原消耗时间缩短,血块退缩时间有的缩短,有的收缩不良。

血小板聚集异常:①对肾上腺素完全无反应是本病的特征性表现;②1/3 以下的患者血小板 ADP、花生四烯酸反应下降;③可有体外血小板高聚集性和自发性聚集。

(四)血液生化检查

25%的患者血尿酸可升高,乳酸脱氢酶、血清酸性磷酸酶均增加,部分病例因血小板破坏,大量钾离子释放到血中,引起假性高钾血症。C 反应蛋白、纤维蛋白原和红细胞沉降率多正常。

(五)细胞遗传学检查

仅有 5%的异常克隆发生率,细胞遗传学在诊断 ET 中作用有限。

四、诊断与鉴别诊断

(一)诊断

(1)血小板计数持续$>600\times10^9/L$。

(2)无反应性血小板增高病因。

(3)红细胞总数正常或血细胞比容<0.40。

(4)骨髓贮存铁正常或血清铁蛋白正常或 MCV 正常,骨髓增生活跃或巨核细胞增多、体积大、胞质丰富。

(5)无 Ph 染色体和 *bcr-abl* 融合基因。

(6)无明显骨髓纤维化。

(7)无骨髓异常增生综合征的细胞遗传学和形态学证据。

(8)临床上可有出血、脾大、血栓形成引起的症状和体征。

(9)血小板肾上腺素和胶原的聚集反应可减低。

(二)鉴别诊断

(1)继发性血小板增多症。

(2)其他骨髓增生性疾病:真性红细胞增多症、慢性粒细胞白血病及骨髓纤维化等骨髓增生性疾病,皆可伴血小板增多。

五、治疗

对于血小板计数>600×10^9/L 的患者应予积极治疗:①年龄>60 岁;②既往有血栓或出血性疾病史;③存在心血管疾病易患因素。

治疗的目的在于将增高的血小板减少至正常或接近正常,以预防血栓及出血的发生。

(一)骨髓抑制性药物

1.羟基脲

羟基脲是目前国内首选药物之一。适用于 60 岁以上的患者,也可用于不能耐受阿那格雷和干扰素α且年龄<60 岁有症状的患者,每天剂量 1 000~2 000 mg,分 2~3 次口服。目的是降低血小板计数至 400×10^9/L 以下,有效率一般为 80%左右。

2.白消安

白消安为常用的有效药物,宜用小剂量,开始为 4~6 mg/d,分次或一次口服,待血小板计数减少到一半时,剂量也相应减少一半。血小板计数减少至正常时停药或改为维持量。长期服用有致白血病作用,现已少用。

3.其他

苯丁酸氮芥 0.10~0.15 mg/(kg·d),环磷酰胺 50~100 mg/d,可按病情或个体敏感性分别选用。主要不良反应同白消安。

(二)放射性核素磷(^{32}P)

可口服或静脉注射,首次剂量 2.3 mCi/m^2。如有必要 3 个月后再给药 1 次,对 45 岁以下的患者现一般不主张应用,多用于年龄 75 岁的患者,或不能依从规律羟基脲治疗的患者,原因是^{32}P 有潜在诱发白血病的作用及骨髓抑制。

(三)干扰素(IFN)

IFN-α 体内外具有显著抑制 BFU-MK 及 CFU-MK 增生活性的作用,可用于不耐受阿那格雷的年轻患者，治疗 ET 总有效率一般可达 70%～80%，并能有效降低血栓及出血并发症的发生率，此与其具有降低血小板水平并增强血小板功能的双重效应有关。初始剂量为 300 万 U，皮下注射，每周 3 次，以后根据患者的耐受性及疗效调整剂量，维持剂量个体间差异颇大，总疗程一般为 2 年以上。不增加患者急性髓系白血病的患病风险，由于不方便使用和耐受性差而相对少用。

（四）阿那格雷

阿那格雷为一种金鸡纳的衍生物，能抑制周期性核糖磷酸二酯酶及磷酸酯酶 A_2。早期主要作为一种血小板聚集抑制剂用于临床，但后来发现其降低血小板的作用更为突出。适用于＜60 岁的患者，尤其适用于有生育能力的妇女。

（五）阿司匹林

对于曾有血栓事件发生的患者推荐剂量为 75 mg/d，但可增加出血风险，可以迅速缓解红斑性肢痛症，对于有出血并发症或有消化性溃疡病史的患者应慎用，对于阿司匹林不耐受者可换用双嘧达莫。

六、预后

原发性血小板增多症常呈缓慢病程，患者寿命可接近正常。

第五章 内分泌系统疾病

第一节 甲状腺功能亢进症

甲状腺是人体最大的内分泌腺体，其分泌的甲状腺激素（TH）促进机体物质代谢、能量代谢及机体的生长、发育。甲状腺功能亢进症（简称甲亢）是指由于多种因素导致甲状腺功能亢进、TH分泌过多，造成以神经、循环、消化等系统兴奋性增高和代谢亢进为主要临床表现的疾病总称。

甲亢以弥漫性毒性甲状腺肿，又称Graves病最为常见，大约占所有甲亢患者的85%。Graves病女性患者较男性多见，男女之比为1∶(4～6)，多发在20～40岁。该病是一种器官特异性自身免疫性疾病，其发病机制尚未完全阐明。一般认为，其发病机制是以遗传易感性为背景，在精神创伤、感染等诱发因素的作用下，引起体内免疫系统功能紊乱，产生异质性免疫球蛋白（自身抗体）而致病。

一、临床表现

本症临床表现与患者年龄、病程和TH分泌过多的程度有关。Graves病典型临床表现主要为甲状腺激素分泌过多综合征、甲状腺肿、Graves眼征。老年人和儿童的临床表现常不典型。

（一）甲状腺激素分泌过多综合征

1.高代谢综合征表现

T_3、T_4分泌过多及交感神经兴奋性增高，能量、糖、脂肪、蛋白质代谢增加，体重降低，糖耐量异常。

2.心血管系统表现

心动过速、心律失常、第一心音亢进、心脏扩大、收缩期高血压，其中心率静息或睡眠时仍快。

3.神经系统表现

易激动、焦虑、烦躁、失眠、紧张等，伸舌和双手平举向前时有细震颤，深反射活跃。

4.消化系统表现

食欲亢进、多食消瘦、大便频繁、肝功能异常。

5.血液和造血系统表现

白细胞总数降低，淋巴细胞比例增高，血小板寿命缩短，偶可引起贫血。

6.肌肉骨骼系统表现

肌肉软弱无力，可有甲亢性肌病。

7.内分泌系统表现

甲状腺激素分泌过多综合征可影响性腺和肾上腺皮质功能，早期甲亢患者促肾上腺皮质激素(ACTH)分泌增加，重症患者肾上腺皮质功能可能相对减退或不全。

8.生殖系统表现

女性患者常有月经稀发、闭经，男性患者常有勃起功能障碍，偶见乳腺发育。

9.皮肤及肢端表现

部分患者有典型小腿胫前对称性黏液性水肿，常与浸润性突眼同时或在之后发生。少数患者存在指端粗厚。

(二)甲状腺肿

主要表现为弥漫性、对称性甲状腺肿大，质软(病史久或食用含碘食物较多者质地可坚韧)、无压痛，吞咽时上下移动，也有甲状腺肿大不对称或肿大不明显者。肿大的甲状腺上、下叶外侧可扪及震颤(腺体上部较明显)，可听到连续性或以收缩期为主的吹风样的血管杂音，以上为 Graves 病的重要诊断特征。

(三)Graves 眼征

Graves 病患者有 25%～50%伴有不同程度的眼病，其中突眼为重要而又较特异的体征之一。

(四)特殊临床表现及类型

(1)儿童期甲亢临床表现与成人相似，一般后期均伴有发育障碍。18 周岁前一般采用抗甲状腺药物(ATD)治疗,但治疗效果不如成人。

(2)淡漠型甲亢多见于老人,发病较隐匿;症状不典型,常以某一系统的表现突出;眼病和高代谢综合征表现较少,甲状腺常不肿大,但结节发生率较高;血清 TT_4 测定可在正常范围内;全身症状较重。

(3)妊娠期甲亢主要有妊娠合并甲亢和人绒毛膜促性腺激素(HCG)相关性甲亢 2 种。妊娠合并甲亢者,时有类似甲亢的临床表现,如有体重不随妊娠时间相应增加、四肢近端肌肉消瘦、静息时每分钟心率超过 100 次表现之一者,应怀疑甲亢。HCG 相关性甲亢者,可因大量 HCG 刺激 TSH 受体而出现甲亢,甲亢症状轻重不一,血清 FT_3、FT_4 升高,TSH 降低或不可测出,血 HCG 显著升高,属一过性。

(4)亚临床型甲亢血 T_3、T_4 正常,而 TSH 显著降低,低于正常值下限,不伴有或有轻微的甲亢症状。亚临床型甲亢可发生于 Graves 病早期、手术或放射碘治疗后、各种甲状腺炎恢复期的暂时性临床症状,也可持续存在,成为甲亢的一种特殊临床类型,少数可进展为临床型甲亢。

(5)T_3 型甲亢的临床表现与寻常型相同,一般较轻,但血清 TT_3 与 FT_3 均增高,TT_4、FT_4 正常甚至偏低。

二、实验室检查

(一)TSH 测定

TSH 由垂体分泌,是调节甲状腺功能的重要激素。甲状腺功能改变时,TSH 的波动较 T_3、T_4 更迅速、显著,是反映下丘脑-垂体-甲状腺轴功能的敏感指标,对亚临床型甲亢和亚临床型甲状腺功能减退症(简称甲减)的诊断有着重要意义。大部分甲亢患者 TSH 低于正常低值,但垂体性甲亢患者 TSH 不降低或升高。

(二)血清甲状腺激素水平测定

1.血清 TT_4 与 TT_3

TT_4、TT_3 是反映甲状腺功能重要的指标,不同方法及实验室测定结果差异较大。TT_4、TT_3 的增高可提示甲亢,一般二者浓度平行变化,但在甲亢初期与复发早期,TT_3 上升往往很快,约是正常值的 4 倍,TT_4 上升较 TT_3 缓慢,仅为正常值的 2.5 倍。因此,TT_3 适用于轻型甲亢、早期甲亢、亚临床型甲亢及甲亢治疗后复发的诊断,也是诊断 T_3 型甲亢的特异指标。

TT_4、TT_3 可与甲状腺结合球蛋白(TBG)等特异性结合,且结合率高。TBG 水平变化对 TT_4 的影响较 TT_3 更大些。妊娠、雌激素、病毒性肝炎等可使 TBG

升高，TT_4、TT_3 测定结果出现假性增高；雄激素、低蛋白血症（严重肝病、肾病综合征）、糖皮质激素等可使 TBG 下降，测定结果出现假性降低。

2.血清 FT_4 与 FT_3

血清 FT_4、FT_3 不受 TBG 变化的影响，敏感性、特异性均高于 TT_3、TT_4，更能准确地反映甲状腺的功能状态，但是在不存在 TBG 影响因素的情况下，仍推荐测定 TT_3、TT_4，因其指标稳定，可重复性好。

3.血清 rT_3

rT_3 是 T_4 降解的产物，几乎无生理活性。可在一定程度上反映甲状腺的功能，其血浓度的变化与 T_3、T_4 维持一定比例，基本与 T_4 变化一致。Graves 病初期或复发早期可仅有 rT_3 升高。

(三)甲状腺自身抗体测定

1.TRAb(TSH 受体抗体)

TRAb 包括 TSH 受体抗体、促甲状腺激素受体刺激性抗体（TSAb）和促甲状腺激素刺激阻断性抗体（TSBAb）3 类。TSH 受体抗体阳性提示存在针对 TSH 受体的自身抗体；TSAb 有刺激 TSH 受体、引起甲亢的功能，是 Graves 病的致病性抗体；TSBAb 可引起甲减。TRAb 检测对初发 Graves 病早期诊断、预测 ATD 治疗后甲亢复发、预测胎儿或新生儿甲亢的可能性有一定的意义。测定方法较多，但易出现假阴性和假阳性结果。

2.甲状腺过氧化物酶抗体（TPOAb）和甲状腺球蛋白抗体（TgAb）

这 2 种抗体水平能提示自身免疫病因。

(四)甲状腺摄^{131}I 率

摄^{131}I 率诊断甲亢的符合率可达 90%。摄^{131}I 率升高/减低表示甲状腺的摄碘功能亢进/减退，可鉴别甲亢的病因，不能反映病情严重程度与治疗中的病情变化。摄取率降低，提示亚急性甲状腺炎、安静型甲状腺炎、产后甲状腺炎；摄取率升高，提示缺碘性甲状腺肿；若摄取率升高且伴随高峰前移，提示 Graves 病、多结节性甲状腺肿伴甲亢。随着 TH 和 TSH 检测普遍开展及监测敏感度的不断提高，摄^{131}I 率已不作为甲亢诊断的常规指标。孕妇及哺乳期妇女禁止做本测定。

(五)促甲状腺激素释放激素(TRH)兴奋试验

TRH 能促进 TSH 的合成与释放，甲亢患者 T_3、T_4 增高，反馈抑制 TSH 的分泌，因此 TSH 不受 TRH 兴奋。甲亢患者一般 TSH 水平无明显增高；TSH

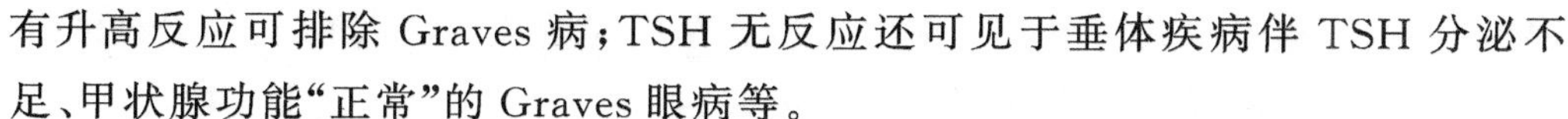

有升高反应可排除 Graves 病；TSH 无反应还可见于垂体疾病伴 TSH 分泌不足、甲状腺功能“正常”的 Graves 眼病等。

三、影像学检查

甲状腺超声检查可测定甲状腺的体积，组织的回声，是否存在甲状腺结节，尤其是临床不易触摸到的小结节，并可确定结节的数量、大小和分布，鉴别甲状腺结节的性状。

核素扫描检查时，甲亢患者颈动、静脉可提前到 6～8 秒显像（正常颈静脉 12～14 秒显像，颈动脉 8～12 秒显像），甲状腺在 8 秒时显像，其放射性逐渐增加，显著高于颈动、静脉显像。

甲状腺 CT 可清晰地显示甲状腺和甲状腺与周围组织器官的关系，可发现微小病灶，测定甲状腺的体积和密度，了解甲状腺与周围器官的横向关系，有助于结节性甲状腺肿的诊断。眼部 CT 能清楚地显示眼眶内的结构，评估眼外肌受累及眼球后浸润情况，对眼眶的多种疾病的鉴别诊断有较高价值，尤其是眼球突出的病因诊断。

MRI 多用于确定甲状腺以外病变的范围，对确定肿块与其周围血管的关系价值大于 CT 或其他影像学检查。眼部 MRI 较 CT 能更清晰地显示眶内多种软组织的结构和病变范围。但体内有金属物且不能取出时禁做 MRI 检查。

四、诊断标准

（一）功能诊断

甲亢病例诊断一般根据病史和临床表现，配合实验室检查来确诊。临床有高代谢及神经、循环、消化等系统兴奋性增高和代谢亢进的病例，尤其是有甲状腺肿大或突眼者应考虑存在本病可能，小儿、老年或伴有其他疾病的轻型甲亢或亚临床型甲亢临床表现不典型，需要辅以相应的实验室检查。

血 FT_3、FT_4（或 TT_3、TT_4）增高、敏感 TSH（sTSH）＜0.1 mU/L 者考虑甲亢；仅 FT_3 或 TT_3 增高，FT_4、TT_4 正常者可考虑为 T_3 型甲亢；血 TSH 降低，而 FT_3、FT_4 正常者，符合亚临床型甲亢。必要时可进一步做敏感 TSH（sTSH）/超敏感 TSH（uTSH）测定和/或 TRH 兴奋试验。

（二）鉴别诊断

较多亚急性甲状腺炎患者有发热等全身症状，且甲状腺肿大疼痛，伴有甲亢症状，T_3、T_4 升高、TSH 及 ^{131}I 摄取率降低。安静型甲状腺炎患者的甲状腺呈无痛性肿大，病程呈甲亢—甲减—正常过程。在甲亢阶段时 T_3、T_4 升高，^{131}I 摄取率降低；甲减阶段 T_3、T_4降低，^{131}I 摄取率升高。

兼有桥本甲状腺炎和 Graves 病的患者有典型的甲亢临床表现和实验室检查结果，血清 TgAb 和 TPOAb 高滴度，甲亢症状很少自然缓解。少数患桥本假性甲亢（桥本一过性甲亢）患者由于疾病致滤泡破坏，甲状腺激素漏出引起一过性的甲亢，T_3、T_4 升高，^{131}I 摄取率降低，症状常在短期内消失。

甲亢与非甲亢疾病的鉴别，见表 5-1。

表 5-1　甲亢与非甲亢疾病的鉴别

疾病	相同点	不同点
糖尿病	多食易饥，少数甲亢糖耐量减低	无甲状腺肿，甲状腺部位无血管杂音且功能正常
非毒性甲状腺肿	甲状腺肿大，^{131}I 摄取率可增高	单纯性甲状腺肿无甲亢症状与体征，^{131}I 摄取率高峰不前移，T_3 抑制试验阴性，甲状腺功能正常
神经官能症	神经、精神症状相似	神经官能症无高代谢症状群、突眼、甲状腺肿，甲状腺功能正常
更年期综合征	情绪不稳定，烦躁、失眠、出汗	更年期甲状腺不肿大且功能基本正常
嗜铬细胞瘤	交感神经兴奋症状	无甲状腺肿，甲状腺功能正常，常有高血压

五、治疗原则

目前，治疗甲亢一般采用药物治疗、放射性^{131}I 治疗、手术治疗，治疗时应根据患者具体情况和个人意愿等选择治疗方法。一般情况下年龄较小、病情轻、甲状腺轻中度肿大患者多选择药物治疗；而病情较重、病程长、甲状腺中重度肿大患者多采用^{131}I 或手术等根治性治疗方法。儿童患者应先考虑用药物治疗，尽可能避免使用^{131}I 治疗。

（一）甲亢的一般治疗

舒缓精神，避免情绪波动，适当休息并给予对症、支持治疗，补充足够热量和营养（糖、蛋白质和 B 族维生素等），忌碘饮食。

（二）甲亢的药物治疗

甲亢治疗药物有抗甲状腺药物、碘及碘化物、β 受体阻滞剂。

1.抗甲状腺药物

抗甲状腺药物的临床疗效较肯定，治愈率 40%～60%；方便、经济、使用较安全，一般不会导致永久性甲减。但该类药物在临床应用具有局限性，主要是因为治疗用药疗程长1～2年至数年，停药后复发率高，可达50%～60%，少数患者伴发肝损害或粒细胞减少症等。

(1)药物分类：抗甲状腺药物分为硫脲类和咪唑类，前者的代表药物是硫氧嘧啶、丙硫氧嘧啶，后者为甲巯咪唑、卡比马唑。

(2)药物疗程：治疗疗程有长程疗法、短程疗法及阻断-替代疗法等。短疗程法的服药时间<6个月，治愈率40%；长疗程法的服药时间在1.5年以上，治愈率60%。长程疗法分为初治期、减量期、维持期，药物剂量一般根据病情选择。长程疗法因其治疗效果好而常用，治疗一旦开始一般不宜中断，治疗中如出现症状缓解但甲状腺肿或突眼恶化的情况时，抗甲状腺药物应酌情减量并可加用L-甲状腺素钠(L-T_4)25～100 μg/d或甲状腺片20～60 mg/d。

(3)停药指征：长程疗法的停药指征一般为甲亢症状完全缓解；甲状腺肿缩小、血管杂音消失；抗甲状腺药物维持量小；血T_3、T_4、TSH正常；T_3抑制试验及TRH兴奋试验正常；TSAb明显下降或转阴；足疗程。停药时甲状腺明显缩小并且TSAb阴性，停药后复发率低；停药时甲状腺肿大或TSAb阳性，停药后复发率高，此类患者应延长治疗时间。

(4)注意事项：应用抗甲状腺药物应注意其不良反应，需经常检测肝肾功能和血常规。

2.碘及碘化物

一般用于术前准备和甲亢危象。术前准备时先用抗甲状腺药物(ATD)控制症状，术前2～3周应用大剂量碘，使甲状腺减轻充血，质地变韧，便于手术，减少出血。

3.β受体阻滞剂

用于甲亢初治期的辅助治疗，也可用于术前准备或甲状腺危象。改善患者心悸等交感神经兴奋状态，并抑制T_4向T_3的转化。

(三)手术治疗

甲状腺次全切手术主要是用手术方法切除部分甲状腺组织以减少甲状腺激素的产生，达到治疗甲亢的目的。治愈率可达70%以上，治疗后复发率较药物治疗低，但可引起多种并发症。

手术治疗甲亢的适应证：中、重度甲亢，服药无效、复发或不愿长期服药者；甲状腺巨大，有压迫症状者；胸骨后、结节性甲状腺肿伴甲亢者。禁忌证：较重或发展较快的浸润性突眼者；合并心、肝、肾、肺疾病，不能耐受手术者；妊娠早期(3个月前)及晚期(6个月后)；轻症可用药物治疗者。

术前用抗甲状腺药物治疗至症状控制，患者甲状腺功能接近正常，心率每分钟<80次，T_3、T_4在正常范围内。为减少术中出血，术前2周加服复方碘溶液。若患者对ATD有不良反应或不能缓解症状，可尝试普萘洛尔加碘剂的术前准备方法。

(四)放射性碘治疗

甲状腺有高度摄取和浓集碘的能力，^{131}I释放出β射线可破坏甲状腺滤泡上皮而减少TH分泌，还能抑制甲状腺内淋巴细胞的抗体生成，增强了疗效。^{131}I治疗具有迅速、简便、安全、疗效明显等优点，且疗程短、治愈率高、复发率低。接受^{131}I治疗时应注意：服^{131}I治疗前2～4周避免应用碘剂及含碘的药物；服^{131}I前应空腹，服药2小时后方可进食；服药后患者应与家人隔离，尤其是与儿童和妊娠妇女，餐具和水杯与家人分开使用；非妊娠期妇女在接受^{131}I治疗后半年内不宜妊娠；定期复查及随访。

(五)Graves眼病的治疗

Graves眼病以男性多见，43%的患者甲亢与Graves眼病同时发生，44%甲亢先于Graves眼病发生，还有5%的患者仅有明显突眼而无甲亢症状，称其为甲状腺功能正常的Graves眼病。

非浸润性突眼无需特别处理，突眼会随甲状腺功能恢复正常而消失。治疗Graves眼病时，对于有临床型甲亢或亚临床型甲亢证据的患者应采取有效的抗甲亢治疗，甲状腺功能恢复正常可使眼睑挛缩、凝视、眶周水肿等症状减轻，可更准确地评价眶内受累程度，选择适当的治疗方案。严重突眼不宜行甲状腺次全切除术，慎用^{131}I治疗。

1.Graves眼病的局部治疗

高枕卧位；限制钠盐及使用利尿剂减轻水肿；戴有色眼镜保护眼睛，防止强光及灰尘刺激；睡眠时使用抗生素眼膏；睡眠时可用眼罩或盐水纱布敷眼。

2.Graves眼病的全身治疗

(1)抗甲状腺药物：主要用于甲亢伴明显突眼者，可稳定甲状腺功能，有利于突眼恢复。在治疗过程中应避免发生甲低及TSH升高，必要时可用L-T_4(100～200 μg/d)或干甲状腺片(60～120 mg/d)与ATD联用。

(2)免疫抑制剂及非特异性抗炎药物：泼尼松每次10～20 mg，每天3次，早期疗效较好，症状好转后减量。一般1个月后再减至维持量10～20 mg/d，也可隔天给予最小维持量而逐渐停药。对糖皮质激素不敏感或有禁忌证的Graves

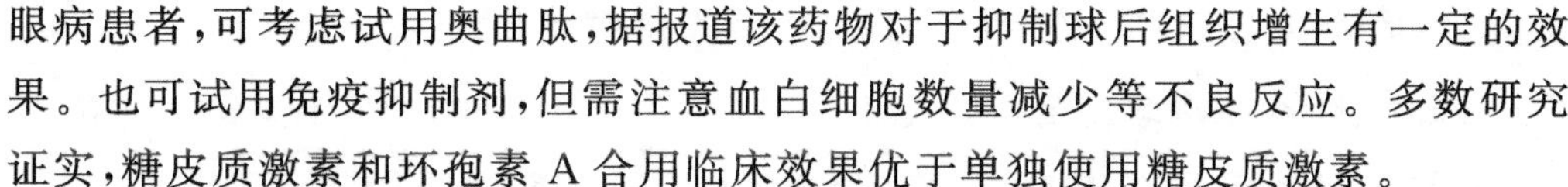

眼病患者，可考虑试用奥曲肽，据报道该药物对于抑制球后组织增生有一定的效果。也可试用免疫抑制剂，但需注意血白细胞数量减少等不良反应。多数研究证实，糖皮质激素和环孢素A合用临床效果优于单独使用糖皮质激素。

(3)球后放射治疗：一般大剂量糖皮质激素治疗无效或有禁忌证无法使用时考虑应用。

(4)眼眶减压手术对改善突眼和眼部充血症状效果较好。

第二节　甲状腺功能减退症

甲状腺功能减退症(简称甲减)是指各种原因引起的甲状腺激素(TH)合成、分泌或生物效应不足所导致的一组疾病。甲减女性较男性多见，男女之比为1∶(5～10)，且随年龄增加患病率逐渐上升。新生儿甲减发生概率约为1∶4 000，青春期甲减发病率降低，成年后再次上升。甲减病因较复杂，按起病时间可分为呆小病(克汀病)、幼年型甲减、成年型甲减。

一、病因

呆小病甲状腺功能减退始于胎儿或新生儿，病因有2种：地方性呆小病，即因母体缺碘，供应胎儿的碘不足，胎儿TH合成不足或甲状腺发育不全而造成神经系统不可逆的损害；散发性呆小病，胎儿甲状腺发育不全或TH合成发生障碍。

幼年型甲状腺功能减退起病于青春期发育前儿童，病因与成人患者相同。成年型甲状腺功能减退起病于成年者，主要有TH缺乏、促甲状腺激素(TSH)缺乏及周围组织对TH不敏感3种类型。

(一)TH缺乏

原发性TH缺乏，病因不明。

继发性TH缺乏，常见于甲状腺破坏，如手术切除，放射性碘或放射线治疗后；抗甲状腺药物(ATD)治疗过量，摄入碘化物过多，使用过氯酸钾、碳酸锂等；其他因素：甲状腺炎、慢性淋巴细胞性甲状腺炎、伴甲状腺肿或结节的甲状腺功能减退、晚期甲状腺癌和转移性肿瘤。

(二)血清TSH缺乏

TSH缺乏分为垂体性和下丘脑性。前者常见于肿瘤、手术、放疗和产后垂体坏死;后者常见于下丘脑肿瘤、肉芽肿、慢性疾病或放疗。

(三)TH 不敏感综合征

TH 受体基因突变、TH 受体减少或受体后缺陷所致,有家族发病倾向。

二、临床表现

TH 减少可引起机体各系统功能代谢减慢,功能降低。甲减的临床表现一般取决于起病年龄和病情的严重程度,重者可引起黏液性水肿,甚至黏液性水肿昏迷。亚临床型甲减无明显甲减症状与体征,但存在发展为临床型甲减的可能性,也可造成动脉粥样硬化和心血管疾病,妊娠期亚临床甲减可能影响后代的神经智力发育。

(一)呆小病

如甲减发生于胎儿和婴幼儿时期,一般起病较急,可阻碍大脑和骨骼生长发育,导致智力低下和身材矮小,且多不可逆。呆小病患儿起病越早病情越严重。患儿表现为体格及智力发育缓慢、反应迟钝、颜面苍白、眼距增宽、鼻根宽且扁平、鼻梁下陷、口唇厚、舌大外伸、四肢粗短、出牙换牙延迟、骨龄延迟、行走晚且呈鸭步,心率慢、脐疝多见,性器官发育延迟,成年后矮小。

(二)幼年型甲减

幼年型甲减的临床表现介于成人型与呆小病之间。幼儿发病者与呆小病相似,只是发育迟缓和面容改变不如呆小病显著;较大儿童及青春期发病者,类似成人型甲减,但伴有不同程度的生长阻滞。

(三)成年型甲减

成年型甲减多见于中年女性,男女比例为 1:(5～10),发病缓慢、隐匿,有时长达 10 余年才表现出典型症状,主要表现为代谢率减低和交感神经兴奋性下降,及时治疗多可逆。

1.一般表现

出汗减少、怕冷、动作缓慢、精神萎靡、疲乏嗜睡、智力减退、食欲下降、体重增加、大便秘结,有的出现黏液性水肿面容(表情淡漠、水肿、眼睑下垂,鼻、唇增厚,毛发脱落无光泽)。

2.低代谢综合征

疲乏嗜睡、行动迟缓,记忆力减退,怕冷无汗,体温低于正常。

3.皮肤表现

苍白或姜黄色,皮肤粗糙、多鳞屑和角化,指甲生长缓慢、厚脆。

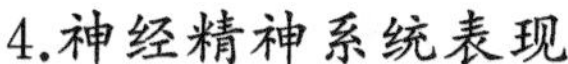

4.神经精神系统表现

记忆力、理解力减退、反应迟钝、嗜睡、精神抑郁、严重者可发展为猜疑性精神分裂症,重者多表现为痴呆、木僵或昏睡、共济失调或眼球震颤。

5.肌肉与关节表现

肌肉软弱乏力、偶见重症肌无力,收缩与松弛均缓慢延迟,肌肉疼痛、僵硬,黏液性水肿患者可伴有关节病变,偶有关节腔积液。

6.心血管系统表现

心动过缓、心音低弱、心脏扩大,常伴有心包积液、血压可升高,久病者易发生动脉粥样硬化及冠心病。

7.消化系统表现

食欲减退、便秘、腹胀,甚至发生麻痹性肠梗阻或黏液性水肿巨结肠,可有胃酸缺乏、贫血。

8.内分泌系统表现

男性勃起功能障碍,女性月经过多、经期长、不孕、溢乳,肾上腺皮质功能偏低、血和尿皮质醇降低。

9.呼吸系统表现

呼吸浅而弱,对缺氧和高碳酸血症不敏感。

10.黏液性水肿昏迷表现

嗜睡、低体温(<35 ℃)、呼吸减慢、血压下降、心动过缓、四肢肌肉松弛、反射减弱或消失,甚至昏迷、休克。

三、实验室检查

(一)生化检查

1.血红蛋白和红细胞

本病可致轻、中度正常细胞正色素性贫血,小细胞低色素性贫血或大细胞性贫血。

2.血脂

甲状腺性甲减胆固醇常升高,继发性甲减胆固醇正常或降低。

3.血氨基酸

同型半胱氨酸(Hcy)增高。

4.其他

血胡萝卜素升高,尿17-酮类固醇、17-羟皮质类固醇降低,糖耐量试验呈扁平曲线，胰岛素反应延迟。

(二)心功能检查

心电图示低电压、窦性心动过缓、T 波低平或倒置，偶有 PR 间期延长（AV 传导阻滞）及 QRS 波时限增加，心肌酶谱升高。

(三)影像学检查

成骨中心出现和生长迟缓（骨龄延迟），成骨中心骨化不均匀呈斑点状（多发性骨化灶），骨骺与骨干的愈合延迟。X 片上心影常为弥漫性双侧增大。甲状腺核素扫描检查可发现和诊断异位甲状腺。

(四)甲状腺激素测定

1.血清总 T_4(TT_4)和血清总 T_3(TT_3)

诊断轻型甲减和亚临床甲减时，TT_4 较 TT_3 敏感，TT_4 降低而 TT_3 正常是早期诊断甲减的指标之一。较重者血 TT_3 和 TT_4 均降低，轻型甲减的 TT_3 不一定下降。TT_4、TT_3 受 TBG 影响，检查结果可出现偏差。

2.血清游离 T_4(FT_4)和游离 T_3(FT_3)

FT_4 和 FT_3 不受 TBG 变化的影响，其敏感性与特异性均高于 TT_4 和 TT_3。甲减患者一般 FT_4 和 FT_3 均下降，轻型甲减、甲减初期以 FT_4 下降为主。

3.血清 TSH 测定

TSH 测定是诊断甲减最主要的指标。甲状腺性甲减，TSH 可升高；垂体性或下丘脑性甲减，常降低，并可伴有其他腺垂体激素分泌低下。当敏感 TSH (sTSH)≥5.0 mU/L，加测 FT_4、甲状腺球蛋白抗体（TgAb）和甲状腺过氧化物酶抗体（TPOAb），以明确诊断亚临床型甲减或自身免疫性甲状腺病。也可用 TSH 筛查新生儿甲减。

4.TPOAb 和 TgAb 测定

TPOAb 和 TgAb 是确定自身免疫甲状腺炎的主要指标。亚临床型甲减患者存在高滴度的 TgAb 和 TPOAb，进展为临床型甲减的可能性较大。

(五)动态兴奋试验

TRH 兴奋试验：原发性甲减 TSH 基础值升高，TRH 刺激后升高增强；垂体性甲减 TRH 刺激后多无反应；下丘脑性甲减受刺激后 TSH 升高并多呈延迟反应。

四、诊断标准

甲减的诊断一般根据病史、临床表现和体格检查，再配合实验室检查来确

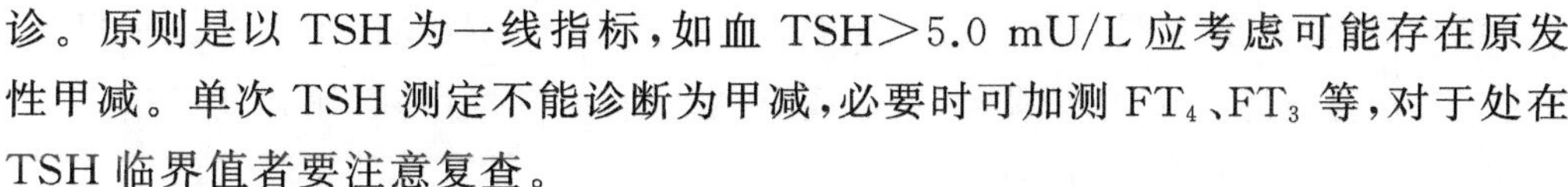

诊。原则是以 TSH 为一线指标，如血 TSH＞5.0 mU/L 应考虑可能存在原发性甲减。单次 TSH 测定不能诊断为甲减，必要时可加测 FT_4、FT_3 等，对于处在 TSH 临界值者要注意复查。

(一)甲减诊断思路

甲减临床表现缺乏特异性，轻型甲减易漏诊，如有以下表现之一，可考虑存在甲减的可能：乏力、虚弱、易于疲劳但无法解释；反应迟钝，记忆力明显下降；不明原因的虚浮、体重增加；怕冷；甲状腺肿，无甲亢表现；血脂异常，尤其是总胆固醇、低密度脂蛋白增高；心脏扩大，有心力衰竭样表现但心率不快。血清 TSH 和 FT_4 正常可排除甲减。

(二)呆小病的早期诊断

呆小病的早期诊断极为重要。早日确诊可尽可能避免或减轻永久性智力发育缺陷。婴儿期诊断本病较困难，应仔细观察其面貌、生长、发育、皮肤、饮食、大便、睡眠等各方面情况，必要时做有关实验室检查。应注意呆小病的特殊面容与先天性愚型(伸舌样痴呆称唐氏综合征)鉴别。

(三)特殊类型甲减的诊断

TSH 不敏感综合征的临床表现不均一。对于无临床表现的患者，诊断较困难。TH 不敏感综合征有 3 种类型，即全身不敏感型、垂体不敏感型及周围不敏感型。

(四)甲减与非甲状腺疾病鉴别

甲减与非甲状腺疾病贫血、慢性肾炎等疾病，在某些病理性体征上的表现相同，若不能掌握其各自的不同，容易误诊。甲减与非甲状腺疾病鉴别见表 5-2。

表 5-2 甲减与非甲状腺疾病的鉴别

非甲状腺疾病	相同点	不同点
贫血	贫血	甲减可引起血清 T_3、T_4↓和 TSH↑
慢性肾炎	黏液性水肿，血 T_3、T_4 均减少，尿蛋白可为阳性，血浆胆固醇可增高	甲减者尿液正常、血压不高，肾功能大多正常
肥胖症	水肿，基础代谢率偏低	肥胖症 T_3、T_4、TSH 均正常
特发性水肿	水肿	特发性水肿下丘脑-垂体-甲状腺功能正常

五、治疗原则

(一)治疗目标

甲减确诊后应及早使用甲状腺制剂替代治疗，一般需终身服药，并根据体征对症治疗。治疗的主要目标是控制疾病，使甲减临床症状和体征消失，将 TSH、TT_4、FT_4 值维持在正常范围内，对于垂体性及下丘脑性甲减，则以把 TT_4、FT_4 值维持在正常范围内作为目标。

（二）替代治疗

替代治疗的药物主要有干甲状腺片、L-甲状腺素钠（L-T_4）、L-三碘甲腺原氨酸（L-T_3）。替代治疗甲状腺激素用量受甲减病情及并发症、患者年龄、性别、生活环境及劳动强度等多种因素的影响，因此，替代治疗需个体化调整用药剂量。

甲减药物治疗剂量与患者的病情、年龄、体重、个体差异有关。临床上有时需要更换替代制剂，替代过程中，需重视个体的临床表现，根据患者不同的情况而定，必要时复查血清 TSH、T_4、T_3、血脂等。

(1)呆小病治疗越早疗效越好，并需要终身服用药物替代治疗。

(2)幼年型黏液性水肿的治疗与较大的呆小病患儿相同。

(3)成人型黏液性水肿应用甲状腺激素替代治疗原则强调“治疗要早，正确维持，适量起始，注意调整”等，必须从小剂量开始应用。

(4)黏液性水肿昏迷是一种罕见的重症，可危及生命，多见于老年患者，预后差。L-T_4 作用较慢，需选用作用迅速的 L-T_3。

(5)亚临床甲减患者 TSH 水平高于正常，游离 T_3/T_4 正常，无明显甲减症状。若得不到及时的治疗，可转化成典型甲减。血清 TSH 4.5～10.0 mU/L，可暂不给予 L-T_4，每 6～12 个月随访甲状腺功能；血清 TSH＞10 mU/L，可给予 L-T_4替代治疗。

(6)妊娠期甲状腺激素缺乏，对胎儿的神经、智力发育影响较大，应进行筛查。一般认为，妊娠早期 TSH 参考范围应低于非妊娠人群 30%～50%，TT_4 浓度大约为非妊娠期的 1.5 倍。若妊娠期间 TSH 正常，TT_4＜100 nmol/L，则可诊断低 T_4 血症。妊娠前如已确诊甲减，应调整L-T_4剂量，待血清 TSH 恢复至正常范围再怀孕；妊娠期间发生甲减，应立即使用 L-T_4 治疗。

(7)TSH 不敏感综合征治疗取决于甲减的严重程度。对于临床上无甲减症状，且发育正常，血清 T_3、T_4 正常，仅血清 TSH 增高，这种患者是否需补充 TH 尚无统一意见，有待进一步观察研究。替代治疗一般使用 L-T_4 和干甲状腺片，TSH 不敏感综合征的治疗特别强调早期诊断和早期治疗，并维持终生。

(8)TH 不敏感综合征目前无根治方法。可根据疾病的严重程度和不同类型选择治疗方案，并维持终身。轻型临床上无症状患者可不予治疗。有症状者

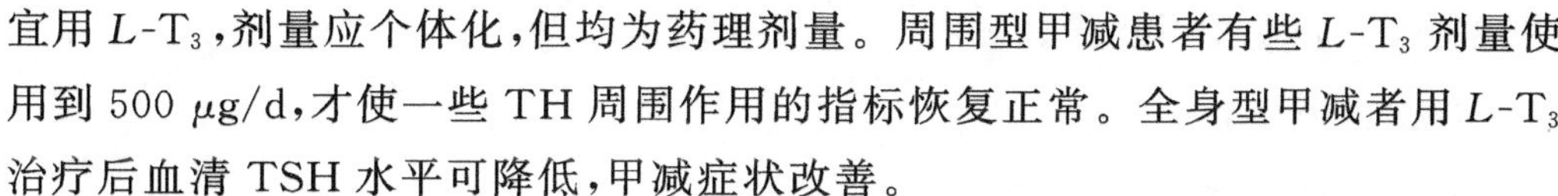

宜用 $L\text{-}T_3$，剂量应个体化，但均为药理剂量。周围型甲减患者有些 $L\text{-}T_3$ 剂量使用到 500 μg/d，才使一些 TH 周围作用的指标恢复正常。全身型甲减者用 $L\text{-}T_3$ 治疗后血清 TSH 水平可降低，甲减症状改善。

第三节　甲状腺炎

甲状腺炎是一类累及甲状腺的异质性疾病。由自身免疫、病毒感染、细菌或真菌感染、慢性硬化、放射损伤、肉芽肿、药物、创伤等多种原因所致的甲状腺滤泡结构破坏。其病因不同，组织学特征各异，临床表现及预后差异较大。按发病缓急可分为急性、亚急性和慢性甲状腺炎；按病因可分为感染性、自身免疫性和放射性甲状腺炎；按组织病理学可分为化脓性、肉芽肿性、淋巴细胞性和纤维性甲状腺炎。临床上常见的慢性淋巴细胞性甲状腺炎、产后甲状腺炎、无痛性甲状腺炎均为自身免疫性甲状腺炎。

一、亚急性甲状腺炎

（一）病因和发病机制

亚急性甲状腺炎又称亚急性肉芽肿性甲状腺炎，多由病毒感染引起，以短暂疼痛的破坏性甲状腺组织损伤伴全身炎症反应为特征。各种抗甲状腺自身抗体在疾病活动期可以出现，可能是继发于甲状腺滤泡破坏后的抗原释放。

（二）临床表现

1.上呼吸道感染

起病前常有上呼吸道感染史，所以常有上呼吸道感染症状，如疲劳、倦怠、咽痛等，体温有不同程度升高。

2.甲状腺区特征性疼痛

逐渐或突然发生甲状腺部位的疼痛，常放射至同侧耳部、咽喉、下颌角等处。

3.甲状腺肿大

弥漫性或不对称性肿大，压痛明显，可伴有结节，质地硬，无震颤和杂音。

4.甲状腺功能异常

典型病例分为甲亢期、甲减期、恢复期 3 期。在甲亢期和甲减期可有甲亢或甲减的临床表现及甲状腺激素水平、TSH 水平的异常。

(三)诊断要点

1.上呼吸道感染

发病前有上呼吸道感染史。

2.局部表现

甲状腺肿大、疼痛和压痛。

3.全身表现

发热、乏力等。

4.实验室检查

红细胞沉降率快,血 T_3、T_4 升高,TSH 下降,甲状腺摄^{131}I 率下降(分离现象)。

(四)治疗原则

(1)治疗目的:缓解疼痛,减轻炎症反应。

(2)非甾体抗炎药(解热镇痛剂)用于轻症患者,疗程 2 周,常用药物有吲哚美辛、阿司匹林等。

(3)糖皮质激素:对于疼痛剧烈、体温持续显著升高、水杨酸或其他非甾体抗炎药治疗无效者可以应用泼尼松 20～40 mg/d 口服,维持 1～2 周后逐渐减量,总疗程 6 周以上。

(4)伴有甲亢者,不服用抗甲状腺药物,可以给予 β 受体阻滞剂。

(5)甲减明显、持续时间长者,可以应用甲状腺激素替代治疗,但宜短期、小剂量使用;只有永久性甲减需要长期替代治疗。

二、慢性淋巴细胞性甲状腺炎

慢性淋巴细胞性甲状腺炎又称桥本甲状腺炎(HT),是自身免疫性甲状腺炎(AIT)的一个类型。

(一)病因和发病机制

目前,公认的病因是自身免疫,主要是Ⅰ型辅助型 T 淋巴细胞免疫功能异常。患者血清中出现 TPOAb、TgAb、促甲状腺激素刺激阻断性抗体(TSBAb)。遗传因素和环境因素也参与了 HT 的发病。

(二)临床表现

(1)起病隐匿,进展缓慢,多数患者缺乏临床症状,尤其是在病程早期。

(2)甲状腺弥漫性对称性肿大,少数不对称,质地韧硬。偶有局部疼痛与触

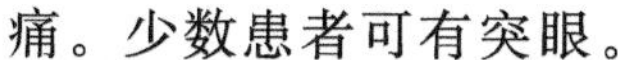

痛。少数患者可有突眼。

(3)甲状腺功能可以正常、亢进或减低。HT 与 GD 并存时称为桥本甲状腺毒症。

(4)可以同时伴发其他自身免疫性疾病,如与 1 型糖尿病、甲状旁腺功能减退症、肾上腺皮质功能减退症同时存在,称为内分泌多腺体自身免疫综合征Ⅱ型。

(三)诊断要点

(1)甲状腺肿大、质地坚韧、伴或不伴结节。

(2)甲状腺自身抗体 TPOAb 和/或 TgAb 长期高滴度阳性。

(3)细针穿刺活检有确诊价值。

(4)伴临床甲减或亚临床甲减支持诊断。

(四)治疗原则

1.随访

既无症状、甲状腺功能又正常的 HT 患者主张半年到 1 年随访 1 次,主要检查甲状腺功能。

2.病因治疗

目前,无针对病因的治疗方法,提倡低碘饮食。

3.甲减和亚临床甲减的治疗

临床甲减者需要 L-T_4 替代治疗,亚临床甲减者需要评估患者的危险因素再决定是否应用 L-T_4。

4.应用 β 受体阻滞剂

伴甲亢者可以应用 β 受体阻滞剂。

三、无痛性甲状腺炎

无痛性甲状腺炎又称亚急性淋巴细胞性甲状腺炎、安静性甲状腺炎,是 AIT 的一个类型。

(一)病因和发病机制

本病与自身免疫有关。与 HT 相似,但淋巴细胞浸润较 HT 轻,表现为短暂、可逆的甲状腺滤泡破坏、局灶性淋巴细胞浸润,50%的患者血中存在甲状腺自身抗体。

(二)临床表现

1.甲状腺肿大

弥漫性轻度肿大,质地较硬,无结节,无震颤和杂音,无疼痛和触痛为其特征。

2.甲状腺功能

甲状腺功能变化类似于亚急性甲状腺炎，分为甲状腺毒症期、甲减期和恢复期。半数患者并不经过甲减期。

(三)诊断要点

(1)可以有甲亢的临床表现，也可以无任何症状。

(2)甲状腺毒症阶段：甲状腺激素水平升高而摄^{131}I率下降，$T_3/T_4<20$对诊断有帮助，恢复期甲状腺激素水平和摄^{131}I率逐渐恢复正常。

(3)多数患者甲状腺自身抗体阳性，其中TPOAb增高更明显。

(四)治疗原则

1.甲状腺毒症阶段

避免应用抗甲状腺药物，可以应用β受体阻滞剂，一般不主张应用糖皮质激素。

2.甲减期

一般不主张应用甲状腺激素，症状明显、持续时间长者可小剂量应用，如果是永久甲减需要终身的替代治疗。

3.定期监测甲状腺功能

本病有复发倾向，甲状腺抗体滴度逐渐升高，有发生甲减的潜在危险，故临床缓解后也需要定期监测甲状腺功能。

第四节　嗜铬细胞瘤

一、概述

本病是一种较罕见的可引起继发性高血压的疾病。高血压中嗜铬细胞瘤的发生率为0.05%～0.10%。临床上常呈阵发性或持续性高血压、多个器官功能障碍及代谢紊乱症群，其特征为头痛、心悸、出汗3项主症与高血压、高代谢、高血糖三高症，以及血压、心率大幅度波动。

嗜铬细胞瘤是一种产生儿茶酚胺的肿瘤，大多数为良性约占90%，恶性仅占10%，肿瘤的数目，在成人中约80%为单个、单侧。单个肿瘤多发生于右侧，

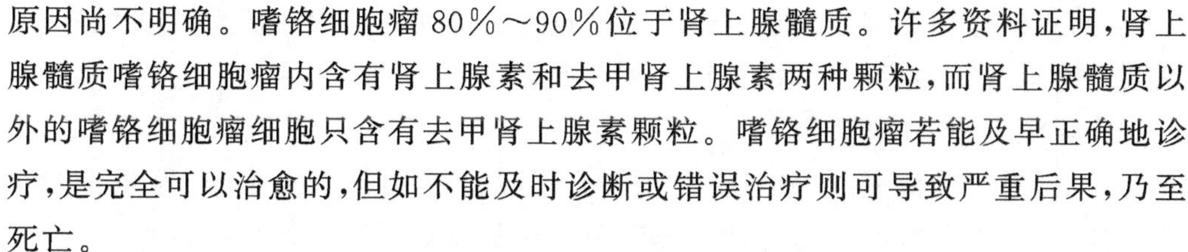

原因尚不明确。嗜铬细胞瘤80%～90%位于肾上腺髓质。许多资料证明，肾上腺髓质嗜铬细胞瘤内含有肾上腺素和去甲肾上腺素两种颗粒，而肾上腺髓质以外的嗜铬细胞瘤细胞只含有去甲肾上腺素颗粒。嗜铬细胞瘤若能及早正确地诊疗，是完全可以治愈的，但如不能及时诊断或错误治疗则可导致严重后果，乃至死亡。

二、诊断要点

(一)临床表现

1.高血压综合征

由于肾上腺素作用于心肌，心排血量增加、收缩压上升，但对周围血管除皮肤外有扩张作用，故舒张压未必增高；去甲肾上腺素作用于周围血管引起其收缩，促使收缩压和舒张压均升高，此为本病主要症状。临床上据血压发作方式，可分为阵发性和持续性2型。阵发性高血压具有特征性，可因精神刺激、弯腰、排尿、排便、按摩、触摸、肿瘤手术检查、组胺试验、灌肠、麻醉诱导等而激发，血压骤然上升，收缩压高者可达40.0 kPa(300 mmHg)，舒张压也相应明显升高，可达24.0 kPa(180 mmHg)，一般在(26.7～33.3)/(13.3～20.0) kPa[(200～250)/(100～150) mmHg]。患者感心悸、心动过速(少数有心动过缓)，剧烈头痛、头晕，表情焦虑，四肢及头部有震颤，皮肤苍白，尤以脸部为甚，全身多汗，手足厥冷、发麻或有刺感，软弱无力，有时出现气促、胸闷、呼吸困难，有时伴有恶心、呕吐，中上腹痛，瞳孔散大，视物模糊，神经紧张和濒死感。严重发作时可并发肺水肿、心力衰竭、脑出血或休克而死亡。阵发性高血压发作历时一般为数分钟，大多少于15分钟，但长者可达16～24小时。早期血管并无器质性改变，晚期动脉发生器质性变化，此时血压呈持续性升高，但仍可有阵发性加剧。儿童及青年患者常病情发展较快，可似急进性高血压，短期内可出现眼底病变，多为Ⅲ、Ⅳ度，并可有出血、视盘水肿、视神经萎缩，以至失明。另外，尚可发生氮质血症或尿毒症、心力衰竭、高血压脑病。嗜铬细胞瘤若得不到及时诊断和治疗，经一定时间(可长达十数年)，则可出现诸多高血压心血管系统严重并发症，包括左心室肥大、心脏扩大、心力衰竭、冠状动脉粥样硬化、肾小动脉硬化、脑血管病变等。

2.代谢紊乱

儿茶酚胺可使体内耗氧量增加，基础代谢率上升。发作时可见发热，体温上升1～2 ℃，多汗者由于散热增加体温升高可不明显。体重减轻多见，此由糖原分解、胰岛素分泌受抑制、血糖升高、脂肪过度分解所致。由于游离脂肪酸升高、糖耐量降低等代谢紊乱，易诱发动脉粥样硬化。

3.其他特殊临床表现

(1)低血压及休克：少数患者血压增高不明显，甚至可有低血压，严重者乃至出现休克，另外可有高血压与低血压交替出现的现象。发生低血压的原因：肿瘤坏死、瘤体内出血，导致儿茶酚胺释放锐减乃至骤停；大量儿茶酚胺引起严重心律失常、心力衰竭或心肌梗死以致心排血量锐减，诱发心源性休克；肿瘤分泌大量肾上腺素，兴奋肾上腺素能β受体，引起外周血管扩张；部分瘤体可分泌较多多巴胺，抵消了去甲肾上腺素的升压作用；大量的儿茶酚胺引起血管强烈收缩，微血管壁缺血缺氧，通透性增高，血浆渗出，有效血容量减少，血压降低。

(2)腹部肿块：嗜铬细胞瘤瘤体一般较大，少数患者(约10%)能在腹部扪及。触诊时应警惕可能诱发高血压发作。

(3)消化道症状：由于儿茶酚胺可使肠蠕动及张力减弱，故常可引起便秘、腹胀、腹痛，甚至结肠扩张，还可引起胃肠壁血管发生增生性及闭塞性动脉内膜炎，以致发展为肠梗死、出血、穿孔、腹部剧痛、休克、胃肠出血等急腹症表现。儿茶酚胺又可使胆囊收缩减弱，胆道口括约肌张力增高，引起胆汁潴留和胆石症发生。

(4)膀胱内肿瘤：膀胱内的嗜铬细胞瘤罕见。患者每于膀胱尿液充盈时、排尿时或排尿后刺激瘤体释放儿茶酚胺引起高血压发作，有时可致排尿时昏厥。

(5)红细胞增多症：由于嗜铬细胞瘤体可分泌红细胞生成素样物质，进而刺激骨髓引起红细胞增多。

(二)实验室及其他检查

1.血、尿儿茶酚胺及其代谢产物测定

尿中儿茶酚胺及其终末代谢产物香草基杏仁酸(VMA)和中间代谢产物甲氧基肾上腺素(MN)、甲氧基去甲肾上腺素(NMN)的排泄量测定对本病的诊断具有一定的价值。但这些检查干扰因素多，波动性大，需多次测定才可靠。

2.药理试验

(1)胰高糖素试验：胰高糖素一次注射负荷量为0.5～1.0 mg，适用于血浆儿茶酚胺浓度相对较低及血压低于22.7/13.3 kPa(170/100 mmHg)者。该剂有刺激瘤体分泌儿茶酚胺作用，分别采集胰高血糖素注射前和注射后3分钟的血标本，注射后血浆儿茶酚胺浓度若为注射前的3倍或以上、或注射后浓度较高诊断则可确立。试验时备有酚妥拉明，以期在发生显著升压反应时使用，以终止试

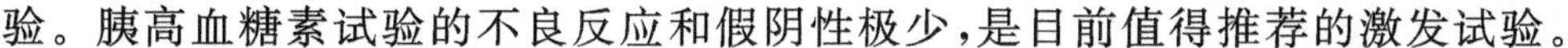

验。胰高血糖素试验的不良反应和假阴性极少，是目前值得推荐的激发试验。

(2)酚妥拉明：为肾上腺素能受体阻滞剂，可使本病患者血压迅速下降。负荷量每次 1～5 mg。若注射后 2 分钟内血压迅速下降，其幅度＞4.7/3.3 kPa (35/25 mmHg)，且持续时间为3～5 分钟，可判为阳性。若一度下降后又迅速回升则为假阳性。正常人及其他高血压患者收缩压下降不明显。

3.定位诊断

B 型超声波、计算机断层扫描(CT)及磁共振成像(MRI)均可作出较准确的诊断，其中 MRI 尤佳，敏感性极高，几乎达 100％，且不需注射造影剂。

三、诊断标准

(1)波动性高血压：①发作型，血压波动于正常与高血压之间；②持续型，在高血压基础上的激烈变化；③因俯卧、倒卧、饱食、排便等诱因而使血压波动，血压上升时出现搏动性头痛、频脉、出汗、面色苍白、四肢冷、视力障碍；④一般抗高血压药无效，但 α 受体及 β 受体阻滞剂有效。

(2)尿蛋白、糖阳性；外周血中白细胞计数增多；高脂血症，血糖增高；GGT 异常，与肾功能成比例的眼底异常，基础代谢率(BMR)上升。

具备以上症状，检查所见一部分或大部条件，同时还必须具备下列第(3)～(5)条者即可作出诊断。

(3)血或尿中儿茶酚胺浓度增高。

(4)尿中儿茶酚胺代谢产物如甲氧基肾上腺素、甲氧基去甲肾上腺素及香草基杏仁酸(VMA)等排出增加。

(5)经静脉肾盂造影(IVP)、超声检查、腹部 CT 等证实存在的肿瘤。

四、鉴别诊断

(一)嗜铬细胞瘤的鉴别诊断主要应与其他继发性高血压及高血压病相鉴别

其包括急进性高血压、间脑肿瘤、后颅凹瘤(小脑及脑干肿瘤)、中风(中风后 2～3 个月内有血压波动、尿 VMA 值升高)等引起的高血压。本病持续高血压者的表现酷似高血压病，发展快者似急进型高血压，不同之处是患者有儿茶酚胺分泌过多的某些表现，如头痛、畏热、多汗、肌肉震颤、消瘦、疲乏、精神紧张、焦虑、心动过速、心律失常、体位性低血压等。

(二)特殊病例尚须与甲状腺功能亢进症、糖尿病、更年期综合征等相鉴别

但上述疾病绝大多数不伴有血浆总儿茶酚胺、游离儿茶酚胺及尿中其代谢

产物值的上升。

五、诊断提示

(1)临床上遇见以下情况时,应当考虑嗜铬细胞瘤的诊断:①阵发性高血压;②持续性高血压伴有某些特异性的本病症状者;③急进性、恶性高血压,大多是年轻患者;④高血压患者有一些难以解释的临床征象,如原因不明的休克、阵发性心律失常、剧烈腹痛者。

(2)典型嗜铬细胞瘤的诊断不难,困难在于一个不典型的患者,常具有不典型的和非特异性的临床表现。嗜铬细胞瘤模仿其他疾病的情况较为多见,以致造成早期、初次诊断的错误。因此,临床上必须根据其症状、体征配合相应的生化及影像学检查,以便早期确诊及时治疗。

六、治疗方法

应用药物长期控制嗜铬细胞瘤高血压是困难的,且其中恶性约占10%,故手术治疗是首选。要获得满意的手术效果,需内、外科的密切配合。

(一)内科处理

控制嗜铬细胞瘤高血压的药物有 α_1 肾上腺素能受体阻滞剂、钙通道阻滞剂、血管扩张剂和儿茶酚胺合成抑制剂等。β肾上腺素能受体阻滞剂有时可用于治疗心律不齐和心动过速,但应在α肾上腺素能受体阻滞剂已起作用的基础上方可使用。

当骤发阵发性高血压症群时,应立即予以抢救,主要措施:①给氧;②静脉注射酚妥拉明1~5 mg(与5%葡萄糖注射液混合),同时严密观察血压、心率、心律,并以心电监护,继以酚妥拉明10~50 mg,溶于5%葡萄糖注射液缓慢静脉滴注,同时观察以上各指标,一般病例需40~60 mg可控制;③如有心律不齐、心力衰竭、高血压脑病、脑血管意外和肺部感染等并发症时,应及时对症处理。

对有癌肿转移及不能手术者,可采用α-甲基对位酪氨酸,此为一种酪氨酸羟化酶抑制剂,可减少多巴胺合成,初始剂量0.5~1.5 g/d,以后3~4 g/d,分3~4次,口服,可抑制50%~80%儿茶酚胺的合成,使患者血压、VMA排出量降至正常,症状有所改善、寿命也可延长。应争取早期使用,晚期疗效较差。不良反应有嗜睡、焦虑、腹泻、口干、溢乳、精神失常、震颤等。恶性嗜铬细胞瘤发生肝转移时可给链佐星每次2 g,加入0.9%生理盐水500 mL中,每月1次静脉滴注,2月后瘤体可缩小50%左右。也可用栓塞疗法或^{131}I-间位碘代苄胍(^{131}I-MIBG)治疗,可缩小瘤体,减少儿茶酚胺产量。

(二)手术治疗

大多数嗜铬细胞瘤为良性,可手术切除而得到根治;如为增生则应做次全切除。

(1)为了避免在麻醉诱导期、手术剥离、结扎血管和切除肿瘤时的血压波动以致诱发高血压危象和休克,应在术前 2 周及术中做好准备工作。

常用药物:①苯氧苄胺为非竞争性 α 受体阻滞剂,对 α_1 受体作用较 α_2 受体强 100 倍,半衰期长。初始常用剂量每 12 小时 10 mg,以后每隔数天递增 10~20 mg,渐增至每天 40~100 mg 或 100 mg 以上,直至血压降至正常或接近正常。不良反应有鼻黏膜充血、体位性低血压、心动过速等。②哌唑嗪为 α_1 受体选择性阻滞剂,作用时间相对较短。首次剂量 1 mg,以后渐增至 6~8 mg/d维持,不良反应有体位性低血压、低钠倾向等。③盐酸普萘洛尔为非选择性 β 受体阻滞剂,可在 α 受体阻滞剂应用后心律失常或心动过速(P>100 次/分)时使用,应用剂量不宜过大,每次10 mg,每天 3~4 次,当心率过快确需进一步控制时再谨慎增加。④在上述药物降压效果不佳时,也可试用尼卡地平、卡托普利等。

(2)在手术过程中需要尽可能地探查两侧肾上腺和整个交感神经链,以期发现和摘除多发性肿瘤。手术期间和术后期间要适当应用儿茶酚胺阻滞剂和输血、输液,以恢复手术中丢失的血容量,这样可以防止切除肿瘤后引起的严重低血压或休克状态,以及可能发生的肾衰竭或心肌栓塞等。术后应用去甲肾上腺素和可的松等维持疗法是有益的;普萘洛尔等对控制心动过速和心律失常有价值,因而这种手术是安全的。

七、治疗提示

(1)嗜铬细胞瘤的预后完全取决于早期诊断和治疗。如果患者在心、肾等并发症未发生功能不可恢复之前,成功地切除肿瘤,患者常可获得完全治愈。亦或患者是存在多年的嗜铬细胞瘤,肿瘤切除后亦多可获得改善或治愈。只有少数肿瘤是恶性的。

(2)如术后血压仍未能满意地下降,应当考虑是否另有肿瘤存在,即多发性嗜铬细胞瘤,因此手术后必须反复检验尿儿茶酚胺水平,以了解是否还有肿瘤存在。

第六章 神经系统疾病

第一节 脑 栓 塞

脑栓塞以前称栓塞性脑梗死，是指来自身体各部位的栓子，经颈动脉或椎动脉进入颅内，阻塞脑部血管，中断血流，导致该动脉供血区域的脑组织缺血缺氧而软化坏死及相应的脑功能障碍。临床表现出相应的神经系统功能缺损症状和体征，如急骤起病的偏瘫、偏身感觉障碍和偏盲等。大面积脑梗死还有颅内高压症状，严重时可发生昏迷和脑疝。脑栓塞约占脑梗死的15％。

一、病因与发病机制

(一)病因

脑栓塞按其栓子来源不同，可分为心源性脑栓塞、非心源性脑栓塞及来源不明的脑栓塞。其中，心源性栓子占脑栓塞的60％～75％。

1.心源性

风湿性心脏病引起的脑栓塞，占整个脑栓塞的50％以上。二尖瓣狭窄或二尖瓣狭窄合并关闭不全者最易发生脑栓塞，因二尖瓣狭窄时，左心房扩张，血流缓慢瘀滞，又有涡流，易于形成附壁血栓，血流的不规则更易使之脱落成栓子，故心房颤动时更易发生脑栓塞。慢性心房颤动是脑栓塞形成最常见的原因。其他还有心肌梗死、心肌病的附壁血栓，以及细菌性心内膜炎时瓣膜上的炎性赘生物脱落、心脏黏液瘤和心脏手术等病因。

2.非心源性

主动脉及发出的大血管粥样硬化斑块和附着物脱落引起的血栓栓塞也是脑

栓塞的常见原因。另外，还有炎症的脓栓、骨折的脂肪栓、人工气胸和气腹的空气栓、癌栓、虫栓和异物栓等。还有来源不明的栓子等。

（二）发病机制

各个部位的栓子通过颈动脉系统或椎动脉系统时，栓子阻塞血管的某一分支，造成缺血、梗死和坏死，产生相应的临床表现；还有栓子造成远端的急性供血中断，该区脑组织发生缺血性变性、坏死及水肿；另外，由于栓子的刺激，该段动脉和周围小动脉反射性痉挛，结果不仅造成该栓塞的动脉供血区的缺血，同时因其周围的动脉痉挛，进一步加重脑缺血损害的范围。

二、病理

脑栓塞的病理改变与脑血栓形成基本相同。但是，有以下几点不同：①脑栓塞的栓子与动脉壁不粘连；而脑血栓形成是在动脉壁上形成的，所以血栓与动脉壁粘连不易分开。②脑栓塞的栓子可以向远端移行，而脑血栓形成的栓子不能。③脑栓塞所致的梗死灶，有 60%以上合并出血性梗死；脑血栓形成所致的梗死灶合并出血性梗死较少。④脑栓塞往往为多发病灶，脑血栓形成常为一个病灶。另外，炎性栓子可见局灶性脑炎或脑脓肿，寄生虫栓子在栓塞处可发现虫体或虫卵。

三、临床表现

（一）发病年龄

风湿性心脏病引起者以中青年为多，冠心病及大动脉病变引起者以中老年人为多。

（二）发病情况

发病急骤，在数秒钟或数分钟之内达高峰，是所有脑卒中发病最快者，有少数患者因反复栓塞可在数天内呈阶梯式加重。一般发病无明显诱因，安静和活动时均可发病。

（三）症状与体征

约有 4/5 的脑栓塞发生于前循环，特别是大脑中动脉，病变对侧出现偏瘫、偏身感觉障碍和偏盲，优势半球病变还有失语。癫痫发作很常见，因大血管栓塞，常引起脑血管痉挛，有部分性发作或全面性发作。椎-基底动脉栓塞约占 1/5，起病有眩晕、呕吐、复视、交叉性瘫痪、共济失调、构音障碍和吞咽困难等。栓子进入一侧或两侧大脑后动脉有同向性偏盲或皮质盲。基底动脉主干栓塞会导致昏迷、四肢瘫痪，可引起闭锁综合征及基底动脉尖综合征。

心源性栓塞患者有心慌、胸闷、心律失常和呼吸困难等。

四、辅助检查

(一)胸部 X 线检查

可发现心脏肥大。

(二)心电图检查

可发现陈旧或新鲜心肌梗死、心律失常等。

(三)超声心动图检查

超声心动图检查是评价心源性脑栓塞的重要依据之一,能够显示心脏立体解剖结构,包括瓣膜反流和运动、心室壁的功能和心腔内的肿块。

(四)多普勒超声检查

有助于测量血流通过狭窄瓣膜的压力梯度及狭窄的严重程度。彩色多普勒超声血流图可检测瓣膜反流程度并可研究与血管造影的相关性。

(五)经颅多普勒超声(TCD)

TCD 可检测颅内血流情况,评价血管狭窄的程度及闭塞血管的部位,也可检测动脉粥样硬化的斑块及微栓子的部位。

(六)神经影像学检查

头颅 CT 和 MRI 检查可显示缺血性梗死和出血性梗死改变。合并出血性梗死高度支持脑栓塞的诊断,许多患者继发出血性梗死临床症状并未加重,发病 3～5 天内复查 CT 可早期发现继发性梗死后出血。早期脑梗死 CT 难于发现,常规 MRI 假阳性率较高,MRI 弥散成像(DWI)和灌注成像(PWI)可以发现超急性期脑梗死。磁共振血管成像(MRA)是一种无创伤性显示脑血管狭窄或阻塞的方法,造影特异性较高。数字减影血管造影(DSA)可更好地显示脑血管狭窄的部位、范围和程度。

(七)腰椎穿刺脑脊液检查

脑栓塞引起的大面积脑梗死可有脑脊液压力增高和蛋白含量增高。出血性脑梗死时可见红细胞。

五、诊断与鉴别诊断

(一)诊断

(1)多为急骤发病。

(2)多数无前驱症状。

(3)一般意识清楚或有短暂意识障碍。

(4)有颈内动脉系统或椎-基底动脉系统症状和体征。

(5)腰椎穿刺脑脊液检查一般不应含血,若有红细胞可考虑出血性脑栓塞。

(6)栓子的来源可为心源性或非心源性,也可同时伴有脏器栓塞症状。

(7)头颅 CT 和 MRI 检查有梗死灶或出血性梗死灶。

(二)鉴别诊断

1.血栓形成性脑梗死

均为急性起病的偏瘫、偏身感觉障碍,但血栓形成性脑梗死发病较慢,短期内症状可逐渐进展,一般无心房颤动等心脏病症状,头颅 CT 很少有出血性梗死灶,以资鉴别。

2.脑出血

均为急骤起病的偏瘫,但脑出血多数有高血压、头痛、呕吐和意识障碍,头颅 CT 为高密度灶可以鉴别。

六、治疗

(一)抗凝治疗

对抗凝治疗预防心源性脑栓塞复发的利弊,仍存在争议。有的学者认为,脑栓塞容易发生出血性脑梗死和大面积脑梗死,可有明显的脑水肿,所以在急性期不主张应用较强的抗凝药物,以免引起出血性梗死,或并发脑出血及加重脑水肿。也有学者认为,抗凝治疗是预防随后再发栓塞性脑卒中的重要手段。心房颤动或有再栓塞风险的心源性病因、动脉夹层或动脉高度狭窄的患者,可应用抗凝药物预防再栓塞。栓塞复发的高风险可完全抵消发生出血的风险。常用的抗凝药物有以下几种。

1.肝素

肝素有妨碍凝血活酶形成的作用;能增强抗凝血酶、中和活性凝血因子及纤溶酶;还有消除血小板的凝集作用,通过抑制透明质酸酶的活性而发挥抗凝作用。肝素每次 12 500～25 000 U(100～200 mg),加入 5%葡萄糖注射液或 0.9%氯化钠注射液 1 000 mL 中,缓慢静脉滴注或微泵注入,以每分钟 10～20 滴为宜,维持 48 小时,同时第 1 天开始口服抗凝药。

有颅内出血、严重高血压、肝肾功能障碍、消化道溃疡、急性细菌性心内膜炎和出血倾向者禁用。根据活化部分凝血活酶时间(APTT)调整剂量,维持治疗前 APTT 值的 1.5～2.5 倍，及时检测活化部分凝血活酶时间及活动度。用量过大，可导致严重自发性出血。

2.那曲肝素钙

那曲肝素钙又名低分子肝素钙，是一种由普通肝素钠通过硝酸分解纯化而得到的低分子肝素钙盐，其平均分子量为 4 500。目前认为，低分子肝素钙是通过抑制凝血酶的生长而发挥作用。另外，还可溶解血栓和改善血流动力学。对血小板的功能影响明显小于肝素，很少引起出血并发症。因此，那曲肝素钙是一种比较安全的抗凝药。每次 4 000～5 000 U，腹部脐下外侧皮下垂直注射，每天 1～2 次，连用 7～10 天，注意不能用肌内注射。可能引起注射部位出血性瘀斑、皮下淤血、血尿和过敏性皮疹。

3.华法林

华法林为香豆素衍生物钠盐，通过拮抗维生素 K 的作用，使凝血因子Ⅱ、Ⅶ、Ⅸ和Ⅹ的前体物质不能活化，在体内发挥竞争性的抑制作用，为一种间接性的中效抗凝剂。第 1 天给予 5～10 mg 口服；第 2 天半量；第 3 天根据复查的凝血酶原时间及活动度结果调整剂量，凝血酶原活动度维持在 25%～40%给予维持剂量，一般维持量为每天 2.5～5.0 mg，可用 3～6 个月。不良反应可有牙龈出血、血尿、发热、恶心、呕吐、腹泻等。

(二)脱水降颅内压药物

脑栓塞患者常为大面积脑梗死、出血性脑梗死，常有明显脑水肿，甚至发生脑疝的危险，对此必须立即应用降颅内压药物。心源性脑栓塞应用甘露醇可增加心脏负荷，有引起急性肺水肿的风险。20%甘露醇每次只能给 125 mL 静脉滴注，每天 4～6 次。为增强甘露醇的脱水力度，同时必须加用呋塞米，每次 40 mg 静脉注射，每天 2 次，可减轻心脏负荷，达到保护心脏的作用，保证甘露醇的脱水治疗；甘油果糖每次 250～500 mL 缓慢静脉滴注，每天 2 次。

(三)扩张血管药物

1.丁苯酞

每次 200 mg，每天 3 次，口服。

2.葛根素注射液

每次 500 mg，加入 5%葡萄糖注射液或 0.9%氯化钠注射液 250 mL 中静脉滴注，每天 1 次，可连用 10～14 天。

3.复方丹参注射液

每次 2 支(4 mL)，加入 5%葡萄糖注射液或 0.9%氯化钠注射液 250 mL 中

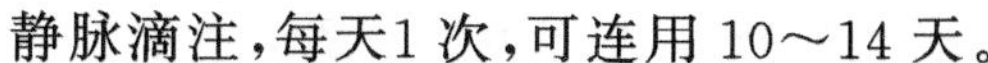

静脉滴注，每天1 次，可连用 10～14 天。

4.川芎嗪注射液

每次 100 mg，加入 5%葡萄糖注射液或 0.9%氯化钠注射液 250 mL 中静脉滴注，每天 1 次，可连用10～15 天，有脑水肿和出血倾向者忌用。

(四)抗血小板聚集药物

早期暂不应用，特别是已有出血性梗死者急性期不宜应用。当急性期过后，为预防血栓栓塞的复发，可较长期应用阿司匹林或氯吡格雷。

(五)原发病治疗

对感染性心内膜炎(亚急性细菌性心内膜炎)，在病原菌未培养出来时，给予青霉素每次 320 万～400 万 U，加入 5%葡萄糖注射液或 0.9%氯化钠注射液 250 mL中静脉滴注，每天 4～6 次；已知病原微生物，对青霉素敏感的首选青霉素，对青霉素不敏感者选用头孢曲松钠，每次 2 g，加入 5%葡萄糖注射液 250～500 mL 中静脉滴注，12 小时滴完，每天 2 次。对青霉素过敏和过敏体质者慎用，对头孢菌素类药物过敏者禁用。对青霉素和头孢菌素类抗生素不敏感者可应用去甲万古霉素，30 mg/(kg・d)，分 2 次静脉滴注，每 0.8 g 药物至少加 200 mL 液体，在 1 小时以上时间内缓慢滴入，可用 4～6 周，24 小时内最大剂量不超过 2 g，此药有明显的耳毒性和肾毒性。

七、预后与预防

(一)预后

脑栓塞急性期病死率为 5%～15%，多死于严重脑水肿、脑疝。心肌梗死引起的脑栓塞预后较差，多遗留严重的后遗症。如栓子来源不消除，半数以上患者可能复发，约 2/3 在 1 年内复发，复发的病死率更高。10%～20%的脑栓塞患者可能在病后 10 天内发生第2 次栓塞，病死率极高。栓子较小、症状较轻、及时治疗的患者，神经功能障碍可以部分或完全缓解。

(二)预防

最重要的是预防脑栓塞的复发。目前认为，对于心房颤动、心肌梗死、二尖瓣脱垂患者可首选华法林作为二级预防的药物，阿司匹林也有效，但效果低于华法林。华法林的剂量一般为每天 2.5～3.0 mg，老年人每天 1.5～2.5 mg，并可采用国际标准化比值(INR)为标准进行治疗，既可获效，又可减少出血的危险性。1993 年，欧洲 13 个国家 108 个医疗中心联合进行了一组临床试验，共入选

1 007 例非风湿性心房颤动发生短暂性脑缺血发作或小卒中的患者，分为3 组，一组应用香豆素，一组用阿司匹林，另一组用安慰剂，随访 2～3 年，计算脑卒中或其他部位栓塞的发生率。结果发现，应用香豆素组每年可减少 9%脑卒中发生率，阿司匹林组减少 4%。前者出血发生率为 2.8%（每年），后者为 0.9%（每年）。

关于脑栓塞发生后何时开始应用抗凝剂仍有不同看法。有的学者认为，过早应用可增加出血的危险性，建议发病后数周再开始应用抗凝剂比较安全。据临床研究结果表明，高血压是引起出血的主要危险因素，如能严格控制高血压，华法林的剂量强度控制在 INR 2.0～3.0，则其出血发生率可以降低。因此，目前认为华法林可以作为某些心源性脑栓塞的预防药物。

第二节　高血压脑病

高血压脑病（hypertensive encephalopathy，HE）是指血压突然显著升高而引起的一种急性脑功能障碍综合征。可发生于各种原因所致的动脉性高血压患者，其发病率约占高血压患者的 5%。发病时血压突然升高，收缩压、舒张压均升高，以舒张压升高为主。临床上出现剧烈头痛、烦躁、恶心呕吐、视力障碍、抽搐、意识障碍，甚至昏迷等症状，也可出现暂时性偏瘫、失语、偏身感觉障碍等。本病的特点是起病急、病程短，经及时降低血压，所有症状在数分钟或数天内可完全消失，而不留后遗症，否则可导致严重的脑功能损害，甚至死亡。病理特征：主要是脑组织不同程度的水肿，镜下可出现玻璃样变性，即小动脉管壁发生纤维蛋白样坏死。

本病可发生于各种原因导致的动脉性高血压患者，成人舒张压＞18.7 kPa（140 mmHg），儿童、孕妇或产妇血压＞24.0/16.0 kPa（180/120 mmHg）可导致发病。新近发病或急速发病的高血压患者可在血压相对较低的水平发生本病，如儿童急性肾小球肾炎或子痫患者血压在21.3/13.3 kPa（160/100 mmHg）左右即可发病。高血压脑病起病急，病死率高，故对其防治的研究显得尤为重要，目前西医治疗高血压脑病已取得了较好的成效。

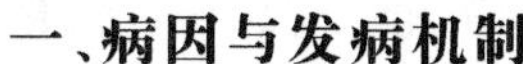

一、病因与发病机制

(一)病因

(1)原发性高血压患者当受情绪或精神影响时,血压迅速升高,可发生高血压脑病。

(2)继发性高血压:包括肾性高血压、嗜铬细胞瘤、原发性醛固酮增多症、皮质醇增多症、某些肾上腺酶的先天缺陷、妊娠高血压、主动脉狭窄等引起的高血压及收缩期高血压。

(3)少部分抑郁症患者在服用单胺氧化酶抑制剂时可发生高血压脑病,吃过多富含酪胺的食物(奶油、干酪、扁豆、腌鱼、红葡萄酒、啤酒等)也可诱发高血压脑病。

(4)急慢性脊髓损伤的患者,因膀胱充盈或胃肠潴留等过度刺激自主神经可诱发高血压脑病。

(5)突然停用高血压药物,特别是停用可乐定亦可导致高血压脑病。

(6)临床上应用环孢素时若出现头痛、抽搐、视觉异常等症状时,也应考虑为高血压脑病的可能。

总之,临床上任何原因引起的急进性恶性高血压均可能成为高血压脑病的发病因素。

(二)发病机制

1.脑血管自动调节机制崩溃学说

正常情况下,血压波动时可通过小动脉的自动调节维持恒定的脑血流量,即Bayliss效应,此调节范围限制在平均动脉压为8.0～24.0 kPa(60～180 mmHg),在此范围内小动脉会随着血压的波动自动调节保持充足的脑血流量。而当平均动脉压迅速升高达24.0 kPa(180 mmHg)以上时,可引起其自动调节机制破坏,使脑血管由收缩变为被动扩张,脑血流量迅速增加,血管内压超出脑间质压,血管内液体外渗,迅速出现脑水肿及颅内压增高,从而导致毛细血管壁变性坏死,出现点状出血及微梗死。

2.脑血管自动调节机制过度学说

脑血管自动调节机制过度学说又称小动脉痉挛学说,血压迅速升高,导致Bayliss效应过强,小动脉痉挛,血流量反而减少,血管壁缺血变性,通透性增加,血管内液外渗,引起水肿、点状出血及微梗死等。高血压脑病患者尸检时可见脑组织极度苍白,血管内无血,表明高血压脑病患者脑血管有显著的痉挛。高血压脑病发生时，还可见身体其他器官亦发生局限性血管痉挛，也支持小动脉痉挛的看法。

3.脑水肿学说

(1)有学者认为，上述2种机制可能同时存在。血压急剧升高后，先出现脑小动脉广泛的痉挛，继而出现扩张，造成小血管缺血变性，血管内液和血细胞外渗，引起广泛的脑水肿，从而出现点状出血及微血栓形成，甚至继发较大的动脉血栓形成，严重时因脑疝形成而致死。

(2)高血压脑病是急性过度升高的血压迫使血管扩张，通过动脉壁过度牵伸破坏了血-脑屏障，毛细血管通透性增加，使血浆成分和水分子外溢，细胞外液增加，继发血管源性水肿，导致神经功能缺损。

目前多数学者认为，血管自动调节障碍是高血压脑病发病的主要因素。

二、病理

(一)肉眼观察

脑组织不同程度的水肿是高血压脑病的主要病理表现。严重脑水肿者，脑的重量可增加20％～30％。脑的外观呈苍白色，脑回变平，脑沟变浅，脑室变小，脑干常因颅内压增高而疝入枕骨大孔，导致脑干发生圆锥形的变形，脑的表面可有出血点，周围有大量的脑脊液外渗，浅表部位动脉、毛细血管及静脉可见扩张。切面呈白色，可见脑室变小、点状及弥散性小出血灶或微小狭长的裂隙状出血灶或腔隙性脑梗死灶。

(二)镜下观察

脑部小动脉管壁发生纤维蛋白样坏死，即玻璃样变性，血管内皮增生，中层肥厚，外膜增生，血管腔变小或阻塞，形成本病所特有的小动脉病变。毛细血管壁变性或坏死，血-脑屏障结构被破坏。血管周围有明显的渗出物，组织细胞间隙增宽，部分神经细胞变性坏死，但胶质细胞增生不多。长期高血压者，还可见到较大的脑动脉壁中层肥大，内膜呈粥样硬化。此外，亦可在皮质及基底节区见到少数胶质细胞肿胀、神经元的缺血性改变及神经胶质的瘢痕形成。

三、临床表现

高血压脑病起病急骤，常因过度劳累、精神紧张或情绪激动诱发，病情发展迅速，急骤加重。起病前常先有动脉压显著增高，并有严重头痛、精神错乱、意识改变、周身水肿等前驱症状，一般经12～48小时发展成高血压脑病，严重者仅需

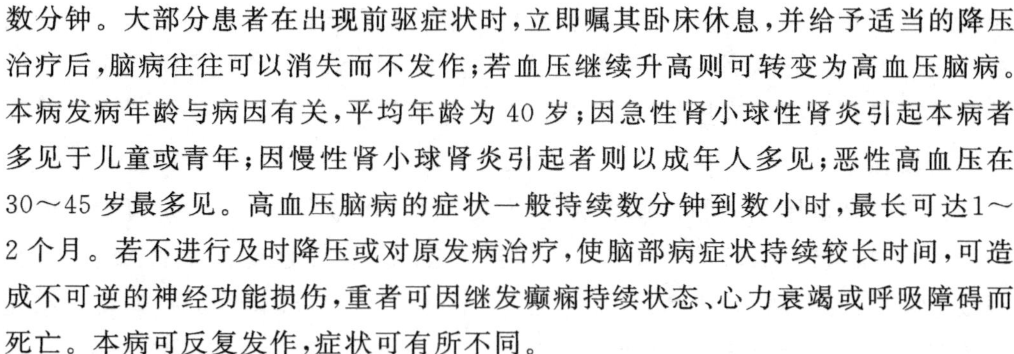

数分钟。大部分患者在出现前驱症状时,立即嘱其卧床休息,并给予适当的降压治疗后,脑病往往可以消失而不发作;若血压继续升高则可转变为高血压脑病。本病发病年龄与病因有关,平均年龄为40岁;因急性肾小球性肾炎引起本病者多见于儿童或青年;因慢性肾小球肾炎引起者则以成年人多见;恶性高血压在30～45岁最多见。高血压脑病的症状一般持续数分钟到数小时,最长可达1～2个月。若不进行及时降压或对原发病治疗,使脑部病症状持续较长时间,可造成不可逆的神经功能损伤,重者可因继发癫痫持续状态、心力衰竭或呼吸障碍而死亡。本病可反复发作,症状可有所不同。

(一)急性期

1.动脉压升高

原已有高血压者,发病时血压再度增高,舒张压往往升高至16.0 kPa(120 mmHg)以上,平均动脉压常在20.0～26.7 kPa(150～200 mmHg)。对于妊娠毒血症的妇女或急性肾小球肾炎儿童,发生高血压脑病时,血压波动范围较已有高血压的患者为小,收缩压可不高于24.0 kPa(180 mmHg),舒张压亦可不高于16.0 kPa(120 mmHg)。新近起病的高血压患者脑病发作时的血压水平要比慢性高血压患者发作时的血压低。

2.颅内压增高

表现为剧烈头痛、呕吐、颈项强直及视盘水肿等颅内高压症;并出现高血压性视网膜病变,表现为眼底火焰状出血和动脉变窄及绒毛状渗出物。脑脊液压力可显著增高,甚至在腰椎穿刺时脑脊液可喷射而出,此时腰椎穿刺可促进脑疝的发生,故应慎行。

(1)头痛:为高血压脑病的早期症状,以前额或后枕部为主,咳嗽、紧张、用力时加重。头痛多出现于早晨,程度与血压水平相关,经降压及休息等相应治疗后头痛可缓解。

(2)呕吐:常在早晨与头痛伴发,可以呈喷射状,恶心可以不明显。其原因可能由于颅内压增高刺激迷走神经核所致,也可能是由于颅内高压、脑内的血液供应不足、延髓的呕吐中枢缺血缺氧而致。

(3)视盘水肿:指视盘表面和筛板前区神经纤维的肿胀,镜检发现视盘周围有毛刺样边界不清,随着水肿的发展,视盘边缘逐渐模糊、充血,颜色呈红色,视盘隆起,常超过2个屈光度,生理凹陷消失,视网膜静脉充盈、怒张、搏动消失,颅内压持续增高可出现血管周围点状或片状出血。眼底视网膜荧光照相可见视盘中央及其周边区有异常扩张的毛细血管网,且有液体漏出。轻度视盘水肿可在颅内压增高几小时内形成，高度视盘水肿一般需要几天的时间，此期患者可出现视物模糊、偏盲或黑矇等视力障碍症状，可能与枕叶水肿、大脑后动脉或大脑中动脉痉挛有关。颅内高压解除之后，视盘水肿即开始消退。

3.抽搐

抽搐是高血压脑病的常见症状，其发生率为10.5%～41.0%，是由于颅内压增高、脑部缺血缺氧、脑神经异常放电所致。表现为发作性意识丧失、瞳孔散大、两眼上翻、口吐白沫、呼吸暂停、皮肤发绀、肢体痉挛，并可有舌头咬破及大小便失禁等。发作多为全身性，也可为局限性，一般持续1～2分钟后，痉挛停止。有的患者频繁发作，最后发展为癫痫持续状态，有些患者则因抽搐诱发心力衰竭而死亡。

4.脑功能障碍

(1)意识障碍：表现为兴奋、烦躁不安，继而精神萎靡、嗜睡、神志模糊等。若病情继续进展可在数小时或1～2天出现意识障碍加重，甚至昏迷。

(2)精神症状：表现为强哭、强笑、定向障碍、判断力障碍、冲动行为，甚至谵妄、痴呆等症状。

(3)脑局灶性病变：表现为短暂的偏瘫、偏盲、失语、听力障碍和偏身感觉障碍等神经功能缺损症状。

5.阵发性呼吸困难

可能由于呼吸中枢血管痉挛、局部脑组织缺血及酸中毒引起。

6.高血压脑病的全身表现

(1)视网膜和眼底改变：视网膜血管出现不同程度的损害，如血管痉挛、硬化、渗出和出血等。血管痉挛是视网膜血管对血压升高的自身调节反应；渗出是小血管壁通透性增高和血管内压增高所致；出血则是小血管在高血压作用下管壁破裂的结果。

(2)肾脏和肾功能：持续性高血压可引起肾小动脉和微动脉硬化、纤维组织增生，促成肾大血管的粥样硬化与血栓形成，从而使肾缺血、肾单位萎缩和纤维化。轻者出现多尿、夜尿等，重者导致肾衰竭。若为肾性高血压，血压快速升高后，又可通过肾小血管的功能和结构改变，加重肾缺血，加速肾脏病变和肾衰竭。

(二)恢复期

血压下降至正常后症状消失，辅助检查指标转入正常，一般可在数天内完全恢复正常。

四、辅助检查

(一)血液、尿液检查

高血压脑病本身无特异性的血、尿改变,若合并肾功能损害,可出现氮质血症,血中 pH 及电解质紊乱,尿中可出现蛋白、白细胞、红细胞、管型等改变。

(二)脑脊液检查

外观正常;多数患者脑脊液压力增高,多为中度增高,少数正常;细胞数多数正常,少数可有少量红细胞、白细胞;蛋白含量多数轻度增高,个别可达 1.0 g/L。

(三)脑电图检查

可见弥散性慢波或者癫痫样放电。急性期脑电图可出现两侧同步的尖、慢波,尤以枕部明显。严重的脑水肿可出现广泛严重的慢节律脑电活动波;当出现局灶性脑电波时可能存在有局灶病变。脑电图表现可以间接反映高血压脑病的严重程度。

(四)CT、MRI 检查

颅脑 CT 可见脑水肿所致的弥漫性白质密度降低,脑室变小;部分患者脑干及脑实质内可见弥漫性密度减低,环池狭窄。MRI 显示脑水肿呈长 T_1 与长 T_2 信号,这种信号可以在脑实质或脑干内出现,而且在液体抑制反转恢复序列中不被抑制,而呈更明显的高信号。CT 和 MRI 的这种改变通常在病情稳定后 1 周左右消失。

五、诊断与鉴别诊断

(一)诊断依据

(1)有原发或继发性高血压等病史,发病前常有过度疲劳、精神紧张、情绪激动等诱发因素。急性或亚急性起病,病情发展快,常在 12～48 小时达高峰;突然出现明显的血压升高,尤以舒张压升高为主[常＞16.0 kPa(120 mmHg)]。

(2)出现头痛、抽搐、意识障碍、呕吐、视盘水肿、偏瘫、失语、高血压性视网膜病变等症状和体征;眼底显示 3～4 级高血压视网膜病变。

(3)头颅 CT 或 MRI 显示特征性顶枕叶水肿。脑脊液清晰,部分患者压力可能增高,可有少量红细胞或白细胞,蛋白含量可轻度增高;合并尿毒症者尿中可见蛋白及管型,血肌酐、尿素氮可升高。

(4)经降低颅内压和血压后症状可迅速缓解,一般不遗留任何脑损害后遗症。

(5)需排除高血压性脑出血、特发性蛛网膜下腔出血及颅内占位性病变。

(二)鉴别诊断

1.高血压危象

(1)指高血压病程中全身周围小动脉发生暂时性强烈痉挛,导致血压急剧升高,引起全身多脏器功能损伤的一系列症状和体征。

(2)出现头痛烦躁、恶心呕吐、心悸气促及视物模糊等症状。伴靶器官病变者可出现心绞痛、肺水肿或高血压脑病。

(3)血压以收缩压显著升高为主,常>26.7 kPa(200 mmHg),也可伴有舒张压升高。

2.高血压性脑出血

(1)多发生于50岁以上的老年人,有较长时间的高血压动脉硬化病史。

(2)于体力活动或情绪激动时突然发病,有不同程度的头痛、恶心、呕吐、意识障碍等症状。

(3)病情进展快,几分钟或几小时内迅速出现肢体功能障碍及颅内压增高的症状。

(4)查体有神经系统定位体征。

(5)颅脑CT检查可见颅内高密度血肿区。

3.特发性蛛网膜下腔出血

(1)意识障碍常在发病后立即出现,血压升高不明显。

(2)有头痛、呕吐等颅内压增高的症状和脑膜刺激征阳性体征,伴或不伴有意识障碍。

(3)眼底检查可发现视网膜新鲜出血灶。脑脊液压力增高,为均匀血性脑脊液。

(4)脑CT可发现在蛛网膜下腔内或出血部位有高密度影。

4.原发性癫痫

(1)无高血压病史,临床症状与血压控制程度无关。

(2)具有发作性、短暂性、重复性、刻板性的临床特点。

(3)出现突发意识丧失、瞳孔散大、两眼上翻、口吐白沫、四肢抽搐等表现。

(4)脑电图见尖波、棘波、尖-慢波或棘-慢波等痫样放电。

(5)部分癫痫患者有明显的家族病史。

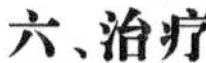

六、治疗

(一)高血压脑病急性期治疗

主要应降低血压和管理血压,降压药物使用原则应做到迅速、适度、个体化:①发作时应在数分钟至1小时内使血压下降,原有高血压的患者舒张压应降至14.7 kPa(110 mmHg)以下,原血压正常者舒张压应降至10.7 kPa(80 mmHg)以下,维持1~2周,以利脑血管自动调节功能的恢复。②根据患者病情及心肾功能情况选用降压药物,以作用快、有可逆性、无中枢抑制作用、毒性小为原则。③在用药过程中,严密观察血压变化,避免降压过快过猛,以防血压骤降而出现休克,导致心、脑、肾等重要靶器官缺血或功能障碍,如失明、昏迷、心绞痛、心肌梗死、脑梗死或肾小管坏死等。④血压降至一定程度时,若无明显神经功能改善,甚至加重或出现新的神经症状,应考虑是否有脑缺血的可能,可将血压适当提高。⑤老年人个体差异大,血压易波动,故降压药应从小剂量开始,渐加大剂量,使血压缓慢下降。⑥注意血压、意识状态、尿量及尿素氮的变化,如降压后出现意识障碍加重、尿少、尿素氮升高,提示降压不当,应加以调整。⑦一般首选静脉给药,待血压降至适当水平后保持恒定2~3天,再逐渐改为口服以巩固疗效。

1.降压药物

(1)硝普钠:能扩张外周血管、降低外周血管阻力而使血压下降,能减轻心脏前负荷,不增加心率和心排血量;作用快而失效亦快,应在血压监护下使用。硝普钠50 mg,加入5%葡萄糖注射液500 mL中静脉滴注,滴速为1 mL/min(开始每分钟按体重0.5 μg/kg,根据治疗反应以每分钟0.5 μg/kg递增,逐渐调整剂量,常用剂量为每分钟按体重3 μg/kg,极量为每分钟按体重10 μg/kg),每2~3分钟测血压1次,根据血压值调整滴速使血压维持在理想水平;本药很不稳定,必须新鲜配制,应在12小时内使用。

(2)硝酸甘油:5~10 mg,加入5%葡萄糖注射液250~500 mL中静脉滴注,开始10 μg/min,每5分钟可增加5~10 μg,根据血压值调整滴速。硝酸甘油作用迅速,且不良反应小,适于合并有冠心病、心肌供血不足和心功能不全的患者使用。以上两药因降压迅猛,静脉滴注过程亦应使用血压监护仪,时刻监测血压,以防血压过度下降。

(3)利血平:通过耗竭交感神经末梢儿茶酚胺的贮藏、降低外周血管阻力、扩张血管而起到降血压作用,该药使用较安全,不必经常监测血压,但药量个体差异较大,从250~500 mg或更大剂量开始,而且起效较缓慢、降压力量较弱,不作为首选，可用于快速降压后维持用药。

(4)硫酸镁：有镇静、止痉及解除血管痉挛而降压的作用，可用于各种原因所致的高血压脑病，一般为妊娠高血压综合征所致子痫的首选药物。25%硫酸镁注射液 10 mL 肌内注射，必要时可每天 2～3 次；或以 25%硫酸镁注射液溶于 500 mL 液体中静脉滴注。但应注意硫酸镁使用过量会出现呼吸抑制，一旦出现立即用 10%葡萄糖注射液 10～20 mL 缓慢静脉注射以对抗。

(5)卡托普利：12.5 mg 舌下含服，无效 0.5 小时后可重复 1～2 次，有一定的降压效果。

(6)尼莫地平：针剂 50 mL 通过静脉输液泵以每小时 5～10 mL 的速度输入，较安全，个别患者使用降压迅速，输入过程亦应使用血压监护仪，根据血压调整输入速度，以防血压过度下降。

2.降低颅内压

要选降低颅内压快的药物。

(1)20%甘露醇：125～250 mL 快速静脉滴注，每 4～6 小时 1 次，心、肾功能不全者慎用，使用期间密切监测肾功能变化，注意监测水、电解质变化。

(2)甘油果糖：250 mL，每天 1～2 次，滴速不宜过快，以免发生溶血反应，心、肾功能不全者慎用或禁用，其降颅内压持续时间比甘露醇约长 2 小时，并无反跳现象，更适用于慢性高颅内压、肾功能不全或需要较长时间脱水的患者；使用期间需密切监测血常规变化。

(3)呋塞米：20～40 mg，肌内注射或缓慢静脉滴注，1.0～1.5 小时后视情况可重复给药。

3.控制抽搐

首选地西泮注射液，一般用量为 10 mg，缓慢静脉注射，速度应<2 mg/min，如无效可于 5 分钟后使用同一剂量再次静脉注射；或氯硝西泮，成人剂量为 1～2 mg，缓慢静脉注射，或用氯硝西泮 4～6 mg，加入 0.9%氯化钠注射液 48 mL 通过静脉输液泵输入(每小时 4～6 mL)，可根据抽搐控制情况调整泵入速度；或苯巴比妥 0.1～0.2 g，肌内注射，以后每 6～8 小时重复注射 0.1 g；或 10%水合氯醛 30～40 mL，保留灌肠。用药过程应严密观察呼吸等情况。待控制发作后可改用丙戊酸钠或卡马西平等口服，维持 2～3 个月以防复发。

4.改善脑循环和神经营养

由于脑水肿与脑缺血，故在高血压脑病急性期治疗后，可给予改善脑循环和神经营养的药物，如神经细胞活化剂脑活素、胞磷胆碱等。

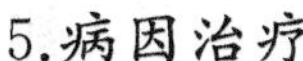

5.病因治疗

积极对高血压脑病的原发病进行治疗，对于高血压脑病的控制及恢复尤显重要。

(二)高血压脑病恢复期治疗

血压控制至理想水平后，可改口服降压剂以巩固治疗，积极防治水电解质及酸碱平衡失调；对有心力衰竭、癫痫、肾炎等病症时，应进行相应处理。

七、预后与预防

(一)预后

与以下因素有关。

1.病因

高血压脑病的预后视致病的原因而定，病因成为影响高血压脑病预后的重要因素。因而积极治疗原发病是本病治疗的关键。

2.复发

高血压脑病复发频繁者预后不良，如不及时处理，则会演变成急性脑血管疾病，甚至死亡。

3.治疗

高血压脑病的治疗重在早期及时治疗，预后一般较好，若耽误治疗时间，则预后不良。发作时病情凶险，但若能得到及时的降压治疗，预后一般较好。

4.并发症

高血压脑病若无并发症则预后较好，若并发脑出血或脑梗死则加重脑部损伤；合并高血压危象，可造成全身多脏器损害，更加重病情，预后不良。

5.降压

血压控制情况直接影响高血压脑病的预后，若降压效果不好，可使脑功能继续受到损伤；若血压降得太低，又可造成脑缺血性损伤，更加重脑损伤。

(二)预防

本病可发生于各种原因导致的动脉性高血压患者，成人舒张压＞18.7 kPa (140 mmHg)，儿童、孕妇或产妇血压＞24.0/16.0 kPa(180/120 mmHg)，可导致发病。新近发病或急速发病的高血压患者可在血压相对较低的水平发生本病，如儿童急性肾小球肾炎或子痫患者血压在21.3/13.3 kPa(160/100 mmHg)左右即可发生。高血压脑病起病急、病死率高，故对其预防显得尤为重要。

(1)控制高血压:积极治疗各种原因导致的动脉性高血压患者,使血压控制在正常水平。

(2)控制体重:所有高血压肥胖者,减轻体重可使血压平均下降约15%。强调低热量饮食必须与鼓励体育活动紧密结合,并持之以恒。

(3)饮食方面:限制食盐量,食盐日摄入量控制在5 g左右,并提高钾摄入,有助于轻、中度高血压患者血压降低;限制富含胆固醇的食物,以防动脉粥样硬化的发生和发展;避免服用单胺氧化酶抑制剂或进食含酪胺的食物,以防诱发高血压脑病。

(4)增强体质:经常坚持适度体力活动可预防和控制高血压。

(5)积极治疗和控制各种容易引起高血压脑病的诱因。

第三节　运动神经元病

运动神经元病(motor neuron disease,MND),是一组主要侵犯上、下运动神经元的慢性变性疾病。病变范围包括脊髓前角细胞、脑干运动神经元、大脑皮质锥体细胞及皮质脊髓束、皮质核束(皮质延髓束)。临床表现为下运动神经元损害所引起的肌萎缩、肢体无力和上运动神经元损害的体征,其中以上、下运动神经元合并受损为最常见。一般无感觉缺损。这类患者俗称"渐冻人",大多数患者发生于30～50岁,90%～95%的患者为散发性,5%～10%为家族性,通常呈常染色体显性遗传。年患病率(0.13～1.4)/10万,男女患病率之比为(1.2～2.5)∶1。起病隐袭,进展缓慢。患者常常伴有并发症。

MND在世界各地的发病率无多大差别,但是在关岛和日本纪伊半岛例外,当地MND的发病率高。MND的病死率为(0.7～1.0)/10万。种族、居住环境和纬度与发病无关。

一、病因

本病病因至今尚未明了,为此提出了多种可能的病因学说,涉及病毒感染、环境因素、免疫因素、兴奋性氨基酸(EAA)学说、凋亡学说及遗传因素等,但均未被证实。

(一)病毒感染学说

很早就提出慢病毒感染学说,但由于始终无确切证据证明肌萎缩性侧索硬化(ALS)患者神经系统内存在慢病毒而几乎被放弃,1985 年后该理论再度被提出。脊髓灰质炎病毒对运动神经元有特殊的选择性,似提示 ALS 可能是一种非典型的脊髓灰质炎病毒感染所致,但至今尚无从患者脑脊髓组织及脑脊液中分离出脊髓灰质炎病毒包涵体的报道。亦有人提出人类免疫缺陷病毒(HIV)可能损害脊髓运动神经元及周围神经引起运动神经元病。在动物试验中,应用 ALS 患者脑脊液组织接种至灵长类动物,经长期观察,未能复制出人类 ALS 的病理改变,未能证明 ALS 是慢病毒感染所致。

(二)环境学说

某些金属如铅、铝、铜等对神经元有一定的毒性。在某些 ALS 的高发地区,水及土壤中的铅含量增高。以铅等金属进行动物中毒试验,发现这些动物可出现类似人类 ALS 的临床及病理改变,只是除有运动神经元损害外,尚有感觉神经等的损害。此外,在有铜/锌超氧化物歧化酶(Cu/Zn-SOD 即 *SOD*-1)基因突变的家族性 ALS(FALS)患者中,由于 SOD 酶的稳定性下降,体内可能产生过多的 Cu 和 Zn,这些贮积的金属成分可能对神经元有毒性作用。而总的来说,目前尚无足够的证据说明人类 ALS 是由这些金属中毒所致的。

(三)免疫学说

早在 20 世纪 60 年代就发现 ALS 患者血及脑脊液中免疫球蛋白的异常增高,使人们注意到 ALS 与免疫异常间的关系。近期 Duarte 等还发现患者血清单克隆免疫球蛋白较正常人明显升高。Zavalishin 等也证实 ALS 患者的血清及脑脊液中有抗神经元结构成分的抗体存在,且脑脊液中的含量高于血清。目前,研究较多的是 ALS 与抗神经节苷脂抗体间的关系,神经节苷脂为嗜酸性糖脂,是神经细胞的一种成分,对神经元的新陈代谢和电活性起调节作用。据报道,10%~15%的 ALS 患者存在有此抗体,这些患者多为下运动神经元受损明显的患者,且研究显示,此抗体滴度似乎与病情严重程度有关,但不能证实 ALS 与抗体的因果关系。

新近还发现,ALS 患者血清中尚有抗钙通道抗体存在。Smith 等在动物试验中发现,75%的 ALS 患者血清 IgG 能与兔 L-型通道蛋白起抗原抗体反应,其强度与 ALS 病程呈正相关。Kimura 等也发现 ALS 患者 IgG 能特异性地与电压依赖性钙通道亚单位结合。以上试验都证实了 ALS 患者血清中存在抗电压依赖性钙通道的抗体，此抗体不仅能影响电压依赖性钙通道，还能改变激动药依赖性钙通道及钙依赖性神经递质的释放。

在细胞免疫方面，亦有报道 ALS 患者 CD3、CD8 及 CD4/CD8 细胞比例异常，但对此方面尚无统一的结论。

(四)兴奋性氨基酸(EAA)学说

兴奋性氨基酸包括谷氨酸、天冬氨酸及其衍生物红藻氨酸（KA）、使君子氨酸（QA）、鹅膏氨酸（IA）和 N-甲基-D-天冬氨酸（NMDA）。兴奋性氨基酸的兴奋毒性可能参与 ALS 的发病。谷氨酸与 NMDA 受体结合可致钙内流，激活一系列蛋白酶和蛋白激酶，使蛋白质的分解和自由基的生成增加，脂质过氧化过程加强，神经元自行溶解。此外，过量钙还可激活核内切酶，使 DNA 裂解及核崩解。ALS 的病变主要局限在运动神经系统可能与谷氨酸的摄取系统有关。

(五)细胞凋亡学说

Tews 等在 ALS 患者肌肉组织中发现了大量 DNA 片段，大量凋亡促进因子 bax、ICE 及抗凋亡因子 bcl-2 的表达，推断程序性细胞死亡在 MND 发病机制中起重要作用，并为以后抗凋亡治疗提供了理论依据。

(六)遗传学说

Siddiqe 等以微卫星 DNA 标记对 6 个 FALS 家系进行遗传连锁分析，将 FALS 基因定位于 21 号染色体长臂。已确认此区主要包括了 *SOD*-1、谷氨酸受体亚单位 *GluR*5、甘氨酰胺核苷酸合成酶、甘氨酰胺核苷酸甲酰转移酶 4 种催化酶基因，现今认为 FALS 的发病与 *SOD*-1 基因突变关系密切，20%～50%的 FALS 是由于 *SOD*-1 基因突变所致。1993 年，美国的 Rosen 等发现18 个ALS 家系检测出 *SOD*-1 突变。迄今为止，已经发现 5 种遗传方式、139 种突变类型，其中，大多数是错义突变，少数是无义、插入和缺失突变。非神经元（包括小胶质细胞）的突变在 ALS 中的作用越来越受到重视。

SOD-1 基因突变所致的细胞毒性作用，可能与 *SOD*-1 酶不稳定性有关，此可加速体内毒性物质的聚积，并可能产生对神经细胞的高亲和力，从而加重对神经细胞的损害。但尚不足以解释运动神经元损害以及中年后发病等现象。有人提出 *SOD*-1 基因突变致基因产物的结构改变，使之产生新的蛋白功能，即所谓的“功能的获得”理论，但对这种具有新功能的蛋白质的作用尚有待进一步研究。

另外，近年来对神经微丝与 ALS 发病间的研究正逐渐受到重视。Hirano 等曾指出，无论是散发性或家族性 ALS 的神经元胞体及轴索内均有神经微丝的蓄积。动物试验表明，神经微丝轻链基因点突变时，可复制出人类 ALS 的临床病理特征。众所周知，运动神经元较一级神经元大，且轴突极长，所以此细胞内的细胞骨架蛋白对维持运动神经元的正常生存较重要，此骨架蛋白功能异常，似可致运动神经元易损性增加。

Jemeen Sreedharan 及其在英国和澳大利亚的同僚，对英国的一个遗传性 ALS 的大家族进行了分析。他们在一个叫作 TAR DNA binding protein(*TDP*-43)的基因中发现了一种变异，而该变异看来与该疾病有关。研究人员在受 ALS 影响的神经元中发现了团簇状泛素化包涵体，其主要成分就是 TDP-43 蛋白，这些结果进一步加强了 *TDP*-43 与该疾病之间的关联性。研究显示，TDP-43 蛋白的生长不仅是这种基因导致的有害不良反应，而且可能是造成运动神经元最终死亡的原因。

综上所述，虽然 ALS 的病因有多种学说，但任何一种都不能很好地解释 ALS 的发病特点，可能是几种因素的综合作用，亦不能排除还有其他作用因素的存在。新近研究揭示出 *SOD*-1、*TDP*-43 基因突变与 FALS 间的联系最具振奋性，为最终揭示 ALS 病因提供了线索。

二、病理

脊髓前角和脑干神经运动核的神经细胞明显减少和变性，脊髓中以颈、腰膨大受损最重，延髓部位的舌下神经核和疑核也易受波及，大脑皮质运动区的巨大锥体细胞即 Betz 细胞也可有类似改变，但一般较轻。大脑皮质脊髓束和大脑皮质脑干束髓鞘脱失和变性。脊神经前根萎缩、变性。应用脂肪染色可追踪至脑干和内囊后肢甚至辐射冠，并可见髓鞘退变后反应性巨噬细胞的集结。动眼神经核很少被累及。肌肉表现出神经源性萎缩的典型表现。在亚急性与慢性病例中可看到肌肉内有神经纤维的萌芽，可能是神经再生的证据。

三、临床表现

根据病变部位和临床症状，可分为下运动神经元型(包括进行性脊肌萎缩症和进行性延髓麻痹)、上运动神经元型(原发性侧索硬化症)和混合型(肌萎缩性侧索硬化症)3 型。关于它们之间的关系尚未完全清楚，部分患者有这一单元疾病在不同发展阶段的表现，如早期只表现为肌萎缩以后才出现锥体束症状而呈现为典型的肌萎缩侧索硬化，但也有的患者病程中只有肌萎缩，极少数患者则在病程中只表现为缓慢进展的锥体束损害症状。

(一)ALS

本病起病隐袭,缓慢进展,临床表现为进行性发展的上、下肢肌萎缩、无力、锥体束损害以及延髓性麻痹,一般无感觉缺损。大多数患者发生于 30～50 岁,男性较女性发病率高 2～3 倍。多从一侧肢体开始,继而发展为双侧。首发症状为手指活动不灵,精细操作不准确,握力减退,继而手部肌肉萎缩,表现为爪形手,然后向前臂、上臂和肩胛带肌发展,肌萎缩加重,肢体无力,直至瘫痪。肌萎缩区肌肉跳动感。与此同时患肢的深反射亢进,并出现病理反射。上肢受累后不久或同时出现下肢症状,两下肢多同时发病,肌萎缩一般不明显,但深反射亢进与病理反射较显著,即下肢主要表现为上运动神经元受累的特征。感觉系统客观检查无异常,患者主观有麻木、发凉感。随着病程延长,无力症状扩展到躯干及颈部,最后累及面部及延髓支配肌肉,可见延髓麻痹的临床表现。至疾病晚期,双侧胸锁乳突肌萎缩,患者无力转颈和抬头,多数病例还出现皮质延髓束、皮质脑桥束受累的脑干上运动神经元损害症状,如下颌反射、吸吮反射等亢进。病初一般无膀胱括约肌功能障碍,后期可出现排尿功能异常。呼吸肌受累,导致呼吸困难、胸闷、咳嗽无力,患者多死于肺部感染。

少数不典型病例的首发症状,可从下肢远端开始,以后累及上肢和躯干肌。关岛的 Chamorro 族及日本纪伊半岛当地人群的 ALS 常合并帕金森病和痴呆,称帕金森痴呆和肌萎缩侧索硬化复合征。

(二)进行性脊肌萎缩症

运动神经元变性仅限于脊髓前角细胞,而不累及上运动神经元,表现为下运动神经元损害的症状和体征。发病年龄在 20～50 岁,男性较多,隐袭起病,缓慢进展,50 岁以后发病极少见。临床主要表现为上肢远端的肌肉萎缩和无力,严重者出现爪形手。再发展至前臂、上臂和肩部肌群的肌萎缩。肌萎缩区可见肌束震颤。肌张力低、深反射减弱或消失,感觉正常,锥体束阴性。首发于下肢者少见,本病预后较肌萎缩侧索硬化症好。

(三)原发性侧索硬化

本病仅限于上运动神经元变性而不累及下运动神经元。本病少见,男性居多。临床表现为锥体束受损。病变多侵犯下胸段,主要表现为缓慢进行性痉挛性截瘫或四肢瘫,双下肢或四肢无力,肌张力高,呈剪刀步态,深反射亢进,病理征阳性,无感觉障碍。上肢症状出现晚,一般不波及颈髓和骶髓,故无膀胱直肠功能障碍。

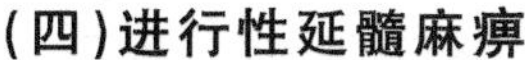

(四)进行性延髓麻痹

本病多发病于老年前期,仅表现为延髓支配的下运动神经元受累,大多数患者迟早会发展为肌萎缩侧索硬化症。临床特征表现为构音不良、声音嘶哑、鼻音、饮水呛咳、吞咽困难及流涎等。检查时可见软腭活动和咽喉肌无力,咽反射消失,舌肌明显萎缩,舌肌束颤似蚯蚓蠕动。下部面肌受累可表现为表情淡漠、呆板。如果双侧皮质延髓束受累时,可出现假性延髓性麻痹综合征。本病发展迅速,通常在1～2年,因呼吸肌麻痹或继发肺部感染而死亡。

四、诊断和鉴别诊断

根据发病缓慢隐袭,逐渐进展加重,具有双侧基本对称的上或下,或上、下运动神经元混合损害症状,而无客观感觉障碍等临床特征,肌电图呈神经源性损害表现,肌肉活检为失神经性肌萎缩的典型病理改变,并排除了有关疾病后,一般诊断并不困难。

本病脑脊液(CSF)的压力、成分和动力学检查均属正常,少数患者蛋白量可有轻度增高。虽有肌萎缩但血清酶学检查(磷酸肌酸激酶、乳酸脱氢酶等)多正常。部分MND患者CSF及血中谷氨酸盐水平升高,这可能是由于谷氨酸盐转运异常所致。这一发现有助于临床对抗谷氨酸盐治疗效果的评价。脑脊液中神经递质相关因子如乙酰胆碱合成酶降低,细胞色素C降低,谷氨酸转氨酶降低,而胶原纤维酸性蛋白(GFAP)片段升高。这些生化改变往往先于临床症状而出现。

患肌的肌电图(EMG)可见纤颤、正尖和束颤等自发电位,运动单位电位的时限宽、波幅高、可见巨大电位,重收缩时运动单位电位的募集明显减少。肌电图检查时应多选择几块肌肉包括肌萎缩不明显的肌肉进行检测,胸锁乳突肌、胸段脊肌和舌肌EMG对诊断非常重要。腹直肌EMG检查本病胸段脊髓的临床下运动神经元损害,可提高临床早期诊断率。建立三叉神经颈反射(TCR)检测方法,并用于检测ALS最早累及的上颈段及延髓区脑干的临床下运动神经元损害,可提高亚临床的检出率。应用运动单位计数的方法和技术对ALS病情变化进行动态评估和研究,可客观监测疾病发展的自然过程,定量评估病情进展与治疗的效果。应用单纤维EMG技术对早期ALS与颈椎病进行鉴别。

脊髓磁共振检查可显示脊髓萎缩。应用弥散张力磁共振成像(DTI)技术能早期发现ALS上运动神经元损害。

五、主要诊断依据

(1)中年后发病,进行性加重。

(2)表现为上、下运动神经元损害的症状和体征。

(3)无感觉障碍。

(4)脑脊液检查无异常。

(5)肌电图呈神经源性损害表现。神经传导速度往往正常。

(6)肌肉活检为失神经性肌萎缩的典型病理改变。

(7)已排除颈椎病、颈髓肿瘤、脊髓空洞症、脑干肿瘤等。

六、诊断标准

(一)ALS 必须具备的条件

(1)20 岁以后起病。

(2)进展性,无明显的缓解期和平台期。

(3)所有患者均有肌萎缩和肌无力,多数有束颤。

(4)肌电图示广泛失神经。

(二)支持脊髓性肌萎缩(SMA)的条件

(1)上述的下运动神经元体征。

(2)深反射消失。

(3)无 Hoffmann 和 Babinski 征。

(4)神经传导速度正常。

(三)支持 ALS 的条件

(1)具备支持脊髓性肌萎缩诊断的下运动神经元体征。

(2)必须有 Hoffmann 或 Babinski 征阳性,或有膝、踝阵挛。

(3)可有假性延髓性麻痹和情感不稳定或强哭强笑。

(4)多为消瘦体型。

(四)有可疑上运动神经元体征的 ALS

(1)上述下运动神经元受累体征。

(2)肢体有肌无力和肌萎缩但深反射保留,有肌肉抽动。

(3)无 Hoffmann 或 Babinski 征,或膝、踝阵挛。

(五)原发性侧索硬化的诊断标准

(1)必要条件:①成年起病;②无脑卒中史或支持多发性硬化的缓解复发病

史；③家族中无类似病史；④痉挛性截瘫；⑤下肢深反射亢进；⑥Babinski 征阳性或有踝阵挛；⑦无局限性肌无力、肌萎缩及肢体或舌肌束颤；⑧无持续性的感觉异常或肯定的感觉缺失；⑨无痴呆；⑩肌电图无失神经的证据。

(2)符合和支持诊断的条件：①假性延髓性麻痹(吞咽困难、构音障碍)；②上肢的上运动神经元体征(手活动不灵活、轮替动作缓慢笨拙、双臂深反射活跃、Hoffmann 征阳性)；③痉挛性膀胱症状；④MRI 示运动皮质萎缩及皮质脊髓束高信号；⑤磁共振光谱(magnetic resonance spectroscope，MRS)有皮质乙酰天门冬氨酸缺失的证据；⑥运动皮质磁刺激示中枢运动传导损害。

(3)诊断原发性侧索硬化还应注意排除下列疾病：①MRI 排除多发性硬化、后脑畸形、枕骨大孔区压迫性损害、颈椎病性脊髓病、脊髓空洞和多发性脑梗死；②血液检查排除维生素 B_{12} 缺乏、HTLV-1、肾上腺脑白质营养不良、Lyme 病、梅毒、副蛋白血症；③脑脊液检查排除多发性硬化、HTLV-1 感染和神经梅毒。原发性侧索硬化的临床为排除性诊断，确诊要靠尸体解剖。

七、鉴别诊断

(一)颈椎病

颈椎病为中老年人普遍存在的脊椎退行性变，当引起上肢肌萎缩，伴下肢痉挛性肌力弱，且无感觉障碍时，与运动神经元病表现相似，有时鉴别甚为困难。但颈椎病病程十分缓慢，再根据颈椎 X 线片或颈椎 CT 扫描或脊髓 MRI 上的阳性发现，并与临床症状仔细对比分析，可作出正确判断。

(二)颅颈区畸形

颅底凹陷症等颅颈区畸形，可引起后 4 对脑神经损害，上肢肌萎缩，下肢痉挛性瘫痪，但多早年起病，病程缓慢，常有颈项短、小脑损害症状及感觉障碍，X 线片有相应阳性发现，可做鉴别。

(三)脊髓和枕骨大孔附近肿瘤

脊髓肿瘤可引起一侧或两侧上肢肌萎缩伴痉挛性截瘫，后者还有后 4 对脑神经损害症状，但肿瘤有神经根性刺激症状和感觉障碍，膀胱排尿功能障碍常见，双侧症状往往不对称，脑脊液蛋白增高，可有椎管梗阻表现，脊髓造影和磁共振检查可提供较确切诊断依据。

(四)脊髓蛛网膜炎

脊髓蛛网膜炎也可引起上肢肌萎缩和下肢痉挛性瘫痪，但多呈亚急性起病，病情常有反复，双侧症状不对称，感觉障碍弥散而零乱，脑脊液常有异常。

（五）继发于其他疾病的肌萎缩侧索硬化综合征

如某些代谢障碍（低血糖等）、中毒（汞中毒等），以及恶性肿瘤有时也可引起类似肌萎缩侧索硬化症的临床表现，此时，须注意查找原发疾病。

八、治疗

（一）处理原则

MND 作为一种神经系统慢性致死性变性疾病，目前尚无将其治愈的方法。在考虑 MND 治疗的具体方案时，可参考美国神经病学会发布的运动神经元病处理原则。

（1）要高度重视患者自身的决定和自主性，要充分考虑患者及其家属的社会文化心理背景。

（2）给予患者及其家属充分的信息和时间以便做出对各种处理方案的选择，而且这些选择会随病情变化而改变。

（3）医务人员应给予患者连续和完整的医疗和护理。

（二）主要治疗方法

当前的主要治疗包括病因治疗、对症治疗和多种非药物的支持治疗。现阶段治疗研究的发展方向包括神经保护药、抗兴奋毒性药物、神经营养因子、抗氧化和自由基清除剂、干细胞和基因治疗等方面。

（1）维生素 E 和 B 族维生素口服。

（2）三磷腺苷（ATP）100 mg，肌内注射，每天 1 次；辅酶Ⅰ 100 U，肌内注射，每天 1 次；胞磷胆碱250 mg，肌内注射，每天 1 次，可间歇应用。

（3）针对肌肉痉挛可用地西泮 2.5～5.0 mg，口服，每天 2～3 次；巴氯芬 50～100 mg/d，分次服。

（4）利鲁唑（力如太）：能延长 MND 患者的存活期，但不能推迟发病时间。它通过 3 种机制发挥抑制作用，即抑制兴奋性氨基酸的释放、抑制兴奋性氨基酸受体受刺激后的反应及维持电压门控钠离子通道的非活动状态。用药方法为 50 mg，每天 2 次，口服，疗程为 1.0～1.5 年。该药耐受性好，常见不良反应有恶心、乏力和谷丙转氨酶升高。

（5）患肢按摩，被动活动。

（6）吞咽困难者，以鼻饲维持营养和水分的摄入。

(7)呼吸肌麻痹者,以呼吸机辅助呼吸。

(8)防治肺部感染。

(9)干细胞移植:干细胞作为一种具有较强自我更新能力和多向分化潜能的细胞,近年来在神经系统疾病治疗方面引起了医学界的普遍关注。研究发现,把神经干细胞直接移植到成年鼠脊髓损伤部位,可明显减轻脊髓损伤所导致的神经功能缺损。但治疗 MND 是否有效,仍处于试验阶段。

(10)神经营养因子:常用的神经生长因子有碱性成纤维细胞生长因子(bFGF)。bFGF 是一种广谱的神经元保护剂,动物试验表明它可以延缓 MND 的进程,防止肌肉萎缩和运动神经元变性。其他还有胰岛样生长因子-1(IGF-1)、睫状神经营养因子(CNTF)、脑源性神经营养因子(BDNF)、胶质细胞源性神经营养因子(GDNF)、非肽类神经营养因子、神经营养因子-3(NT-3)等。由于神经营养因子的半衰期短,体内生物利用度低,降解快,故应用到人体还受很多因素的限制。

(11)基因工程治疗:Finiels 等研究发现,特异高产的生长因子基因可以通过肌内注射重组腺病毒转染而到达运动神经元,然后经轴突逆向传输至神经元胞体,并通过注射肌肉的选择来决定基因转至脊髓的特定部位。此方法在动物试验中已取得成功。

(12)过氧化物歧化酶(SOD):磷脂酰胆碱铜/锌过氧化物歧化酶(PC-SOD)通过清除自由基,而达到延缓 MND 的进程,防止肌肉萎缩和运动神经元变性的作用。

(13)神经一氧化氮合酶抑制药:MND 患者中枢神经系统(CNS)中一氧化氮含量增高,SOD 活性下降,因此,神经一氧化氮合酶抑制药能推迟发病时间及延缓脊髓运动神经元变性。

(14)免疫治疗:静脉注射免疫球蛋白(IVIG)治疗抗 GM1 抗体阳性的运动神经元综合征。IVIG 含有抗 GM1 独特型抗体,能阻止抗 GM1 与相应抗原的结合,从而达到治疗目的。但也有报道认为其作用机制与此无关。

(15)免疫抑制药治疗:MND 存在免疫功能异常,有自身抗体存在,属于一种自身免疫性疾病,故免疫抑制药治疗理论上有效,实践中效果并不令人满意。IL-6 及可溶性 IL-6 受体复合物,可激发信号传导成分 gp130 形成同源二聚体,具有神经保护作用。

(16)其他治疗:钙通道阻滞剂、中草药、苁蓉类药物(主要作用机制是改善患者的脊髓微循环,国内有报道此疗法效果尚可,但重复性并不理想)、变构蛇神经毒素、拟促甲状腺激素释放激素等均可治疗MND。

九、病程及预后

本病为一进行性疾病，但不同类型的患者病程有所不同，即使同一类型患者其进展快慢亦有差异。ALS平均病程3年，进展快的甚至起病后1年内即可死亡，进展慢的病程有时可达10年以上。成人型脊肌萎缩症一般发展较慢，病程长达10年以上。原发性侧索硬化症临床罕见，一般发展较为缓慢。死亡多因延髓性麻痹、呼吸肌麻痹、合并肺部感染或全身衰竭所致。

第四节　帕金森病

帕金森病也称为震颤麻痹，是一种常见的神经系统变性疾病，临床上特征性表现为静止性震颤、运动迟缓、肌强直及姿势步态异常。病理特征是黑质多巴胺能神经元变性缺失和路易(Lewy)小体形成。

一、研究史

本病的研究已有200多年的历史。1817年，英国医师James Parkinson发表了经典之作《震颤麻痹的论述》，报告了6例患者，首次提出震颤麻痹一词。在此之前也有零散资料介绍过多种类型瘫痪性震颤疾病，但未确切描述过帕金森病的特点。中国医学对本病早已有过具体描述，但由于传播上的障碍，未被世人所知。在Parkinson之后，Marshall Hall在《神经系统讲座》一书中报道一例患病28年的偏侧帕金森病患者尸检结果，提出病变位于四叠体区。随后Trousseau描述了被Parkinson忽视的体征肌强直，还发现随疾病进展可出现智能障碍、记忆力下降和思维迟缓等。Charcot(1877)详细描述帕金森病患者的语言障碍、步态改变及智力受损等特点。Lewy(1913)发现帕金森病患者黑质细胞有奇特的内含物，后称为Lewy体，认为是帕金森病的重要病理特征。

瑞典Arvid Carlsson(1958)确定兔脑内含有多巴胺(DA)，而且纹状体内DA占脑内70%，提出DA是脑内独立存在的神经递质。他因发现DA信号转导在运动控制中作用，成为2000年诺贝尔生理学或医学奖的得主之一。奥地利Hornykiewicz(1963)发现6例帕金森病患者纹状体和黑质部DA含量显著减少，认为帕金森病可能由于DA缺乏所致，推动了抗帕金森病药物左旋多巴

(L-dopa)的研制。Cotzias 等(1967)首次用 L-dopa 口服治疗本病获得良好疗效。Birkmayer 和 Cotzia(1969)又分别将苄丝肼和卡比多巴与左旋多巴合用治疗帕金森病,使左旋多巴用量减少 90%,不良反应明显减轻。到 1975 年 Sinemet 和 Madopar 2 种左旋多巴复方制剂上市,逐渐取代了左旋多巴,成为当今治疗帕金森病最有效的药物之一。

Davis 等(1979)发现,注射非法合成的麻醉药品能产生持久性帕金森病。美国 Langston 等(1983)证明化学物质 1-甲基-4-苯基-1,2,3,6-四氢吡啶(MPTP)可引起帕金森病。1996 年,意大利帕金森病大家系研究发现致病基因 α-突触核蛋白(α-synuclein,*α-SYN*)突变,20 世纪 90 年代末美国和德国 2 个研究组先后报道 *α-SYN* 基因 2 个点突变(A53T,A30P)与某些家族性常染色体显性遗传帕金森病(ADPD)连锁,推动了遗传、环境因素、氧化应激等与帕金森病发病机制的相关性研究。

二、流行病学

世界各国帕金森病的流行病学资料表明,从年龄分布上看,大部分国家帕金森患者群发病率及患病率随年龄增长而增加,50 岁以上约为 0.5%,60 岁以上约为 1%;白种人发病率高于黄种人,黄种人高于黑种人。

我国进行的帕金森病流行病学研究,选择北京、西安及上海 3 个相隔甚远的地区,在 79 个乡村和 58 个城镇,通过分层、多级、群体抽样选择 29 454 个年龄≥55 岁的老年人样本,应用横断层面模式进行帕金森病患病率调查。依据标准化的诊断方案,确认 277 人罹患帕金森病,显示 65 岁或以上的老人帕金森病患病率为1.7%,估计中国年龄在 55 岁或以上的老年人中约有 170 万人患有帕金森病。这一研究提示,中国帕金森病患病率相当于发达国家的水平,修正了中国是世界上帕金森病患病率最低的国家的结论。预计随着我国人口的老龄化,未来我国正面临着大量的帕金森病病例,将承受更大的帕金森病负担。

三、病因及发病机制

特发性帕金森病的病因未明。研究显示,农业环境如杀虫剂和除草剂使用,以及遗传因素等是帕金森病较确定的危险因素。居住农村或橡胶厂附近、饮用井水、从事田间劳动、在工业化学品厂工作等也可能是危险因素。吸烟与帕金森病发病间存在负相关,被认为是保护因素,但吸烟有众多危害性,不能因是帕金森病的保护因素而提倡吸烟。饮茶和喝咖啡者患病率也较低。

本病的发病机制复杂,可能与下列因素有关。

(一)环境因素

例如,20 世纪 80 年代初美国加州一些吸毒者因误用 MPTP,出现酷似原发性帕金森病的某些病理变化、生化改变、症状和药物治疗反应,给猴注射 MPTP 也出现相似效应。鱼藤酮为脂溶性,可穿过血-脑屏障,研究表明,鱼藤酮可抑制线粒体复合体Ⅰ活性,导致大量氧自由基和凋亡诱导因子产生,使 DA 能神经元变性。与 1-甲基-4-苯基吡啶离子(MPP^+)结构相似的百草枯及其他吡啶类化合物,也被证明与帕金森病发病相关。利用 MPTP 和鱼藤酮制作的动物模型已成为帕金森病试验研究的有效工具。锰剂和铁剂等也被报道参与了帕金森病的发病。

(二)遗传因素

流行病学资料显示,10%～15%的帕金森病患者有家族史,呈不完全外显的常染色体显性或隐性遗传,其余为散发性帕金森病。目前已定位 13 个帕金森病的基因位点,分别被命名为 PARK1-13,其中 9 个致病基因已被克隆。

1.常染色体显性遗传性帕金森病致病基因

包括 α-突触核蛋白基因(*PARK*1/*PARK*4)、*UCH-L*1 基因(*PARK*5)、*LRRK*2 基因(*PARK*8)、*GIGYF*2 基因(*PARK*11)和 *HTRA*2/*Omi* 基因(*PARK*13)。①α-突触核蛋白(*PARK*1)基因定位于4 号染色体长臂 4q21～23,α-突触核蛋白可能增高 DA 能神经细胞对神经毒素的敏感性,α-突触核蛋白基因 *A la*53*Thr* 和 *A la*39*Pro* 突变导致 α-突触核蛋白异常沉积,最终形成路易小体;②富亮氨酸重复序列激酶 2(*LRRK*2)基因(*PARK*8),是目前为止帕金森病患者中突变频率最高的常染色体显性帕金森病致病基因,与晚发性帕金森病相关;③*HTRA*2 也与晚发性帕金森病相关;④泛素蛋白 C 末端羟化酶-L1(UCH-L1)为 *PARK*5 基因突变,定位于 4 号染色体短臂 4p14。

2.常染色体隐性遗传性帕金森病致病基因

包括 *Parkin* 基因(*PARK*2)、*PINK*1 基因(*PARK*6)、*DJ*-1 基因(*PARK*7)和 *ATP*13*A*2 基因(*PARK*9)。

(1)*Parkin* 基因定位于 6 号染色体长臂 6q25.2～27,基因突变常导致 Parkin 蛋白功能障碍,酶活性减弱或消失,造成细胞内异常蛋白质沉积,最终导致 DA 能神经元变性。*Parkin* 基因突变是早发性常染色体隐性家族性帕金森病的主要病因之一。

(2)*ATP*13*A*2 基因突变在亚洲人群中较为多见,与常染色体隐性遗传性早发性帕金森病相关，该基因定位在1号染色体，包含29个编码外显子，编码1 180个氨基酸的蛋白质，属于三磷腺苷酶的P型超家族，主要利用水解三磷腺苷释能驱动物质跨膜转运，*ATPl3A2*蛋白的降解途径主要有2个：溶酶体通路和蛋白酶体通路。蛋白酶体通路的功能障碍是导致神经退行性病变的因素之一，蛋白酶体通路E3连接酶Parkin蛋白的突变可以导致帕金森病的发生。

(3)*PINK*1基因最早在3个欧洲帕金森病家系中发现，该基因突变分布广泛，在北美、亚洲及中国台湾地区均有报道，该基因与线粒体的融合、分裂密切相关，且与*Parkin*、*DJ*-1和*Htra*2等帕金森病致病基因间存在相互作用，提示其在帕金森病发病机制中发挥重要作用。

(4)DJ-1蛋白是氢过氧化物反应蛋白，参与机体氧化应激。*DJ*-1基因突变后DJ-1蛋白功能受损，增加氧化应激反应对神经元的损害。*DJ*-1基因突变与散发性早发性帕金森病的发病有关。

3.细胞色素*P*4502*D*6基因和某些线粒体DNA突变

细胞色素*P*4502*D*6基因和某些线粒体DNA突变可能是帕金森病发病易感因素之一，可能使P450酶活性下降，使肝脏解毒功能受损，易造成MPTP等毒素对黑质纹状体损害。

(三)氧化应激与线粒体功能缺陷

氧化应激是帕金森病发病机制的研究热点。自由基可使不饱和脂肪酸发生脂质过氧化(LPO)，后者可氧化损伤蛋白质和DNA，导致细胞变性死亡。帕金森病患者由于B型单胺氧化酶(MAO-B)活性增高，可产生过量OH·，破坏细胞膜。在氧化的同时，黑质细胞内DA氧化产物聚合形成神经黑色素，与铁结合产生Fenton反应可形成OH·。在正常情况下细胞内有足够的抗氧化物质，如脑内的谷胱甘肽(GSH)、谷胱甘肽过氧化物酶(GSH-PX)和超氧化物歧化酶(SOD)等，因而DA氧化产生自由基不会产生氧化应激，保证免遭自由基损伤。帕金森病患者黑质部还原型GSH降低和LPO增加，铁离子(Fe^{2+})浓度增高和铁蛋白含量降低，使黑质成为易受氧化应激侵袭的部位。近年发现线粒体功能缺陷在帕金森病发病中起重要作用。对帕金森病患者线粒体功能缺陷认识源于对MPTP作用机制研究，MPTP通过抑制黑质线粒体呼吸链复合物Ⅰ活性导致帕金森病。体外试验证实MPTP活性成分MPP^+能造成MES 23.5细胞线粒体膜电势($\Delta\Psi m$)下降，氧自由基生成增加。帕金森病患者黑质线粒体复合物Ⅰ活性可降低32%～38%，复合物Ⅰ活性降低使黑质细胞对自由基损伤敏感性显著增加。在多系统萎缩及进行性核上性麻痹患者黑质中未发现复合物Ⅰ活性改变，表明帕金森病黑质复合物Ⅰ活性降低可能是帕金森病相对特异性改变。帕金森病患者存在线粒体功能缺陷可能与遗传和环境因素有关，研究提示帕金森病患者存在线粒体DNA突变，复合物Ⅰ是由细胞核和线粒体2个基因组编码翻译，2组基因任何片段缺损都可影响复合物Ⅰ功能。近年来，*PARK*1基因突变受到普遍重视，它的编码蛋白就位于线粒体内。

(四)免疫及炎性机制

Abramsky(1978)提出帕金森病发病与免疫/炎性机制有关。研究发现，帕金森病患者细胞免疫功能降低，白细胞介素-1(IL-1)活性降低明显。帕金森病患者脑脊液(CSF)中存在抗DA能神经元抗体。细胞培养发现，帕金森病患者的血浆及CSF中的成分可抑制大鼠中脑DA能神经元的功能及生长。采用立体定向技术将帕金森病患者血IgG注入大鼠一侧黑质，黑质酪氨酸羟化酶(TH)及DA能神经元明显减少，提示可能有免疫介导性黑质细胞损伤。许多环境因素，如MPTP、鱼藤酮、百草枯、铁剂等诱导的DA能神经元变性与小胶质细胞激活有关，小胶质细胞是脑组织主要的免疫细胞，在神经变性疾病发生中小胶质细胞不仅是简单的“反应性增生”，而且参与了整个病理过程。小胶质细胞活化后可通过产生氧自由基等促炎因子，对神经元产生毒性作用。DA能神经元对氧化应激十分敏感，而活化的小胶质细胞是氧自由基产生的主要来源。此外，中脑黑质是小胶质细胞分布最为密集的区域，决定了小胶质细胞的活化在帕金森病发生发展中有重要作用。

(五)年龄因素

帕金森病主要发生于中老年，40岁以前很少发病。研究发现，自30岁后黑质DA能神经元、酪氨酸羟化酶(TH)和多巴脱羧酶(DDC)活力，以及纹状体DA递质逐年减少，DA的D_1和D_2受体密度减低。然而，罹患帕金森病的老年人毕竟是少数，说明生理性DA能神经元退变不足以引起帕金森病。只有黑质DA能神经元减少50%以上，纹状体DA递质减少80%以上，临床才会出现帕金森病症状，老龄只是帕金森病的促发因素。

(六)泛素-蛋白酶体系统功能异常

泛素-蛋白酶体系统(UPS)可选择性降低细胞内的蛋白质，在细胞周期性增生及凋亡相关蛋白的降解中发挥重要作用。*Parkin*基因突变常导致UPS功能障碍，不能降解错误折叠的蛋白，错误折叠蛋白的过多异常聚集则对细胞有毒性作用，引起氧化应激增强和线粒体功能损伤。应用蛋白酶体抑制剂已经构建成模拟帕金森病的细胞模型。

(七)兴奋性毒性作用

应用微透析及高压液相色谱(HPLC)检测发现，由MPTP制备的帕金森病猴模型纹状体中兴奋性氨基酸(谷氨酸、天门冬氨酸)含量明显增高。若细胞外间隙谷氨酸浓度异常增高，过度刺激受体可对CNS产生明显毒性作用。动物试验发现，脑内注射微量谷氨酸可导致大片神经元坏死，谷氨酸兴奋性神经毒作用是通过N-甲基-D-天冬氨酸受体(NMDA)介导的，与DA能神经元变性有关。谷氨酸可通过激活NMDA受体产生一氧化氮(NO)损伤神经细胞，并释放更多的兴奋性氨基酸，进一步加重神经元损伤。

(八)细胞凋亡

帕金森病发病过程存在细胞凋亡及神经营养因子缺乏等。细胞凋亡是帕金森病患者DA能神经元变性的基本形式，许多基因及其产物通过多种机制参与DA能神经元变性的凋亡过程。此外，多种迹象表明DA转运体和囊泡转运体的异常表达与DA能神经元的变性直接相关。其他如神经细胞自噬、钙稳态失衡可能也参与帕金森病的发病。

目前，大多数学者认同帕金森病并非单一因素引起，是由遗传、环境因素、免疫/炎性因素、线粒体功能衰竭、兴奋性氨基酸毒性、神经细胞自噬及年龄等多种因素通过多种机制共同作用所致。

四、病理及生化病理

(一)病理

帕金森病主要病理改变是含色素神经元变性、缺失，黑质致密部DA能神经元最显著。镜下可见神经细胞减少，黑质细胞黑色素消失，黑色素颗粒游离散布于组织和巨噬细胞内，伴不同程度神经胶质增生。正常人黑质细胞随年龄增长而减少，黑质细胞80岁时从原有42.5万减至20万个，帕金森病患者少于10万个，出现症状时DA能神经元丢失50%以上，蓝斑、中缝核、迷走神经背核、苍白球、壳核、尾状核及丘脑底核等也可见轻度改变。

残留神经元胞质中出现嗜酸性包涵体Lewy小体是本病重要的病理特点，Lewy小体是细胞质蛋白质组成的玻璃样团块，中央有致密核心，周围有细丝状晕圈。一个细胞有时可见多个大小不同的Lewy小体，见于约10%的残存细胞，黑质明显，苍白球、纹状体及蓝斑等亦可见，α-突触核蛋白和泛素是Lewy小体的重要组分。α-突触核蛋白在许多脑区含量丰富，多集中于神经元突触前末梢。在小鼠或果蝇体内过量表达 α-突触核蛋白可产生典型的帕金森病症状。尽管 α-突触核蛋白基因突变仅出现在小部分家族性帕金森病患者中，但该基因表达的蛋白是路易小体的主要成分，提示它在帕金森病发病过程中起重要作用。

（二）生化病理

帕金森病最显著的生物化学特征是脑内 DA 含量减少。DA 和乙酰胆碱（ACh）作为纹状体两种重要神经递质，功能相互拮抗，两者平衡对基底核环路活动起重要的调节作用。脑内 DA 递质通路主要为黑质-纹状体系，黑质致密部 DA 能神经元自血流摄入左旋酪氨酸，在细胞内酪氨酸羟化酶（TH）作用下形成左旋多巴（L-dopa）→经多巴胺脱羧酶（DDC）→DA→通过黑质-纹状体束，DA 作用于壳核、尾状核突触后神经元，最后被分解成高香草酸（HVA）。由于特发性帕金森病 TH 和 DDC 减少，使 DA 生成减少。单胺氧化酶 B(MAO-B)抑制剂减少神经元内 DA 分解代谢，增加脑内 DA 含量。儿茶酚-氧位-甲基转移酶（COMT）抑制剂减少 L-dopa 外周代谢，维持 L-dopa 稳定血浆浓度（图 6-1），可用于帕金森病治疗。

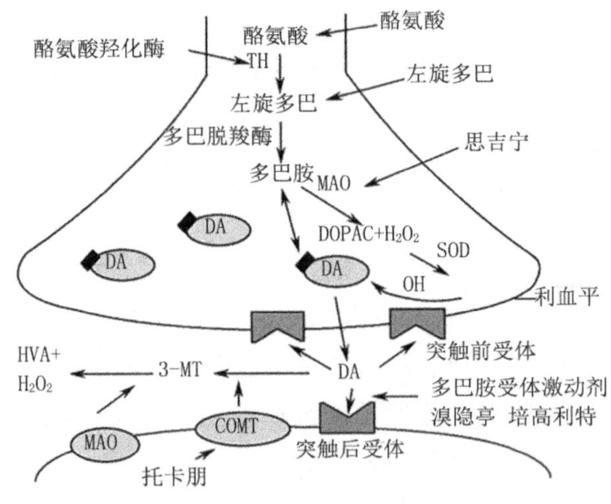

图 6-1 多巴胺的合成和代谢

帕金森病患者黑质 DA 能神经元变性、丢失，黑质-纹状体 DA 通路变性，纹状体 DA 含量显著降低（>80%），使 ACh 系统功能相对亢进，是导致肌张力增高、动作减少等运动症状的生化基础。此外，中脑-边缘系统和中脑-皮质系统 DA 含量亦显著减少，可能导致智能减退、行为情感异常、言语错乱等高级神经

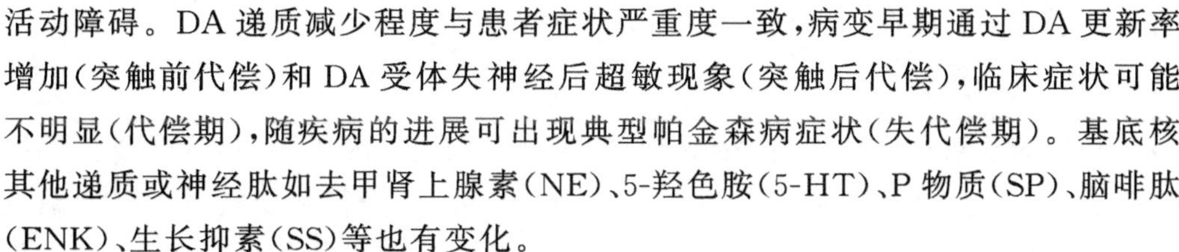

活动障碍。DA 递质减少程度与患者症状严重度一致，病变早期通过 DA 更新率增加（突触前代偿）和 DA 受体失神经后超敏现象（突触后代偿），临床症状可能不明显（代偿期），随疾病的进展可出现典型帕金森病症状（失代偿期）。基底核其他递质或神经肽如去甲肾上腺素（NE）、5-羟色胺（5-HT）、P 物质（SP）、脑啡肽（ENK）、生长抑素（SS）等也有变化。

五、临床表现

帕金森病通常在 40～70 岁发病，60 岁后发病率增高，在 30 多岁前发病者少见，男性略多。起病隐袭，发展缓慢，主要表现静止性震颤、肌张力增高、运动迟缓和姿势步态异常等，症状出现孰先孰后可因人而异。首发症状以震颤最多见（60％～70％），其次为步行障碍（12％）、肌强直（10％）和运动迟缓（10％）。症状常自一侧上肢开始，逐渐波及同侧下肢、对侧上肢与下肢，呈N 字形的进展顺序（65％～70％）；25％～30％的病例可自一侧的下肢开始，两侧下肢同时开始极少见，不少病例疾病晚期症状仍存在左右差异。

（一）静止性震颤

常为帕金森病的首发症状，多由一侧上肢远端（手指）开始，逐渐扩展到同侧下肢及对侧肢体，上肢震颤幅度较下肢明显，下颌、口唇、舌及头部常最后受累。典型表现静止性震颤，拇指与屈曲示指呈搓丸样动作，节律 4～6 Hz，静止时出现，精神紧张时加重，随意动作时减轻，睡眠时消失；常伴交替旋前与旋后、屈曲与伸展运动。令患者活动一侧肢体如握拳或松拳，可引起另侧肢体出现震颤，该试验有助于发现早期轻微震颤。少数患者尤其 70 岁以上发病者可能不出现震颤。部分患者可合并姿势性震颤。

（二）肌强直

锥体外系病变导致屈肌与伸肌张力同时增高，关节被动运动时始终保持阻力增高，似弯曲软铅管，称为铅管样强直，如患者伴有震颤，检查者感觉在均匀阻力中出现断续停顿，如同转动齿轮，称为齿轮样强直，是肌强直与静止性震颤叠加所致。这两种强直与锥体束受损的折刀样强直不同，后者可伴深反射亢进及病理征。以下的临床试验有助于发现轻微的肌强直：①令患者运动对侧肢体，被检肢体肌强直可更明显；②头坠落试验：患者仰卧位，快速撤离头下枕头时头常缓慢落下，而非迅速落下；③令患者把双肘置于桌上，使前臂与桌面成垂直位，两臂及腕部肌肉尽量放松，正常人此时腕关节与前臂约成 90°屈曲，帕金森病患者腕关节或多或少保持伸直，好像竖立的路标，称为“路标现象”。老年患者肌强直可能引起关节疼痛，是由肌张力增高使关节血供受阻所致。

（三）运动迟缓

表现为随意动作减少，包括始动困难和运动迟缓，因肌张力增高、姿势反射障碍出现一系列特征性运动障碍症状，如起床、翻身、步行和变换方向时运动迟缓，面部表情肌活动减少，常双眼凝视，瞬目减少，呈面具脸；以及手指精细动作如扣纽扣、系鞋带等困难，书写时字愈写愈小，称为写字过小征等。口、咽、腭肌运动障碍，使讲话缓慢，语音低沉单调，流涎等，严重时吞咽困难。

（四）姿势步态异常

患者四肢、躯干和颈部肌强直呈特殊屈曲体姿，头部前倾，躯干俯屈，上肢肘关节屈曲，腕关节伸直，前臂内收，指间关节伸直，拇指对掌。下肢髋关节与膝关节均略呈弯曲，随疾病进展姿势障碍加重，晚期自坐位、卧位起立困难。早期下肢拖曳，逐渐变为小步态，起步困难，起步后前冲，越走越快，不能及时停步或转弯，称慌张步态，行走时上肢摆动减少或消失；因躯干僵硬，转弯时躯干与头部联带小步转弯，与姿势平衡障碍导致重心不稳有关。患者害怕跌倒，遇小障碍物也要停步不前。

（五）非运动症状

帕金森病的非运动症状包括疾病早期常出现的嗅觉减退、快动眼期睡眠行为障碍、便秘等症状。

(1)嗅觉缺失经常出现在运动症状前，是帕金森病的早期特征，嗅觉检测作为一种可能的生物学标记物，有助于将来对帕金森病高危人群的识别。

(2)抑郁症在帕金森病患者中常见，约占患者的 50%，多为疾病本身的表现，患者可能同时伴有5-羟色胺递质功能减低；通常应用 5-羟色胺再摄取抑制剂，如舍曲林 50 mg、西酞普兰 20 mg 等治疗可改善。运动症状好转常可使抑郁症状缓解。

(3)快动眼期睡眠行为障碍（RBD）可见于 30% 的帕金森病患者，20%～38%的 RBD 患者可能发展为帕金森病。与正常人相比，RBD 患者存在明显的嗅觉障碍、颜色辨别力及运动速度降低。功能影像学显示特发性 RBD 患者纹状体内存在多巴胺转运体减少，RBD 同样可能是帕金森病的早期标志物，其确切的病理基础尚不清楚，可能与蓝斑下核及桥脚核等下位脑干病变有关。

(4)便秘是帕金森病患者的常见症状，具有顽固性、反复性、波动性及难治性等特点。可能与肠系膜神经丛的神经元变性导致胆碱能功能降低，胃肠道蠕动

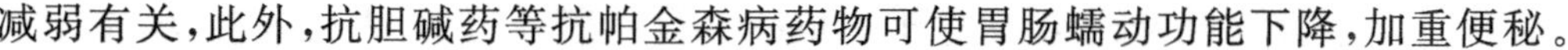

减弱有关，此外，抗胆碱药等抗帕金森病药物可使胃肠蠕动功能下降，加重便秘。

(5)其他症状：诸如皮脂腺、汗腺分泌亢进引起脂颜、多汗，交感神经功能障碍导致体位性低血压等；部分患者晚期出现轻度认知功能减退或痴呆、视幻觉等，通常不严重。

(六)辅助检查

(1)帕金森病患者的CT、MRI检查通常无特征性异常。

(2)生化检测：高效液相色谱-电化学法(HPLC-EC)检测患者CSF和尿中高香草酸(HVA)含量降低，放射免疫法检测CSF中生长抑素含量降低。血及脑脊液常规检查无异常。

(3)基因及生物标志物：家族性帕金森病患者可采用DNA印迹技术、PCR、DNA序列分析等检测基因突变。采用蛋白组学等技术检测血清、CSF、唾液中α-突触核蛋白、DJ-1等潜在的早期帕金森病生物学标志物。

(4)超声检查可见对侧中脑黑质的高回声(图6-2)。

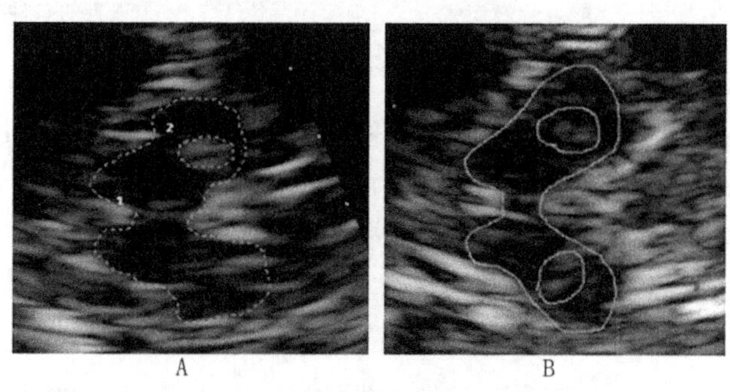

A　　B

图6-2　帕金森的超声表现

A.偏侧帕金森病对侧中脑黑质出现高回声；B.双侧帕金森病两侧中脑黑质出现高回声

(5)功能影像学检测。①DA受体功能显像：帕金森病纹状体DA受体，主要是D_2受体功能发生改变，PET和SPECT可动态观察DA受体，SPECT较简便经济，特异性D_2受体标记物^{123}I-Iodobenzamide (^{123}I-IBZM)合成使SPECT应用广泛。②DA转运体(DAT)功能显像：纹状体突触前膜DAT可调控突触间隙中DA有效浓度，使DA对突触前和突触后受体发生时间依赖性激动，早期帕金森病患者DAT功能较正常下降31%～65%，应用^{123}I-β-CIT PET或^{99m}Tc-TRODAT-1 SPECT可检测DAT功能，用于帕金森病早期和亚临床诊断。③神经递质功能显像：^{18}F-dopa透过血-脑屏障入脑，多巴脱羧酶将^{18}F-dopa转化为

^{18}F-DA，帕金森病患者纹状体区^{18}F-dopa放射性聚集较正常人明显减低，提示多巴脱羧酶活性降低。

六、诊断及鉴别诊断

(一)诊断

英国帕金森病协会脑库(UKPDBB)诊断标准及中国帕金森病诊断标准均依据中老年发病，缓慢进展性病程，必备运动迟缓及至少具备静止性震颤、肌强直或姿势步态障碍中的一项，结合对左旋多巴治疗敏感即可作出临床诊断(表6-1)。联合嗅觉、经颅多普勒超声及功能影像(PET/SPECT)检查有助于早期发现临床前帕金森病。帕金森病的临床与病理诊断符合率约为80%。

表6-1　英国帕金森病协会脑库(UKPDBB)临床诊断标准

包括标准	排除标准	支持标准
·运动迟缓(随意运动启动缓慢，伴随重复动作的速度和幅度进行性减少)	·反复卒中病史，伴随阶梯形进展的帕金森病症状	确诊帕金森病需具备以下3个或3个以上的条件
·并至少具备以下中的一项：肌强直；4～6 Hz静止性震颤；不是由于视力、前庭或本体感觉障碍导致的姿势不稳	·反复脑创伤病史	·单侧起病
	·明确的脑炎病史	·静止性震颤
	·动眼危象	·疾病逐渐进展
	·在服用抗精神病类药物过程中出现症状	·持久性的症状不对称，以患侧受累更重
	·一个以上的亲属发病	·左旋多巴治疗有明显疗效(70%～100%)
	·病情持续好转	·严重的左旋多巴诱导的舞蹈症
	·起病3年后仍仅表现单侧症状	·左旋多巴疗效持续5年或更长时间
	·核上性凝视麻痹	·临床病程10年或更长时间
	·小脑病变体征	
	·疾病早期严重的自主神经功能紊乱	
	·早期严重的记忆、语言和行为习惯紊乱的痴呆	

续表

包括标准	排除标准	支持标准
	• Batinski 征阳性 • CT 扫描显示脑肿瘤或交通性脑积水 • 大剂量左旋多巴治疗无效(排除吸收不良导致的无效) • MPTP 接触史	

(二)鉴别诊断

帕金森病主要须与其他原因引起的帕金森综合征鉴别(表 6-2)。在所有帕金森综合征中,约 75%为原发性帕金森病,约 25%为其他原因引起的帕金森综合征。

表 6-2 帕金森病与帕金森综合征的分类

1.原发性
• 原发性帕金森病
• 少年型帕金森综合征
2.继发性(后天性、症状性)帕金森综合征
• 感染:脑炎后、慢病毒感染
• 药物:神经安定剂(吩噻嗪类及丁酰苯类)、利血平、甲氧氯普胺、α-甲基多巴、锂剂、氟桂利嗪、桂利嗪
• 毒物:MPTP 及其结构类似的杀虫剂和除草剂、一氧化碳、锰、汞、二硫化碳、甲醇、乙醇
• 血管性:多发性脑梗死、低血压性休克
• 创伤:拳击性脑病
• 其他:甲状旁腺功能异常、甲状腺功能减退、肝脑变性、脑瘤、正压性脑积水
3.遗传变性性帕金森综合征
• 常染色体显性遗传,路易小体病、亨廷顿病、肝豆状核变性、Hallervorden-Spatz 病、橄榄脑桥小脑萎缩、脊髓小脑变性、家族性基底核钙化、家族性帕金森综合征伴周围神经病、神经棘红细胞增多症、苍白球黑质变性
4.多系统变性(帕金森叠加综合征)
• 进行性核上性麻痹、Shy-Drager 综合征、纹状体黑质变性、帕金森综合征-痴呆-肌萎缩性侧索硬化复合征、皮质基底核变性、阿尔茨海默病、偏侧萎缩-偏侧帕金森综合征

1.继发性帕金森综合征

有明确的病因可寻,如感染、药物、中毒、脑动脉硬化、创伤等。继发于甲型脑炎(即昏睡性脑炎)后的帕金森综合征,目前已罕见。多种药物均可导致药物性帕金森综合征,一般是可逆的。在拳击手中偶见头部创伤引起的帕金森综合征。老年人基底核区多发性腔隙性梗死可引起血管性帕金森综合征,患者有高血压、动脉硬化及卒中史,步态障碍较明显,震颤少见,常伴锥体束征。

2.伴发于其他神经变性疾病的帕金森综合征

不少神经变性疾病具有帕金森综合征表现。这些神经变性疾病各有其特点,有些为遗传性,有些为散发的,除程度不一的帕金森症状外,还有其他症状,如不自主运动、垂直性眼球凝视障碍(见于进行性核上性麻痹)、体位性低血压(Shy-Drager 综合征)、小脑性共济失调(橄榄脑桥小脑萎缩)、出现较早且严重的痴呆(路易体痴呆)、角膜色素环(肝豆状核变性)、皮质复合感觉缺失、锥体束征和失用、失语(皮质基底核变性)等。此外,所伴发的帕金森病症状,经常以强直、少动为主,静止性震颤很少见,对左旋多巴治疗不敏感。

3.早期患者需与原发性震颤、抑郁症、脑血管病鉴别

(1)原发性震颤较常见,约 1/3 的患者有家族史,在各年龄期均可发病,姿势性或动作性震颤为唯一的表现,无肌强直和运动迟缓,饮酒或用普萘洛尔后震颤可显著减轻。

(2)抑郁症可伴表情贫乏、言语单调、随意运动减少,但无肌强直和震颤,抗抑郁剂治疗有效。

(3)早期帕金森病症状限于一侧肢体,患者常主诉一侧肢体无力或不灵活,若无震颤,易误诊为脑血管病,询问原发病和仔细体检易于鉴别。

七、治疗原则

帕金森病的治疗原则是采取综合治疗,包括药物治疗、手术治疗、康复治疗、心理治疗等。目前应用的所有治疗手段,只能改善症状,不能阻止病情发展。其中,药物治疗是首选的主要的治疗手段。

八、药物治疗

(一)药物治疗原则

应从小剂量开始,缓慢递增,以较小剂量达到较满意的疗效。治疗应考虑个体化特点,用药选择不仅要考虑病情特点,而且要考虑患者的年龄、就业状况、经济承受能力等因素。药物治疗目标是延缓疾病进展、控制症状,并尽可能延长症状控制的年限,同时尽量减少药物不良反应和并发症。

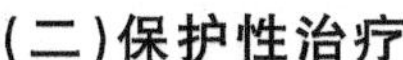

(二)保护性治疗

目的是延缓疾病发展，改善患者症状。原则上，帕金森病一旦被诊断就应及早进行保护性治疗。目前临床应用的保护性治疗药物主要是单胺氧化酶B型(MAO-B)抑制剂。曾报道，司来吉兰＋维生素E疗法(deprenyl and tocopherol an-tioxidation therapy of parkinsonism，DATATOP)可推迟使用左旋多巴、延缓疾病发展约9个月，可用于早期轻症帕金森病患者，但司来吉兰的神经保护作用仍未定论。多巴胺受体激动剂和辅酶Q_{10}也可能有神经保护作用。

(三)症状性治疗

选择药物的原则如下。

(1)老年前期(年龄＜65岁)患者，且不伴智能减退，可以选择：①多巴胺受体激动剂；②MAO-B抑制剂司来吉兰，或加用维生素E；③复方左旋多巴＋儿茶酚-氧位-甲基转移酶(COMT)抑制剂；④金刚烷胺和/或抗胆碱能药：震颤明显而其他抗帕金森病药物效果不佳时，可试用抗胆碱能药；⑤复方左旋多巴：一般在①②④方案治疗效果不佳时加用。在某些患者，如果出现认知功能减退，或因特殊工作之需，需要显著改善运动症状，复方左旋多巴也可作为首选。

(2)老年期(年龄≥65岁)患者或伴智能减退：首选复方左旋多巴，必要时可加用多巴胺受体激动剂、MAO-B抑制剂或COMT抑制剂。尽可能不用苯海索，尤其老年男性患者，除非有严重震颤，并明显影响患者的日常生活或工作能力时。

(四)治疗药物

1.抗胆碱能药

抑制ACh的活力，可提高脑内DA的效应和调整纹状体内的递质平衡，临床常用盐酸苯海索。对震颤和强直有效，对运动迟缓疗效较差，适于震颤明显年龄较轻的患者。常用1～2 mg口服，每天3次。该药改善症状短期效果较明显，但常见口干、便秘和视物模糊等不良反应，偶可见神经精神症状。闭角型青光眼及前列腺肥大患者禁用。中国指南建议苯海索由于有较多的不良反应，尽可能不用，尤其对老年男性患者。

2.金刚烷胺

促进神经末梢DA释放，阻止再摄取，可轻度改善少动、强直和震颤等。起始剂量50 mg，每天2～3次，1周后增至100 mg，每天2～3次，一般不超过300 mg/d，老年人不超过200 mg/d。药效可维持数月至一年。不良反应较少，如不安、意识模糊、下肢网状青斑、踝部水肿和心律失常等，肾功能不全、癫痫、严重胃溃疡和肝病患者慎用，哺乳期妇女禁用。

3.左旋多巴(L-dopa)及复方左旋多巴

帕金森病患者迟早要用到左旋多巴治疗。左旋多巴可透过血-脑屏障，被脑DA能神经元摄取后脱羧变为DA，改善症状，对震颤、强直、运动迟缓等运动症状均有效。由于95%以上的左旋多巴在外周脱羧成为DA，仅约1%通过血-脑屏障进入脑内，为减少外周不良反应，增强疗效，多用由左旋多巴与外周多巴脱羧酶抑制剂(DCI)按4∶1制成的复方左旋多巴制剂，用量较左旋多巴减少3/4。

(1)复方左旋多巴剂型：包括标准片、控释片、水溶片等。

1)标准片：多巴丝肼由左旋多巴与苄丝肼按4∶1组成，多巴丝肼250为左旋多巴200 mg加苄丝肼50 mg，多巴丝肼125为左旋多巴100 mg加苄丝肼25 mg；国产多巴丝肼胶囊成分与多巴丝肼相同。息宁250和Sinemet 125是由左旋多巴与卡比多巴按4∶1组成。

2)控释片：有多巴丝肼液体动力平衡系统和息宁控释片。①多巴丝肼-HBS：剂量为125 mg，由左旋多巴100 mg加苄丝肼25 mg及适量特殊赋形剂组成。口服后药物在胃内停留时间较长，药物基质表面先形成水化层，通过弥散作用逐渐释放，在小肠pH较高的环境中逐渐被吸收。多种因素可影响药物的吸收，如药物溶解度、胃液与肠液的pH、胃排空时间等。本品不应与制酸药同时服用。②息宁控释片：左旋多巴200 mg加卡比多巴50 mg，制剂中加用单层分子基质结构，药物不断溶释，达到缓释效果，口服后120～150分钟达到血浆峰值浓度；片中间有刻痕，可分为半片服用。

3)水溶片：弥散型多巴丝肼，剂量为125 mg，由左旋多巴100 mg加苄丝肼25 mg组成。其特点是易在水中溶解，吸收迅速，很快达到治疗阈值浓度。

(2)用药时机：何时开始复方左旋多巴治疗尚有争议，长期用药会产生疗效减退、症状波动及异动症等运动并发症。一般应根据患者年龄、工作性质、症状类型等决定用药。年轻患者可适当推迟使用，患者因职业要求不得不用左旋多巴时应与其他药物合用，减少复方左旋多巴剂量。年老患者可早期选用左旋多巴，因发生运动并发症机会较少，对合并用药耐受性差。

(3)用药方法：从小剂量开始，根据病情逐渐增量，用最低有效量维持。①标准片：复方左旋多巴开始用62.5 mg(1/4片)，每天2～4次，根据需要逐渐增至125 mg，每天3～4次；最大剂量一般不超过250 mg，每天3～4次；空腹(餐前1小时或餐后2小时)用药疗效好。②控释片：优点是减少服药次数，有效血药浓度稳定,作用时间长,可控制症状波动;缺点是生物利用度较低,起效缓慢,标准片转换成为控释片时每天剂量应相应增加并提前服用;适于症状波动或早期轻症患者。③水溶片:易在水中溶解,吸收迅速,10 分钟起效,作用维持时间与标准片相同,该剂型适用于有吞咽障碍或置鼻饲管、清晨运动不能、“开-关”现象和剂末肌张力障碍患者。

(4)运动并发症及其他药物不良反应:主要有周围性和中枢性 2 类,前者为恶心、呕吐、低血压、心律失常(偶见);后者有症状波动、异动症和精神症状等。前者的不良反应可以通过小剂量开始渐增剂量、餐后服药、加用多潘立酮等可避免或减轻上述症状。后者的不良反应都在长期用药后发生,一般经过 5 年治疗后,约 50%的患者会出现症状波动或异动症等运动并发症。

4.DA 受体激动剂

DA 受体包括 5 种类型,其中 D_1 受体和 D_2 受体亚型与帕金森病治疗关系密切。DA 受体激动剂可有以下作用:①直接刺激纹状体突触后 DA 受体,不依赖于多巴脱羧酶将左旋多巴转化为 DA 发挥效应;②血浆半衰期(较复方左旋多巴)长;③推测可持续而非波动性刺激 DA 受体,预防或延迟运动并发症发生,帕金森病早期单用 DA 受体激动剂有效,若与复方左旋多巴合用,可提高疗效,减少复方左旋多巴用量,且可减少或避免症状波动或异动症的发生。

(1)适应证:帕金森病后期患者用复方左旋多巴治疗产生症状波动或异动症,加用 DA 受体激动剂可减轻或消除症状,减少复方左旋多巴用量。疾病后期黑质纹状体 DA 能系统缺乏多巴脱羧酶,不能把外源性左旋多巴脱羧转化为 DA,用复方左旋多巴无效,用 DA 受体激动剂可能有效。发病年龄小的早期患者可单独应用,应从小剂量开始,渐增量至获得满意疗效。不良反应与复方左旋多巴相似,症状波动和异动症发生率低,体位性低血压和精神症状发生率较高。

(2)该类药物有 2 种类型:麦角类和非麦角类。目前大多推荐非麦角类 DA 受体激动剂,尤其是年轻患者病程初期。这类长半衰期制剂能避免对纹状体突触后膜 DA 受体产生脉冲样刺激,从而预防或减少运动并发症的发生。麦角类 DA 受体激动剂可导致心脏瓣膜病和肺胸膜纤维化,多不主张使用。

1)非麦角类:被美国神经病学学会、运动障碍学会,以及我国帕金森病治疗指南推荐为一线治疗药物。①普拉克索:为新一代选择性 D_2、D_3 受体激动剂,开始 0.125 mg,每天 3 次,每周增加 0.125 mg,逐渐加量至 0.5～1.0 mg,每天 3 次,最大量不超过 4.5 mg/d;服用左旋多巴的帕金森病晚期患者加服普拉克索可改善左旋多巴不良反应,对震颤和抑郁有效。②罗匹尼罗:用于早期或进展期帕金森病，开始0.25 mg，每天 3 次，逐渐加量至 2～4 mg，每天 3 次，症状波动和异动症发生率低，常见意识模糊、幻觉及体位性低血压。③吡贝地尔：为缓释型选择性 D_2、D_3 受体激动剂，对中脑-皮质和边缘叶通路 D_3 受体有激动效应，改善震颤作用明显，对强直和少动也有作用；初始剂量 50 mg，每天 1 次，第 2 周增至 50 mg，每天 2 次，有效剂量 150 mg/d，分 3 次口服，最大量不超过 250 mg/d。④罗替戈汀：为一种透皮贴剂，有 4.5 mg/10 cm^2、9 mg/20 cm^2、13.5 mg/30 cm^2 和 18 mg/40 cm^2 等规格；早期使用 4.5 mg/10 cm^2，以后视病情发展及治疗反应可增大剂量，均每天 1 贴；治疗帕金森病优势为可连续、持续释放药物，消除首关效应，提供稳态血药水平，避免对 DA 受体脉冲式刺激，减少口服药治疗突然中断状态，减少因服左旋多巴等药物引起的运动波动、“开-关”现象等。⑤阿扑吗啡：为 D_1 和 D_2 受体激动剂，可显著减少“关期”状态，对症状波动，尤其“开-关”现象和肌张力障碍疗效明显，采取笔式注射法给药后 5～15 分钟起效，有效作用时间60 分钟，每次给药 0.5～2.0 mg，每天可用多次，便携式微泵皮下持续灌注可使患者每天保持良好运动功能；也可经鼻腔给药。

2)麦角类。①溴隐亭：D_2 受体激动剂，开始 0.625 mg/d，每隔 3～5 天增加 0.625 mg，通常治疗剂量 7.5～15.0 mg/d，分 3 次口服；不良反应与左旋多巴类似，错觉和幻觉常见，精神病病史患者禁用，相对禁忌证包括近期心肌梗死、严重周围血管病和活动性消化性溃疡等。②α-二氢麦角隐亭：2.5 mg，每天 2 次，每隔 5 天增加 2.5 mg，有效剂量 30～50 mg/d，分 3 次口服。上述 4 种药物之间的参考剂量转换为吡贝地尔∶普拉克索∶溴隐亭∶α-二氢麦角隐亭为 100∶1∶10∶60。③卡麦角林：是所有 DA 受体激动剂中半衰期最长(70 小时)，作用时间最长，适于帕金森病后期长期应用复方左旋多巴产生症状波动和异动症患者，有效剂量 2～10 mg/d，平均 4 mg/d，只需每天 1 次，较方便。④利舒脲：具有较强的选择性 D_2 受体激动作用，对 D_1 受体作用很弱。按作用剂量比，其作用较溴隐亭强 10～20 倍，但作用时间短于溴隐亭；其半衰期短(平均 2.2 小时)，该药为水溶性，可静脉或皮下输注泵应用，主要用于因复方左旋多巴治疗出现明显的“开-关”现象者；治疗须从小剂量开始，0.05～0.10 mg/d，逐渐增量，平均有效剂量为 2.4～4.8 mg/d。

5.单胺氧化酶 B(MAO-B)抑制剂

抑制神经元内 DA 分解，增加脑内 DA 含量。合用复方左旋多巴有协同作用，减少 L-dopa 约 1/4 用量，延缓“开-关”现象。MAO-B 抑制剂中的司来吉兰即丙炔苯丙胺 2.5～5.0 mg，每天2 次，因可引起失眠，不宜傍晚服用。不良反应

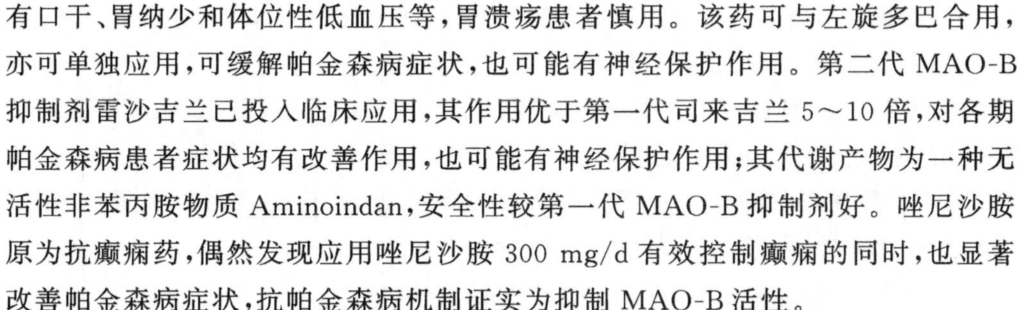

有口干、胃纳少和体位性低血压等，胃溃疡患者慎用。该药可与左旋多巴合用，亦可单独应用，可缓解帕金森病症状，也可能有神经保护作用。第二代 MAO-B 抑制剂雷沙吉兰已投入临床应用，其作用优于第一代司来吉兰 5～10 倍，对各期帕金森病患者症状均有改善作用，也可能有神经保护作用；其代谢产物为一种无活性非苯丙胺物质 Aminoindan，安全性较第一代 MAO-B 抑制剂好。唑尼沙胺原为抗癫痫药，偶然发现应用唑尼沙胺 300 mg/d 有效控制癫痫的同时，也显著改善帕金森病症状，抗帕金森病机制证实为抑制 MAO-B 活性。

6.儿茶酚-氧位-甲基转移酶(COMT)抑制剂

COMT 是由脑胶质细胞分泌参与 DA 分解酶之一。COMT 抑制剂通过抑制脑内、脑外 COMT 活性，提高左旋多巴生物利用度，显著改善左旋多巴疗效。COMT 抑制剂本身不会对中枢神经系统产生影响，在外周主要阻止左旋多巴被 COMT 催化降解成 3-氧甲基多巴。需与复方左旋多巴合用，单独使用无效，用药次数一般与复方左旋多巴次数相同。主要用于中晚期帕金森病患者的剂末现象、“开-关”现象等症状波动的治疗，可使“关期”时限缩短，“开期”时限增加，也推荐用于早期帕金森病患者初始治疗，希望通过持续 DA 能刺激(CDS)，以推迟出现症状波动等运动并发症，但尚有待进一步研究证实。①恩他卡朋：亦名珂丹，是周围 COMT 抑制剂，100～200 mg 口服，可提高中枢神经系统对血浆左旋多巴利用，提高血药浓度，增强左旋多巴疗效，减少临床用量；该药耐受性良好，主要不良反应是胃肠道症状、尿色变浅，但无严重肝功能损害报道。②托卡朋：亦名答是美，100～200 mg 口服；该药是治疗帕金森病安全有效的辅助药物，不良反应有腹泻、意识模糊、转氨酶升高，偶有急性重症肝炎报道，应注意肝脏毒副作用，用药期间须监测肝功能。

7.腺苷 A_{2A} 受体阻断剂

腺苷 A_{2A} 受体在基底核选择性表达，与运动行为有关。多项证据表明，阻断腺苷 A_{2A} 受体能够减轻 DA 能神经元的退变。

伊曲茶碱是一种新型腺苷 A_{2A} 受体阻断剂，可明显延长帕金森病患者“开期”症状，缩短“关期”，具有良好安全性和耐受性，临床上已用于帕金森病治疗。

(五)治疗策略

1.早期帕金森病治疗(Hoehn&Yahr Ⅰ～Ⅱ级)

疾病早期若病情未对患者造成心理或生理影响，应鼓励患者坚持工作，参与社会活动和医学体疗(关节活动、步行、平衡及语言锻炼、面部表情肌操练、太极拳等)，可暂缓用药。若疾病影响患者的日常生活和工作能力，应开始症状性治疗。

2. 中期帕金森病治疗(Hoehn&Yahr Ⅲ级)

若在早期阶段首选 DA 受体激动剂、司来吉兰或金刚烷胺/抗胆碱能药治疗的患者，发展至中期阶段时症状改善往往已不明显，此时应添加复方左旋多巴治疗；若在早期阶段首选小剂量复方左旋多巴治疗患者，应适当增加剂量，或添加 DA 受体激动剂、司来吉兰或金刚烷胺，或 COMT 抑制剂。

3. 晚期帕金森病治疗(Hoehn&Yahr Ⅳ～Ⅴ级)

晚期帕金森病临床表现极复杂，包括疾病本身进展，也有药物不良反应因素。晚期患者治疗，一方面继续力求改善运动症状，另一方面须处理伴发的运动并发症和非运动症状。

(六)运动并发症治疗

运动并发症，如症状波动和异动症是晚期帕金森病患者治疗中最棘手的问题，包括药物剂量、用法等治疗方案调整及手术治疗(主要是脑深部电刺激术)。

1. 症状波动的治疗

症状波动有 3 种形式。

(1)疗效减退或剂末恶化：指每次用药的有效作用时间缩短，症状随血液药物浓度发生规律性波动，可增加每天服药次数或增加每次服药剂量或改用缓释剂，也可加用其他辅助药物。

(2)“开-关”现象：指症状在突然缓解(“开期”)与加重(“关期”)之间波动，开期常伴异动症；多见于病情严重者，发生机制不详，与服药时间、血浆药物浓度无关；处理困难，可试用 DA 受体激动剂。

(3)冻结现象：患者行动踌躇，可发生于任何动作，突出表现是步态冻结，推测是情绪激动使细胞过度活动，增加去甲肾上腺素能介质输出所致；如冻结现象发生在复方左旋多巴剂末期，伴帕金森病其他体征，增加复方左旋多巴单次剂量可使症状改善；如发生在“开期”，减少复方左旋多巴剂量，加用 MAO-B 抑制剂或 DA 受体激动剂或许有效，部分患者经过特殊技巧训练也可改善。

2. 异动症的治疗

异动症(AIMs)又称为运动障碍，常表现舞蹈-手足徐动症样、肌张力障碍样动作，可累及头面部、四肢及躯干。

(1)异动症常见的 3 种形式：①剂峰异动症或改善-异动症-改善(I-D-I)，常出现在血药浓度高峰期(用药 1～2 小时)，与用药过量或 DA 受体超敏有关，减少复方左旋多巴单次剂量可减轻异动症；晚期患者治疗窗较窄，减少剂量虽有利于控制异动症,但患者往往不能进入“开期”,故减少复方左旋多巴剂量时需加用DA受体激动剂。②双相异动症或异动症-改善-异动症(D-I-D),剂峰和剂末均可出现,机制不清,治疗困难,可尝试增加复方左旋多巴每次剂量或服药次数,或加用DA受体激动剂。③肌张力障碍,常表现足或小腿痛性痉挛,多发生于清晨服药前,可睡前服用复方左旋多巴控释剂或长效DA受体激动剂,或起床前服用弥散型多巴丝肼或标准片;发生于剂末或剂峰的肌张力障碍可相应增减复方左旋多巴用量。

(2)异动症不常见的3种形式:①反常动作,可能由于情绪激动使神经细胞产生或释放DA引起少动现象短暂性消失;②少动危象,患者较长时间不能动,与情绪改变无关,是帕金森病严重的少动类型,可能由纹状体DA释放耗竭所致;③出没现象,表现出没无常的少动,与服药时间无关。

(七)非运动症状的治疗

帕金森病的非运动症状主要包括精神障碍、自主神经功能紊乱、感觉障碍等。

1.精神障碍的治疗

帕金森病患者的精神症状表现形式多种多样,如生动梦境、抑郁、焦虑、错觉、幻觉、欣快、轻躁狂、精神错乱及意识模糊等。治疗原则:首先考虑依次逐减或停用抗胆碱能药、金刚烷胺、DA受体激动剂、司来吉兰等抗帕金森病药物;若采取以上措施患者仍有症状,可将复方左旋多巴逐步减量;经药物调整无效的严重幻觉、精神错乱、意识模糊可加用非经典抗精神病药如氯氮平、喹硫平;氯氮平可减轻意识模糊和精神障碍,不阻断DA能药效,可改善异动症,但需定期监测粒细胞(B级推荐);喹硫平不影响粒细胞数(C级推荐);奥氮平不推荐用于帕金森病精神症状治疗(B级推荐)。抑郁、焦虑、痴呆等可为疾病本身表现,用药不当可能加重。精神症状常随运动症状波动,“关期”出现抑郁、焦虑,“开期”伴欣快、轻躁狂,改善运动症状常使这些症状缓解。较重的抑郁症、焦虑症可用5-羟色胺再摄取抑制剂。对认知障碍和痴呆可应用胆碱酯酶抑制剂,如石杉碱甲、多奈哌齐、利斯的明或加兰他敏。

2.自主神经功能障碍治疗

自主神经功能障碍常见便秘、排尿障碍及体位性低血压等。便秘增加饮水量和高纤维含量食物对大部分患者有效,停用抗胆碱能药,必要时应用通便剂;排尿障碍患者需减少晚餐后摄水量,可试用奥昔布宁、山莨菪碱等外周抗胆碱能药;体位性低血压患者应增加盐和水摄入量,睡眠时抬高头位,穿弹力裤,从卧位站起宜缓慢,α肾上腺素能激动剂米多君治疗有效。

3.睡眠障碍

较常见，主要为失眠和快速眼动期睡眠行为异常(RBD)，可应用镇静安眠药。失眠若与夜间帕金森病运动症状相关，睡前需加用复方左旋多巴控释片。若伴不宁腿综合征(RLS)，睡前加用DA受体激动剂如普拉克索，或复方左旋多巴控释片。

九、手术及干细胞治疗

(1)中晚期帕金森病患者常不可避免地出现药物疗效减退及严重并发症，通过系统的药物调整无法解决时可考虑选择性手术治疗。苍白球损毁术的远期疗效不尽如人意，可能有不可预测的并发症，临床已很少施行。

目前，推荐深部脑刺激疗法(DBS)，优点是定位准确、损伤范围小、并发症少、安全性高和疗效持久等，缺点是费用昂贵。适应证：①原发性帕金森病，病程5年以上；②服用复方左旋多巴曾有良好疗效，目前疗效明显下降或出现严重的运动波动或异动症，影响生活质量；③除外痴呆和严重的精神疾病。

(2)细胞移植：将自体肾上腺髓质或异体胚胎中脑黑质细胞移植到患者纹状体，纠正DA递质缺乏，改善帕金森病运动症状，目前已很少采用。酪氨酸羟化酶(TH)、神经营养因子，如胶质细胞源性神经营养因子(GNDF)和脑源性神经营养因子(BDNF)基因治疗，以及干细胞，包括骨髓基质干细胞、神经干细胞、胚胎干细胞和诱导性潜能干细胞移植治疗在动物试验中显示出良好疗效，已进行少数临床试验也显示一定的疗效。随着基因治疗的目的基因越来越多，基因治疗与干细胞移植联合应用可能是将来发展的方向。

十、中医、康复及心理治疗

中药、针灸和康复治疗作为辅助手段对改善症状也可起到一定作用。对患者进行语言、进食、行走及各种日常生活训练和指导，日常生活帮助如设在房间和卫生间的扶手、防滑橡胶坐垫、大把手餐具等，可改善生活质量。适当运动如打太极拳等对改善运动症状和非运动症状可有一定的帮助。教育与心理疏导也是帕金森病治疗中不容忽视的辅助措施。

十一、预后

帕金森病是慢性进展性疾病，目前尚无根治方法。多数患者发病数年仍能继续工作，也可能较快进展而致残。疾病晚期可因严重肌强直和全身僵硬，终至卧床不起。死因常为肺炎、骨折等并发症。

参考文献

[1] 刘镜，郎晓玲，于文超.实用临床内科诊疗学[M].北京：中国纺织出版社，2020.

[2] 王为光.现代内科疾病临床诊疗[M].北京：中国纺织出版社，2021.

[3] 徐新娟，杨毅宁.内科临床诊疗思维解析[M].北京：科学出版社，2021.

[4] 玄进，边振，孙权.现代内科临床诊疗实践[M].北京：中国纺织出版社，2020.

[5] 张莹莹.实用心血管内科疾病诊疗精要[M].昆明：云南科技出版社，2021.

[6] 唐艳.消化内科常见疾病诊疗方法[M].西安：陕西科学技术出版社，2021.

[7] 冯忠华.新编消化与血液内科疾病诊疗学[M].西安：陕西科学技术出版社，2020.

[8] 唐海波.内科疾病诊疗与用药指导[M].长沙：湖南科学技术出版社，2021.

[9] 王庆秀.内科临床诊疗及护理技术[M].天津：天津科学技术出版社，2020.

[10] 徐玮，张磊，孙丽君，等.现代内科疾病诊疗精要[M].青岛：中国海洋大学出版社，2021.

[11] 王玉梅，刘建林，丁召磊，等.临床内科诊疗与康复[M].汕头：汕头大学出版社，2022.

[12] 马洪波.临床内科疾病综合诊疗[M].长春：吉林科学技术出版社，2020.

[13] 邹琼辉.常见内科疾病诊疗与预防[M].汕头：汕头大学出版社，2021.

[14] 冀霞，赵春艳，薛志刚.内科常见疾病诊疗学[M].长春：吉林科学技术出版社，2021.

[15] 魏红.现代实用内科疾病诊疗[M].北京：科学技术文献出版社，2020.

[16] 樊书领，钟柳明，朱钦辉，等.神经内科疾病诊疗与康复[M].开封：河南大学出版社，2021.

[17] 徐晓霞.现代内科常见病诊疗方法与临床[M].北京:中国纺织出版社,2021.
[18] 杨晓东.临床呼吸内科疾病诊疗新进展[M].开封:河南大学出版社,2020.
[19] 刘江波,徐琦,王秀英.临床内科疾病诊疗与药物应用[M].汕头:汕头大学出版社,2021.
[20] 厉梦华.常见内科疾病临床诊疗与进展[M].哈尔滨:黑龙江科学技术出版社,2021.
[21] 毛洪兵.神经内科常见病诊疗与康复[M].长春:吉林科学技术出版社,2020.
[22] 辛本强.现代内科诊疗实践[M].北京:科学技术文献出版社,2021.
[23] 马立兴,张诒凤,王超颖,等.消化内科诊疗常规[M].哈尔滨:黑龙江科学技术出版社,2022.
[24] 周敏.心内科实用诊疗技术概论[M].北京:科学技术文献出版社,2020.
[25] 王建军,潘海彦,李昌,等.心血管内科诊疗精要[M].北京:科学技术文献出版社,2021.
[26] 胡春荣.神经内科常见疾病诊疗要点[M].北京:中国纺织出版社,2022.
[27] 黎红,李昆泉,庞敬涛.神经内科疾病临床诊疗学[M].天津:天津科学技术出版社,2020.
[28] 张鸣青.内科诊疗精粹[M].济南:山东大学出版社,2021.
[29] 董航.现代血液内科诊疗实践[M].北京:中国纺织出版社,2021.
[30] 张红,刘友兵,蔡静,等.实用内科诊疗学[M].长春:吉林科学技术出版社,2022.
[31] 刘一炫,蒙荣森,廖禄明,等.原发性高血压患者血清标志物与心肌肥厚的相关性分析[J].中华老年心脑血管病杂志,2023,25(4):368-372.
[32] 刘雪健,王佳贺.中性粒细胞与淋巴细胞比值在支气管扩张症诊断中的应用价值[J].中国医科大学学报,2022,51(2):97-100.
[33] 王刚,崔海伦,刘军,等.帕金森病发病机制及诊断与治疗转化研究进展[J].中国现代神经疾病杂志,2018,18(1):19-24.
[34] 王雪竹,李佳忆,罗亚平.甲状腺癌合并甲状腺功能亢进的治疗选择[J].中华核医学与分子影像杂志,2022,42(7):421-423.
[35] 宋秋霞,张晓莺,刘燕,等.炎性细胞因子、DBH 基因多态性、烟酒习惯与帕金森病相关性[J].中国老年学杂志,2023,43(3):568-571.